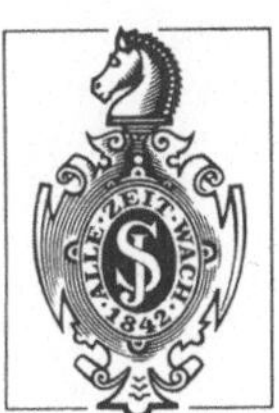

Suizid

Ergebnisse und Therapie

Herausgegeben von C. Reimer

Mit Beiträgen von
V. Arolt, G. Berghaus, K. Böhme, J. Bojanovsky
W. Bottke, P. Dettmering, G. Dotzauer, W. Feuerlein
J. Gross, J. Hansen, H. Henseler, H.-J. Möller
K.-U. Nöhring, W. Pöldinger, H. Radebold, C. Reimer
G. Schlesinger, W. A. Scobel, G. Sonneck, M. Weimer

Geleitwort von E. Ringel

Mit 8 Abbildungen

Springer-Verlag
Berlin Heidelberg New York 1982

Dr. med. Christian Reimer
Medizinische Hochschule
Psychiatrische Klinik
Ratzeburger Allee 160
2400 Lübeck

CIP-Kurztitelaufnahme der Deutschen Bibliothek
Suizid-Ergebnisse und Therapie/hrsg. von C. Reimer.–
Berlin; Heidelberg; New York: Springer, 1982.

ISBN-13: 978-3-540-10764-4   e-ISBN-13: 978-3-642-68093-9
DOI: 10.1007/978-3-642-68093-9

NE: Arolt, Volker [Mitverf.]; Reimer, Christian [Hrsg.]

Geleitwort

Zu den größten Problemen der helfenden Berufe gehört es zweifellos, jenen beizustehen, die Hilfe am nötigsten haben, diese aber – aus welchen Gründen auch immer – nicht bekommen können. Dies gilt in ganz besonderem Maße für Suizidgefährdete. Die Hoffnung, durch den weitergespannten Rahmen der Krisenintervention diesen Schwierigkeiten begegnen zu können, kann sich erfüllen, allerdings nur dann, wenn man nicht nur weiß, daß es Krisen gibt, die auch zu suizidalem Verhalten führen können, sondern wenn man auch abschätzen kann, mit welchem Risiko man bei welchen suizidalen Phänomenen rechnen muß.

Professionelle Hilfe kann nicht gleichmäßig verteilt ausgeschüttet werden, sie darf auch nicht unrealistische Erwartungen erwecken, oder sich dort breit machen, wo sie gar nicht benötigt wird, vielmehr muß sie sich, ständig darauf bedacht, so wenig als möglich Schaden zu stiften, den wechselnden und unterschiedlichen Bedürfnissen jener unterordnen, denen die Gemeinschaft mit den ihr eigenen Hilfsmöglichkeiten nicht mehr gewachsen ist oder ihre Hilfe versagt.

Die Erfüllung psychsozialer Aufgaben steht in einem eigenartigen Spannungsfeld: Fühlt man sich als Mitmensch aufgerufen, Menschen in Not gerade dann zu helfen, wenn es sich um „Bruchstellen" des Lebens handelt, erkennt man bald, daß man im Alleingang weitgehend verloren ist. Wir wissen heute aus einer Reihe von einschlägigen Untersuchungen, daß ein hoher Prozentsatz der Bevölkerung an Lebensschwierigkeiten zu leiden hat, wir wissen jedoch nicht, welche Faktoren für welchen Menschen in welcher speziellen Situation als Krisenanlässe zu werten sind. Das bedeutet, daß wir in der professionellen Krisenintervention immer auf die Mithilfe der Umgebung angewiesen sind. Diese Mithilfe besteht in doppelter Hinsicht: Erstens werden viele Krisen im sozialen Gefüge eines Menschen abgefangen und durchaus befriedigend bewältigt. Zum zweiten liegt es an der Sensibilität und Mitarbeitsschaft dieser Umgebung, ob eine Krise den professionellen Stellen überhaupt bekannt wird oder nicht. Ist die Sensibilität hoch, die Hilfsmöglichkeit und -bereitschaft der Umgebung jedoch gering, so ist anzunehmen, daß Krisen relativ früh an die entsprechend institutionalisierten Hilfsstellen herangebracht werden. Ist die Sensibilität der Umgebung gering, so muß ein entsprechendes Erkennbarkeitsniveau überschritten werden, um zur Kenntnis dieser Hilfestellen zu gelangen. Ein Großteil der Suizidversuche sind als solche Alarmsymptome, ein bestimmtes Erkennbarkeitsniveau zu erreichen, aufzufassen. Zweifellos stellen die Anpassungsschwierigkeiten an die bestehenden sozialen Institutionen wie Familie, Schule, Kirche, Betriebe und Gemeinde hohe Anforderungen an Randgruppen und setzen sie dadurch einem erheblichen Leidensdruck aus. Von diesem Leidensdruck leiten wir unsere Berechtigung her, den Außenseiter immer wieder und bis zu einem gewissen Grad als krank zu klassifizieren. Für die Gesellschaft hat diese Etikettierung mehrfache Konsequenzen: Man begegnet solchen Personen mit Mitleid, ihr Tod wird als natürliche Folge der Krankheit gesehen. Dies trifft in fataler Weise für Menschen in Krisensituationen zu, wenn sie durch Selbstmord enden. Des weiteren hat die Gesellschaft Gelegenheit, den Kranken als ein nicht vollwertiges Mitglied abzuschieben, sei es in die entsprechenden medizinischen Institutionen oder eine andere Form der sozialen Isolierung. Sie kann sich mit Mitleid oder Verachtung abwenden, um den Kranken als einen nichtzugehörigen Menschen zu eliminieren. Untersuchungen über die den Suizidhandlungen und Krisen zugrunde liegenden Motive lassen sich im wesentlichen immer auf das Problem der Vereinsamung, der inneren oder äußeren Isolierung zurückführen. Vereinsamung durch realen oder fiktiven Verlust eines tatsächlichen oder erlebten wichtigen Wertes, des Partners, oder der Gesundheit, der jugendlichen Spannkraft, des geliebten Tieres, der Freiheit, des Erfolges, des Arbeitsplatzes, der Überzeugung oder was immer wir uns als verlierbar ausdenken können. Wesentlich ist der Stellenwert, den das betreffende Objekt für uns hat. Das bedeutet, daß Einfühlungsvermögen und Interesse am Anderen nötig sind, um die jeweilige subjektive Bedeutung eines Schicksalsschlages zu ermessen. Jede Aktion, die die Kommunikation fördert, wird dem Betroffenen eine Hilfe bedeuten. Das Akzeptieren („Annehmen") des Anderen, das Für-wahr-Nehmen, das Ernst-Nehmen seiner Probleme werden wesentlich weiterhelfen. Ein Abschieben an Institutionen wird die Situation häufig nur verschlechtern. Hilfe für den suizidalen Menschen ist immer eine Art Hilfe zur Selbsthilfe, der Betroffene muß möglichst schnell wieder in die Lage kommen, seine Probleme zu bewältigen.

Aus der Fülle der Literatur spezielle Schwerpunkte der Suizidologie, insbesondere der praktischen Arbeit herauszugreifen und gründlich zu behandeln, ist das Verdienst dieses Buches, wobei insbesonders katamnestischen Untersuchungen besonderer Wert zukommt. Suizidale Krisen von Jugendlichen, von alten Menschen, von Drogenabhängigen, sowie chronisch suizidalen

Menschen in ihrer Problematik auszuloten, erhöht unser Verständnis und gibt wichtige Anregungen für strukturierte Hilfsmaßnahmen. Begleitende Untersuchungen und Kontrollen der eigenen therapeutischen Bemühungen können uns vor Augen führen, ob die „spärlich" vorhandenen Angebote den Bedürfnissen der Betroffenen gerecht werden. Dieses Buch dient einerseits als Standortbestimmung – was haben wir bis jetzt erreicht –, andererseits als Ausblick – welche Möglichkeiten haben wir, unsere suizidprophylaktischen Aktivitäten weiter zu entwickeln –, um der großen menschlichen Aufgabe, Menschen in ihrer Not zu helfen, besser entsprechen zu können.

Universitätsprofessor Dr. Erwin Ringel
Ehrenpräsident der International Association
for Suicide Prevention and Crisis Intervention

Wien, im Oktober 1981

Vorwort

Die Beschäftigung mit suizidalen Menschen erscheint vielen therapeutisch Tätigen besonders problematisch. Ohne die vielen Implikationen dieser Problematik hier näher beschreiben zu wollen, bleibt festzustellen, daß die bisherigen Ergebnisse der Suizidforschung auch wenig Hilfestellung zur Bewältigung angeboten haben.

Wenn man als Beginn einer (sozial-)wissenschaftlichen Suizidforschung Durkheims *Le suicide* (1897) ansehen möchte, ist ein Zeitraum von über 80 Jahren verstrichen, in dem unendlich viel und sehr heterogenes Material über Suizid/Suizidversuch/Suizidalität angesammelt worden ist. Aus diesen Daten sind natürlich „Grunderkenntnisse" über suizidale Handlungen gewonnen worden. Aber diese Erkenntnisse haben – so scheint es – im allgemeinen einen mehr statistisch-deskriptiven Charakter gehabt und sich entweder durch immer neue Untersuchungen immer wieder bestätigt, oder aber sie sind einfach nebeneinander gestellt worden ohne den Versuch, das Phänomen „Suizidalität" vereinheitlichend zu verstehen. Dementsprechend ist der wissenschaftlichen Suizidologie wohl zu Recht mehrfach vorgeworfen worden, keine sichtbaren Fortschritte im Erkenntnisstand ihres Untersuchungsfeldes erzielt zu haben.

Vielleicht ist dieser Vorwurf aber nur teilweise berechtigt, da eine Koordination der Methoden und Erkenntnisse ganz unterschiedlicher Fachdisziplinen (z. B. Theologie, Soziologie, Philosophie, Psychiatrie, Rechtsmedizin u. a.) sehr schwierig erscheint.

Die beiden Gruppen, welche diese Divergenz vor allem betrifft, sind einmal die Suizidpatienten selbst, zum anderen ihre Helfer, denen bis heute kein therapeutisch relevantes und allgemein gültiges Konzept zur Behandlung der Suizidalität in die Hand gegeben werden kann.

Zwar hat die Anwendung der psychoanalytischen Narzißmustheorie auf das Verständnis der suizidalen Handlung therapeutisch weitergeführt (Henseler, 1974); sie vermag jedoch nicht alle Suizidenten zu erfassen, die im klinischen Alltag anzutreffen sind.

Es bleibt also eine theoretische und entsprechend auch therapeutische Lücke, die dadurch entstanden sein könnte, „daß einzelne Aspekte des Suizidproblems aus dem multifaktoriell bedingten Ursachenkomplex herausgebrochen und isoliert bearbeitet" wurden (Dotzauer u. Berghaus, 1979).

Diese Überlegungen führten dazu, das Suizidproblem in ausgewählten Aspekten noch einmal zu überdenken. Auf den 16. Hamburger psychiatrisch-medizinischen Gesprächen am 5. und 6. Dezember 1980 wurde dieses versucht. Die Mehrzahl der Beiträge dieses Buches stellen Überarbeitungen der Symposionsbeiträge dar*. Vier Autoren (Pöldinger, Radebold, Schlesinger, Weimer) wurden zur Darstellung zusätzlicher Schwerpunkte neu mitaufgenommen. Neben mehr theoretischen bzw. empirischen Beiträgen ist versucht worden, einen Hauptakzent auf die vielfältigen Beziehungsprobleme zu legen, die Suizidenten mit ihrer persönlichen und helfenden Umwelt haben. Dementsprechend wendet sich das Buch vor allem an jene, die sich aus irgendeiner beruflichen Situation heraus mit suizidgefährdeten Menschen befassen.

Lübeck, im November 1981   Christian Reimer

---

* Der Beitrag von W. Scobel ‚Depression und Suizid‘ entspricht nicht der Konzeption des Herausgebers, wird aber auf Wunsch des Autors abgedruckt

Inhaltsverzeichnis

Mitarbeiterverzeichnis

Dr. med. Volker Arolt
Klinik für Psychiatrie der Medizinischen Hochschule
Ratzeburger Allee 160, D-2400 Lübeck 1

Dr. rer. biol. hum. Günter Berghaus
Institut für Rechtsmedizin der Universität zu Köln
Melatengürtel 60–62, D-5000 Köln 30

Prof. Dr. med. Klaus Böhme
Allgemeines Krankenhaus Ochsenzoll
Langenhorner Chaussee 560, D-2000 Hamburg 62

Prof. Dr. med. Jiri Bojanovsky
Zentralinstitut für Seelische Gesundheit, J 5
D-6800 Mannheim 1

Dr. jur. Wilfried Bottke
Institut für die gesamten Strafrechtswissenschaften –
Abteilung Strafrecht – der Univ. München
Prof.-Huber-Platz 2, D-8000 München 22

Dr. med. Peter Dettmering
Müllerweide 22 b, D-2000 Hamburg 65

Prof. em. Dr. med. Günther Dotzauer
Berrenratherstr. 420, D-5000 Köln 41

Prof. Dr. med. Wilhelm Feuerlein
Max-Planck-Institut für Psychiatrie
Kraepelinstr. 10, D-8000 München 40

Prof. Dr. med. Jan Gross
Psychiatrische und Nervenklinik der Universität
Martinistr. 52, D-2000 Hamburg 20

Priv. Doz. Dr. med. Jürg Hansen
Psychiatrische und Nervenklinik der Universität
Martinistr. 52, D-2000 Hamburg 20

Prof. Dr. med. Heinz Henseler
Sektion für psychoanalytische Methodik der Universität Ulm,
Am Hochsträss 8, D-7900 Ulm

Dr. med. Hans-Jürgen Möller
Psychiatrische Klinik der Technischen Universität München
Ismaningerstr. 22, D-8000 München 80

Dr. med. Kai-Uwe Nöhring
Kinder- und Jugendpsychiatrische Abteilung des
Kinderkrankenhauses Wilhelmstift
Liliencronstr. 130, D-2000 Hamburg 73

Prof. Dr. med. Walter Pöldinger
Kantonale Psychiatrische Klinik
CH-9500 Wil/Sg., Schweiz

Prof. Dr. med. Hartmut Radebold
Fachbereich 04, ASG, der Gesamthochschule Kassel
Mönchebergstr. 19, D-3500 Kassel

Dr. med. Christian Reimer
Klinik für Psychiatrie der Medizinischen Hochschule
Ratzeburger Allee 160, D-2400 Lübeck 1

Dipl. Psych. Gertraud Schlesinger
Fachbereich 04, ASG, der Gesamthochschule Kassel
Mönchebergstr. 19, D-3500 Kassel

Dipl. Psych. Walter A. Scobel
Bei der Friedenseiche 6, D-2000 Hamburg 50

Dr. med. Gernot Sonneck
Kriseninterventionszentrum und
Ludwig-Boltzmann-Institut für Sozialpsychiatrie
Spitalgasse 11, A-1090 Wien, Österreich

Pastor Martin Weimer
Evang. Beratungszentrum des Kirchenkreises Kiel
Dänische Straße 15, D-2300 Kiel 1

Teil 1

Theoretische und empirische Beiträge zum Suizidproblem

Selbstmordverhütung: Wissenschaft oder Caritas?

K. Böhme

Nichts scheint leichter und selbstverständlicher, als von der Voraussetzung auszugehen, daß Selbstmordverhütung eine in jedem Falle erwünschte und gesellschaftlich anerkannte Tätigkeit sei. Warum aber haben sich dann Beratungsstellen, Kriseninterventionseinrichtungen und andere Institutionen für die Betreuung Lebensmüder in den letzten beiden Jahrzehnten nur so zögernd ausgebreitet, warum sind sie bis heute nicht von Rückschlägen verschont geblieben und wurden oft genug nur von der Initiative und dem Engagement eines einzelnen oder einer kleinen Gruppe getragen?

Daß diese Fragen gestellt werden müssen und nur unvollkommen beantwortet werden können, sollte um so mehr verwundern, als die wissenschaftliche Medizin einschließlich der teils naturwissenschaftlich-biologisch, teils geisteswissenschaftlich-psychologisch orientierten Fächer der psychiatrischen Medizin gerade in dieser Zeit einen ungeheuren Aufschwung genommen hat. Selbstmordverhütung führte indes ein Dasein am Rande, ganz gleich, ob bei den Realisierungsversuchen von psychopathologischen, tiefenpsychologischen oder anderen wissenschaftlichen Ansätzen ausgegangen wurde.

Der Beobachter dieser Entwicklung kann sich des Eindrucks nicht erwehren, daß wissenschaftliche Selbstmordforschung allein noch keinen ausreichend tragfähigen Untergrund für praktizierte Selbstmordverhütung abzugeben vermochte. Zwischen therapeutischem Nihilismus und omnipotenzverdächtiger Überverpflichtung war jeder Übergang denkbar und zu beobachten. Der Hintergrund oder die Rechtfertigung für therapeutische Passivität wie für aktives Handeln schien gleichermaßen gegeben. So muß sogar die weiterführende Frage erlaubt sein, ob Selbstmordverhütung sich der Wissenschaftlichkeit nur als eines rationalisierenden Rahmens bediente und letztlich – nur? – Ausfluß nicht systematisier- und rationalisierbarer caritativer Bemühungen des Menschen um den Menschen war. Auch könnte es sein, daß sich als Wissenschaft ausgibt, was subjektiver Protest und die Folge erlebter Hilflosigkeit im Umgang mit dem Suizidalen ist. Wissenschaftliche Veröffentlichungen über Ergebnisse der Selbstmordforschung konfrontieren uns in einer kaum noch überschaubaren Weise mit Zahlen, Fakten, Statistiken, Interpretationen und Theorien. Allzuoft bleibt aber die Frage offen, wie sich die mit wissenschaftlichen Methoden gewonnenen Einzelergebnisse umsetzen lassen in praktische und tätige Hilfe für den Selbstmordgefährdeten. Wer übernimmt diese Umsetzungsversuche, wer die Hilfe? Welche Voraussetzungen müssen Wissenschaftler und Therapeuten in der Selbstmordverhütung eigentlich mitbringen?

Es muß aber auch die Gegenfrage formuliert werden: Ist es zulässig und sinnvoll, an sich wertneutrale epidemiologische, psychopathologische oder psycho-dynamische Befunde nur auf ihre therapeutisch umsetzbaren Anteile und Konsequenzen hin zu interpretieren? Der im therapeutischen Alltagsgeschäft befangene Arzt oder Helfer würde diese Frage zweifellos bejahen, in Analogie zu seinem gewohnten Selbstverständnis im Umgang mit jeglicher Form von Krankheit und Kranksein. Gleichwohl, so selbstverständlich, wie wir ihn uns in einer Helferrolle gern zuschreiben möchten, ist dieser Zugang, den ich einmal den „positivistisch-therapeutischen" nennen möchte, nicht.

Es kann der These nicht mehr uneingeschränkt zugestimmt werden, daß der Selbstmord das Ende einer krankhaften Entwicklung sei. Die Diskussion über den selbstverantwortbaren Willen zum eigenen Tod hat durchaus ihre anthropologische Basis, und es muß nicht unausweichlich Krankheit genannt und damit der therapeutischen Bemühung verfügbar werden, was selbst im Gewand tiefenpsychologischer und damit therapiebezogener Deutung als der Versuch verstanden werden kann, einen – vielleicht den fundamentalen – Mythos der Menschheit, den Mythos von der Unsterblichkeit, in eine Berührung mit der eigenen Existenz zu zwingen; unwiederholbar – und gerade in dieser Einmaligkeit des Heraustretenkönnens aus dem Bedingungsgefüge unserer Existenz die Schwelle zum Metaphysischen erreichend – gottähnlich oder gotteslästerlich?

„Ich weiß, daß ich hing
am windigen Baum
Neun Nächte lang
Mit dem Ger verwundet
Geweiht dem Odin
Ich mir selbst" (zit. nach Alvarez, 1974)

sagt Odin von sich. Er, der Gott, hat sich selbst sich zum Opfer gebracht, während, seine Sterblichkeit im Selbstmord oder Selbstopfer überwunden zu haben.

Es muß also zunächst vermutet werden, daß unter anthropologischen Aspekten die Therapie Selbstmordgefährdeter keine absolute Forderung darstellt, sondern zum relativen Postulat wird. Mir erscheint es wichtig, dies am Anfang dieser Überlegungen auszusprechen, nicht etwa, um einem therapeutischen Nihilismus das Wort zu reden, sondern um Therapie wie Therapeuten vom Zwang eines kategorischen Imperativs so weit als möglich freizuhalten.

Die Auseinandersetzung mit dem Selbstmord bedeutet ja auch immer eine Auseinandersetzung mit der Angst vor dem eigenen Tod. So könnte es also durchaus sein, daß mit der Einordnung des Selbstmörders als einem Kranken und der sich aus dieser Einordnung ergebenden Notwendigkeit der Behandlung das Phänomen des Selbstmordes seiner metaphysischen Dimension entkleidet und gleichsam als eine Krankheitsfolge u. a. den im Prinzip handhabbaren Zwischenfällen des Lebens beigeordnet würde.

Wie der anonyme Tod auf einer Intensivstation, im Altenheim oder im Hochhaus könnte auch der Selbstmord dann nicht mehr als das individuelle Ende eines je eigenen Lebens verstanden werden, sondern nur noch als Versagen und Versäumnis verantwortlich zu machender therapeutischer oder pflegerischer Institutionen oder als blind waltendes Schicksal, wenn er nicht, wie dies wohl weit überwiegend geschieht, einfach gar nicht zur Kenntnis genommen wird. Dabei ist es für den Arzt gewiß die größte aller denkbaren Kränkungen, wenn sich sein

Patient den Heilungsbemühungen nicht nur durch den Tod, sondern in den Tod – in den selbst veranlaßten Tod – entzieht. Eigene Todes- und Versagensängste lassen sich in solchen Momenten nicht fernhalten.

Welche Schutzmechanismen bieten sich dem Arzt und damit auch allen aus einem arztähnlichen therapeutischen Selbstverständnis Handelnden? Doch wohl in erster Linie die Gewißheit, daß sie ihr therapeutisches Handeln an gültigen und mit wissenschaftlichen Methoden erarbeiteten Normen orientiert haben. Ich gehe nicht davon aus, daß sich bei diesem Satz Widerspruch regt, dennoch halte ich ihn für unvollständig, für nicht geeignet, dort Sicherheit zum therapeutischen Handeln zu vermitteln, wo widerstreitende Meinungen oder unvollständige Erkenntnisse allenfalls das Entstehen einer aus Einzelelementen wissenschaftlicher Befunde zusammensetzbaren Scheinsicherheit erlauben.

Auch eine weitere Wahrnehmung sollte uns aufmerken lassen. Eine „Deutsche Gesellschaft für Selbstmordverhütung" besteht erst seit dem Jahre 1971. In der ganzen ersten Hälfte dieses an innovatorischer Geschäftigkeit im Medizinbetrieb wahrhaftig reichen Jahrhunderts fand Beschäftigung mit der Suizidproblematik unter therapeutischen Aspekten allenfalls beiläufig statt. Dabei ist doch der Tod durch die eigene Hand *der* Tod des psychisch Kranken; der Selbstmord ist der Tod in der Psychiatrie schlechthin. Zur Sicherheit sei noch einmal angemerkt, daß damit nicht jeder Suizidale zwangsläufig psychisch krank sein *muß*.

Sicherlich wäre es falsch, aus diesem offensichtlich zögernden Eintritt der Psychiatrie in die Behandlung des Themas „Suizidalität" ein Versäumnis zu konstruieren, das den Psychiatern vorzuwerfen wäre. Näher liegt die Vermutung, daß die Distanz zur Suizidalität wohl etwas mit dem Gefühl zu schaffen hat, letztlich eben doch nicht so ausschließlich kompetent zu sein für eine Angelegenheit, die das menschliche Schicksal als Ganzes umgreift, also durchaus verschieden ist vom Umgang des Chirurgen mit dem Tod seines Krebskranken und damit auch verschieden von einem ausschließlich naturwissenschaftlich determinierten Krankheits- und Todesverständnis. Die Distanz ist demnach keine zufällige, sondern eine geistesgeschichtlich bedingte und belegbare.

Hier soll nun der Versuch unternommen werden, einige der geistigen Wurzeln anzudeuten, aus denen unsere heutigen Verstehens- und Mißverstehensmöglichkeiten suizidaler Handlungen hervorgegangen sind, Möglichkeiten des Zugangs zu und der Verweigerung vor dem Phänomen Suizidalität.

Die Frageform „Wissenschaft oder Caritas?" und die Tatsache, daß zu Beginn dieser Überlegungen immer wieder nur Fragen und keine Antworten gestanden haben, darf durchaus als gewollte Provokation verstanden werden.

Wer Wissenschaft betreibt, läuft Gefahr, das Feld der eigenen Bemühungen für die Welt zu halten. Diese Feststellung ist nur für denjenigen ein Allgemeinplatz, der nicht selbst wissenschaftlich arbeitet und der nicht erfahren hat, wie sehr die notwendige Überwertigkeit des eigenen Vorsatzes den Blick über die Grenze versperren kann. Wenn wir die Ergebnisse einzelner wissenschaftlicher Bemühungen mit Gewinn für uns und unsere Patienten anwenden wollen, dann müssen diese Einzelstücke, in denen sich wissenschaftliche Erkenntnis nur anbieten kann, zurückgeordnet werden in das Ganze, aus dem sie stammen, zurückgeordnet in ihren anthropologischen Zusammenhang.

Der Mensch der Antike sah zwar im Selbstmord ein Unrecht gegen den Staat;

wie einer militärischen Wache sollte es dem Menschen nicht erlaubt sein, seinen
Posten in der Gemeinschaft nach eigenem Gutdünken zu verlassen (Platon).
Aber schon die Stoiker werteten den Selbstmord als einen vernünftigen, dem
Menschen geziemenden Entschluß, wenn eine Übereinstimmung mit einer na-
turgemäßen Lebensweise nicht länger bestand. Schließlich wird davon berichtet,
daß in der Spätzeit des athenischen Staates Suizid mit offizieller Genehmigung
und aus einem öffentlichen Giftvorrat möglich gewesen sein soll:

„Derjenige, der nicht länger leben will, soll seine Gründe vor dem Senat auseinandersetzen und
Selbstmord begehen, wenn er die Genehmigung dazu erhalten hat. Wenn dein Leben dir verhaßt ist,
wirf es weg, wenn dein Schicksal dich erdrückt, trink den Schierlingsbecher. Wenn die Last der
Schmerzen dich beugt, verlaß dieses Leben. Der Unglückliche soll von seinem Unglück berichten
und der Magistrat ihm das Heilmittel geben, damit sein Elend ein Ende finde." (Zitiert nach Alvarez,
1974)

Im Alten Testament, etwa bei Saul und Samson, und im Neuen Testament bei
Judas, wurde der Selbstmord als Ereignis referiert, kaum gewertet. Dies blieb
auch die Haltung früher Kirchenväter, die im Opfertod Jesu einen freiwilligen
Akt erblickten. Die Grenzen zwischen Märtyrertod und Selbstmord waren vermutlich zunächst fließend. Die Annahme, daß es religiös motivierte Massen-
selbstmorde gegeben hat, liegt nahe.

Im 6. und 7. Jahrhundert setzte der Umschwung ein. Inzwischen war das Christentum aus den Katakomben zur Staatsreligion aufgestiegen, das römische
Großreich selbst aber zerfallen. Das alte profane römische Recht wurde durch
Elemente eines neuen kanonischen Rechts ergänzt: Im Konzil von Orleans erfolgte 533 die Begräbnisverweigerung für Angeklagte, die sich im Gefängnis das
Leben genommen hatten. Das Konzil von Braga legte 562 ein generelles Begräb-
nisverbot für Selbstmörder fest. Das Konzil von Toledo belegte schließlich 693
auch den Suizidversuch mit der Strafe der Exkommunikation. Alvarez schreibt
hierzu: „Die Tür war ins Schloß gefallen. Der ehrbare Ausweg der Römer, der
Schlüssel zum Paradies der frühen Christen hatte sich in die tödlichste aller Tod-
sünden verwandelt."
Zur Begründung bediente man sich dreier Argumentationsebenen:
1. Du sollst nicht töten.
2. Straffunktion ist Sache von Kirche und Staat, nicht Recht des einzelnen.
3. Leben und Leiden sind gottgegeben. Sie dürfen nicht wider göttlichen Willen
   beendet werden.
Wir sehen, der Arzt hatte mit der Selbstmordproblematik nichts zu schaffen.
„Seelenheilkunde" war ausschließlich Sache der Priester. Der Suizidale, hatte er
diesen Schritt erst einmal getan, konnte dieser Tröstungen indes nicht mehr teil-
haftig werden. Caritas war nicht mehr vorgesehen. Wer den Schritt über die
Grenze getan hatte, galt als unwiderruflich verloren. Die Pönalisierung des Suizides aus Sorge um das Seelenheil besaß also ausschließlich einen primär-pro-
phylaktischen oder generalpräventiven Ansatz.
Die Vermutung, mit der aufkommenden Renaissance wäre auch eine Veränderung in der Beurteilung der Suizidalität möglich gewesen, erweist sich bei
näherem Hinsehen rasch als Irrtum. Erst in der Aufklärung zog sich der Staat allmählich aus seiner mittelalterlich-kanonischen Straffunktion zurück. Vom
6. 12. 1751 stammt ein Reskript Friedrichs des Großen mit folgendem Wortlaut:

„Nachdem Unsere höchste Intention ist, daß künftig die Körper derer Selbstmörder nicht mehr durch den Schinder weggeschafft, noch auf dem Schindanger verscharret werden sollen, maßen dadurch bloß ihre Angehörigen ganz unverschuldet leiden und durch den ihnen hieraus erwachsenden Vorwurf und Beschimpfung in große Verlegenheit gesetzt werden, so aboulieren Wir hiermit und kraft dieses alle wegen Bestrafung des Selbstmordes in vorigen Zeiten ergangene Edikta, und ordnen dagegen, daß hierfüro bei dergleichen unglücklichen Fällen die Körper heimlich jedoch auf ehrliche Art begraben, die Sache selbst aber so stille als möglich gehalten werden, und im übrigen der hinterbleibenden Familie desfalls etwas, es möge Namens haben wie es wolle, außer denen Begräbniskosten zu erlegen, nicht angemutet werden solle." (Zitiert nach Willenbücher, 1904)

Die wissenschaftliche Medizin wandte sich zwar zunehmend psychiatrischen Problemen zu, konnte jedoch eine ängstlich abwehrende Haltung der Suizidalität gegenüber nur zögernd überwinden, eine Haltung, welche die Elemente mittelalterlicher Ängste und entsprechender Bestrafungsrituale noch unschwer erkennen ließ. Immerhin setzte sich von nun an allmählich die Einsicht durch, daß zumindest der psychisch kranke Selbstmörder für sein Tun nach weltlichem und geistlichem Recht nicht verantwortlich gemacht werden könne.

Erste Ansätze einer wissenschaftlichen Ursachenforschung blieben im anatomischen und physiologischen Bereich damals (wie heute) ohne Ergebnisse. Beschreibung und Beobachtung stark verhaltensauffälliger Menschen unter psychopathologischen Kriterien lieferten die ersten in breiterem Rahmen verwertbaren nosologischen Klassifikationsmöglichkeiten, insbesondere bei den Krankheiten, die wir heute als endogene oder exogene Psychosen bezeichnen. Mit großer Verbissenheit wurde schon damals über die Frage gestritten, ob „Romane, Trauerspiele oder schöngeisterische Schriften" die Neigung zum Selbstmord förderten. Der Gerichtsmediziner Osiander schrieb dazu 1813:

„Solche Bücher, wie der heillose Räuberroman Rinaldo Rinaldini und die Geisteskarikatur meines verstorbenen Landsmannes „Die Räuber" und die wohlverschuldeten Leiden des verrückten Werther sollte eine gute Polizei weder drucken, verkaufen, Leihbibliotheken unter das Volk bringen noch je ein so jugendverderbliches Schauspiel wie die Räuber öffentlich vorführen lassen."

An anderer Stelle heißt es bei Osiander:

„Wen das Theaterblut aus einer verborgenen Schweinsblase ergötze, wer an dem Selbstmorde eines verzweifelt verliebten Pinsels einen Gefallen finde, oder den Mut einer bis zum Ekel und Überdruß in Wollüsten gesättigten Kleopatra bewundern kann, der muß schon selbst eine kranke Seele haben, und dem steht ein Krankenzimmer im Irrenhaus besser an, als eine Loge im Schauspielhause."

Indessen, bei der Bearbeitung unserer Frage „Wissenschaft oder Caritas?", kommen wir nur ein kleines Stück weiter. Was sich damals mit ärztlicher Ernsthaftigkeit als Produkt wissenschaftlich abstrahierter Erfahrungsbildung ausgab, war eben nicht Ausdruck seinswissenschaftlicher Erkenntnis, sondern aus dem sollenswissenschaftlichen (juristischen und/oder theologischen) Bereich entliehene, teleologisch auf die Durchsetzung eines moralischen Verhaltensziels ausgerichtete Ideologiebildung, oft freilich auch nur pseudowissenschaftlich umformuliertes Vorurteil.

Diese Zweigleisigkeit von zunächst ineffektiver, weil in ihrem komplizierten Sachverhalt methodisch nicht zu fassender, naturwissenschaftlicher Beschäftigung mit dem Suizid auf der einen Seite und von spekulativ-sollenswissenschaftlichen Korrekturansätzen in Abhängigkeit von der herrschenden gesellschaftlichen Meinung auf der anderen Seite, zieht sich seitdem sowohl innerhalb wie außerhalb der Medizin durch die Beschäftigung mit der Suizidalität: Ausgedehnte anatomische, physiologische und biochemische Untersuchungen an den Körpern durch Suizid Verstorbener haben uns das Geheimnis ihrer Todesart nur in seltenen Fällen näherbringen können. Gleichwohl hat die Anwendung eines Krankheitsbegriffes analog dem in der somatischen Medizin verwandten Krankheitsbegriff bei den endogenen und exogenen Psychosen die bessere differentialdiagnostische und damit differentialtherapeutisch-suizidpräventive Einordnung entscheidend erleichtert.

Die vorurteilsbildende Kraft normativ sollenswissenschaftlicher Vorgaben hat auch bei vielen Ärzten eine abwehrende Haltung der Suizidalität gegenüber bestärkt. Bei anderen Ärzten, mehr aber sicher noch bei den Angehörigen verschiedener sozialer Berufe, bei Theologen und Juristen sowie bei nachdenklichen Menschen, die sonst beruflich oder privat mit der Suizidproblematik in Berührung kommen, hat ein positiv verstandener sollenswissenschaftlicher Hintergrund zu einer bedeutenden Entfaltung helfender Kräfte in der Suizidprophylaxe geführt. Denn auch dieser in theologischen, philosophischen oder juristischen Kategorien formulierte und internalisierte Bezugsrahmen vermochte und vermag angstabweisend zu wirken, ähnlich dem naturwissenschaftlichen Ansatz in der Medizin.

Die Vereinigung süddeutscher Psychiater hatte einen Preis für die Beantwortung der Frage ausgesetzt: „Welches sind die Ursachen der in neuester Zeit so sehr überhandnehmenden Selbstmorde und welche Mittel der Verhütung gibt es?" Salomon forderte 1861 in der von ihm eingereichten Schrift einerseits als Grundlage einer wissenschaftlichen Suizidforschung neben pathologisch-anatomischen Untersuchungen eine eingehende Durchforschung der Krankengeschichte wie der Lebensgeschichte jedes Suizidenten. Auf der anderen Seite nannte er in seiner wissenschaftlichen Abhandlung als Ursachen sich häufender Selbstmorde „Materialismus, Demoralisation, Verlust der religiösen Bindung, Spiel- und Trunksucht". Er leitete daraus die Forderung nach „Asylen für Trunkfällige", nach einer möglichst hohen Besteuerung des Branntweins und nach einem Verbot der Mitteilung von Selbstmorden in der Zeitung her.

Bei ihm wie bei anderen Autoren der zweiten Hälfte des 19. Jahrhunderts wird deutlich, daß der Selbstmord immer mit denjenigen sozialen, weltanschaulichen oder politischen Zeiterscheinungen in Zusammenhang gebracht wurde, die man glaubte bekämpfen zu müssen. So wurde der Suizidale aber nicht nur zum Opfer beklagenswerter Umstände, sondern er geriet zugleich in den Verdacht, Mitverursacher eines Übels zu sein, dem er schließlich erliegen mußte. Für den Philosophen Masaryk (1881) war der „Selbstmord als soziale Massenerscheinung" ein Preis für Fortschritt, Bildung und Zivilisation. Der Verlust an religiöser Bindung ließ nach seiner Meinung eine „gesunde Entwicklung des Charakters" nicht mehr zu.

Streicht man einmal diese moralisierenden Vorschläge weg oder rechnet ihren realisierbaren und vernünftigen Kern einem eher als präventiv-pädagogisch zu bezeichnenden Bereich zu, so blieb an therapeutischen Ansätzen für den Arzt jener Zeit kaum etwas übrig. Es nimmt daher nicht wunder, daß Gaupp (1905) in seiner Monographie das Moment der Veranlagung als sehr gewichtig einschätzte und für Suizidprophylaxe kaum eine Chance sah. Auch mehr als 30 Jahre später hielt Weichbrodt (1937) Suizidprophylaxe für eine ebenso mühevolle wie erfolglose Tätigkeit, erklärte sie aber dennoch für notwendig, und zwar aus „humanen Gründen".

Die psychiatrische Suizidforschung konnte sich also in den ersten Jahrzehnten dieses Jahrhunderts nur recht zögernd aus einer Mischung von moralisierender Pseudowissenschaftlichkeit, deskriptiver Abstinenz und therapeutischem Nihilismus lösen. Eine bessere Bestimmung der eigenen therapeutischen Konzeption gelang ihr erst in dem Augenblick, in welchem sie das mit wissenschaftlicher Methodik zu Leistende – besser: das noch zu Leistende – gegen die ärztliche Grundforderung nach einer humanen (oder caritativen) Zuwendung zum Suizidalen abgrenzte. In dieser Zeit hatten sich indessen nichtärztliche caritative Einrichtungen – überwiegend mit weltanschaulichem Hintergrund – schon längst daran gemacht, Suizidprophylaxe zu betreiben. Die erste Telefonseelsorge entstand 1895 in New York, ein „Antiselbstmörderbüro" der Heilsarmee 1906 in London. 1910 begann der Verein der Berliner Stadtmission mit der „Selbstmordseelsorge". Nach dem Ersten Weltkrieg entstand 1925 erneut in Berlin eine Beratungsstelle für Lebensmüde. Seit 1931 gab es in München unter dem Namen „Lebenshilfe" eine Arbeitsgemeinschaft zur Bekämpfung des Selbstmordes.

Die meisten dieser Einrichtungen krankten indes daran, daß sie zu wenig bekannt waren und daß ihre Hilfsangebote von den Selbstmordgefährdeten in zu geringem Maße in Anspruch genommen wurden. Dieser distanziert verleugnenden Haltung einer breiten Öffentlichkeit dem Suizidproblem gegenüber entsprach das Mißlingen eines Versuches von Rost (1932), mit der Gründung des „Archivs für die Erforschung und Bekämpfung des Selbstmordes" die Beschäftigung mit der Suizidprophylaxe interdisziplinär auf eine breitere Grundlage zu stellen und insbesondere das ärztliche Interesse an dieser Problematik wieder zu wecken. Die Zeitschrift erschien nur in einer einzigen Ausgabe.

Zwei Bereiche, die sich in der modernen Suizidforschung und in der Suizidprophylaxe neben Epidemiologie und Psychopathologie als wesentliche Eckpfeiler erweisen sollten, nämlich Soziologie und Tiefenpsychologie, entwickelten zwischen der Jahrhundertwende und dem Beginn des Zweiten Weltkrieges zwar ihre entscheidenden Aussagemöglichkeiten, blieben indes für eine breitere, praktisch-therapeutische Anwendung in der Suizidprophylaxe zunächst noch ohne Belang. Beispielhaft soll hier das Werk des französischen Soziologen Emil Durkheim (1897), *Le Suicide,* genannt werden. Durkheim hatte bereits erkannt, daß nicht die Qualität der weltanschaulichen oder gesellschaftlichen Beziehungen für den einzelnen zu einem suizidrelevanten Faktor werden konnte, sondern daß die Intensität dieser sozialen Beziehungen bzw. ihre Deformierung oder ihr Verlust in Krisensituationen auf das Individuum suizidfördernd zu wirken vermochten.

Bezogen auf unsere Frage „Wissenschaft oder Caritas?" soll also für die erste Hälfte dieses Jahrhunderts verallgemeinernd festgestellt werden, daß die wissenschaftliche Suizidforschung sich zwar aus ihrer moralisierenden Befangenheit herausbewegt hatte, einen eigenen, konstruktiven therapeutischen Ansatz jedoch noch nicht besaß. Caritative Einrichtungen mit religiösem oder philanthro-

pischem Hintergrund hatten währenddessen immerhin schon zu praktisch täti-
ger Hilfe gefunden.

Betrachtet man nun die wesentlichen Neu- oder Wiedergründungen von Institutionen, die sich mit der Selbstmordverhütung nach dem Zweiten Weltkrieg zu
befassen begannen, so wird rasch deutlich, um wieviel sich die Basis praktischer
Selbstmordverhütung nun zu verbreitern begann. Der Pfarrer West in London
(„before you commit suicide ring me up"), der Psychiater und Theologe Thomas
in Berlin, der Psychiater und Psychotherapeut Ringel in Wien, die Psychologen
Farberow und Shneidman in Los Angeles, sie alle gründeten unter je unterschiedlichen wissenschaftlichen wie weltanschaulichen Aspekten Institutionen
der Selbstmordverhütung. Eines war diesen unterschiedlichen Ansätzen bald gemeinsam: Sie alle arbeiteten nicht nur mit professionellen Mitarbeitern, sondern
auch mit freiwilligen Helfern, teils mit, teils ohne vorbereitende Ausbildungspro-
gramme.

Die Dichotomie: „Wissenschaft oder Caritas?" ist insbesondere im letzten
Jahrzehnt schrittweise einem neuen Selbstverständnis „Wissenschaft und Caritas" gewichen. Was sich indes nach einem endlich erreichten Happy-End in der
Suizidprophylaxe anhört, ist in der Praxis der Selbstmordverhütung kaum mehr
als die Kontur eines Beginns.

Welche psychotherapeutischen Techniken sich für welche Patientengruppen
letztlich als effizient und hilfreich anbieten, wird sich noch erweisen müssen. Eines scheint festzustehen: Von einem allgemeingültigen Therapieansatz, von der
Idee einer „magna therapia antisuicidalis", werden wir wohl endgültig Abschied
nehmen müssen. Den epidemiologischen und therapeutischen Forschern wird
nichts anderes übrigbleiben, als sich in mühevoller Kleinarbeit dem Versuch zu
unterwerfen, kleine, dafür aber relativ homogene Untergruppen Selbstmordgefährdeter abzugrenzen und ihnen ein spezifisches Therapieangebot zuzuordnen.
Die Therapie- und Hilfsangebote selbst müssen sich dabei von der hochindivi-
dualisierten Zweierbeziehung einer analytischen Psychotherapie über die Psychopharmaka, die lebenspraktische sozialpädagogische oder juristische Beratung bis hin zum bloßen mitmenschlichen Vorhanden- oder Verfügbarsein er-
strecken. Wenn Selbstmord „die Abwesenheit des anderen" bedeutet, dann ist
seine Gegenwart zunächst eine Angelegenheit zwischenmenschlicher Caritas
und erst in zweiter Linie eine Frage der dazu verwendeten Betreuungs- oder The-
rapietechnik.

Wer sich als Arzt um Selbstmordforschung bemüht, muß bereit sein, auch den
dazugehörigen wissenschaftlichen Teil so gewissenhaft wie möglich zu erfüllen.
Das heißt, der Versuchung zu widerstehen, den eigenen methodischen Ansatz
und die eigenen Ergebnisse zum Zentrum gegenwärtiger Erkenntnismöglichkeiten zu erklären. Wer immer den Versuch unternimmt, das Bedingungsgefüge,
aus dem heraus sich menschliche Suizidalität ereignen kann, über einen einzigen
Leisten zu schlagen, heiße dieser nun Soziologie, Tiefenpsychologie, Psychopathologie oder wie auch immer, der wird scheitern.

Bei aller sachlichen Gegensätzlichkeit, die eine solche Diskussion lebendig
macht, sollten wir uns gegenseitig ermutigen, wissenschaftliche Erkenntnisse
nicht zu Normen werden zu lassen, hinter denen wir uns verbergen können, sondern zu Pfeilern für Brücken, auch wenn sich die Konturen des jenseitigen Ufers
nur unscharf andeuten.

Literatur

Alvarez A (1974) Der grausame Gott, 1. Aufl. Hoffmann & Campe, Hamburg

Durkheim E (1973) Der Selbstmord. Luchterhand, Neuwied Berlin

Gaupp R (1905) Über den Selbstmord. Gmelin, München

Masaryk TG (1881) Der Selbstmord als soziale Massenerscheinung der modernen Zivilisation. Konegen, Wien

Osiander N (1813) Über den Selbstmord, seine Ursachen, Arten, med.-gerichtl. Unters. und die Mittel gegen denselben. Hahn, Hannover

Rost H (1932) Archiv für Erforschung und Bekämpfung des Selbstmords. Haas & Grabherr, Augsburg

Salomon E (1861) Welches sind die Ursachen der in neuester Zeit so sehr überhand nehmenden Selbstmorde und welche Mittel sind zur Verhütung anzuwenden? Levit, Bromberg

Weichbrodt R (1937) Der Selbstmord. Karger, Basel

Willenbücher F (1904) Die strafrechtsphilosophischen Anschauungen Friedrichs des Großen. Dissertation, Universität Tübingen

Erkennung und Beurteilung der Suizidalität

W. Pöldinger

Einleitung

Abgesehen von Kurzschlußhandlungen geht der suizidalen Handlung in der Regel eine präsuizidale Entwicklung voraus (Pöldinger, 1968). In Abb. 1 wurde der Verlauf dieser präsuizidalen Entwicklungen schematisch dargestellt. In einem 1. Stadium wird der Selbstmord als eine mögliche Problemlösung in Betracht gezogen. Dabei spielen einerseits suggestive Momente eine sehr große Rolle, andererseits aber auch Aggressionen, welche nicht nach außen abgeführt werden können und sich daher nach innen wenden. Ist eine solche Erwägung einmal in Betracht gezogen, so kommt es in der Folge zu einem Kampf zwischen selbsterhalterischen und selbstzerstörerischen Kräften, die jedem Menschen innewohnen. Aus diesem Kampf heraus sind auch jene Appelle oder Notrufe zu verstehen, die Farberow und Shneidman (1961) als Hilferuf (cry for help) bezeichneten. Darunter verstehen wir sowohl das Reden von Selbstmord, leise Andeutungen in dieser Richtung, als auch Drohungen und Voraussagen, das 2. Stadium der suizidalen Entwicklung. Diese Appelle, die aus dem Kampf zwischen Selbst-

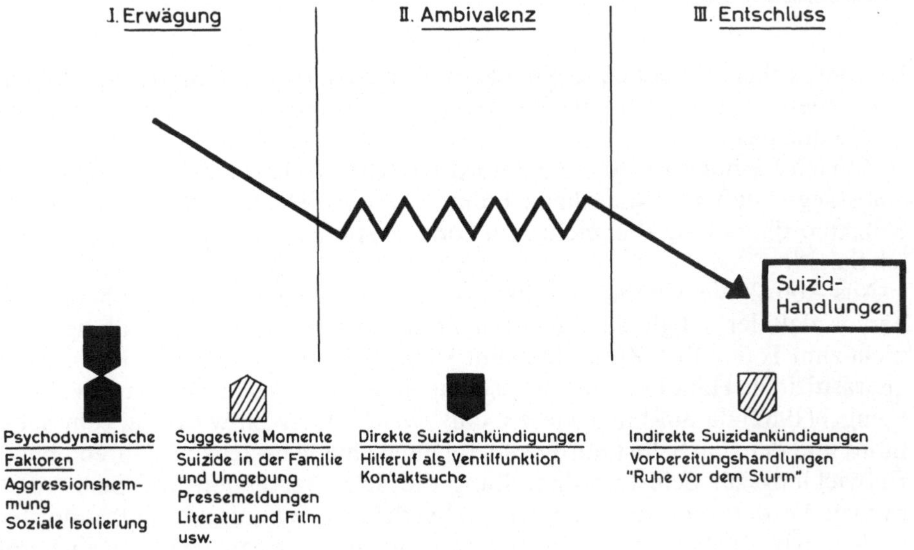

Abb. 1. Stadien der suizidalen Entwicklungen

erhaltung und Selbstzerstörung hervorgehen, müssen aber ernst genommen werden und dürfen nicht überhört werden. Deswegen ist es wichtig, mit dem Aberglauben aufzuräumen, der schon vielen Menschen das Leben kostete und der sich meist in folgender Erklärung äußert: „Wer von Selbstmord spricht, tut dies nicht, und wer es tun will, spricht nicht davon." Untersuchungen an verschiedenen Orten zeigten, daß ca. 80% aller Menschen, die später durch Selbstmord endeten, dies vorher ankündigten. Werden diese Appelle überhört, so kommt es in der Folge zu Handlungen, die vielfach eine averbale Kommunikation bedeuten, wenn eine verbale Kommunikation nicht mehr möglich ist. Als Beispiel dafür sei ein 16jähriger Knabe genannt, der sich in sexuellen Schwierigkeiten befand und darüber mit seinen Eltern reden wollte. Diese sagten ihm aber, daß er zuerst einen Beruf erlernen und auf eigenen Füßen stehen solle, bevor man mit ihm über Sexualität sprechen könne. Ein Suizidversuch mit bleibender Invalidität war die Folge.

In einem 3. Stadium kommt es schließlich zum Entschluß. Dadurch tritt eine Beruhigung ein, die meist der Umwelt auffällt. Leider wird daraus aber meist der falsche Schluß gezogen, daß die Krise und damit die Gefahr vorbei sei. In Wirklichkeit ist nur die Krise vorüber und man weiß nicht, in welche Richtung die Entscheidung gefallen ist. Daher kann diese Ruhe vielfach auch „Ruhe vor dem Sturm" bedeuten und muß entsprechend beachtet werden. Es ist notwendig, denjenigen, der von Selbstmord gesprochen oder damit gedroht hat und es nun nicht mehr tut, zu fragen, warum er eigentlich jetzt leben will. Wenn er tatsächlich weiterleben will, würde er sofort einen Grund angeben; hat er sich aber zum Selbstmord entschlossen, so wird ihm im Augenblick keine richtige Antwort einfallen.

Parasuizidale Handlungen

Kommt es aber schließlich zu einer Handlung, so haben wir mit Kreitman (1973) und Feuerlein (1974) zwischen verschiedenen Formen von suizidalen Handlungen zu unterscheiden.

Zunächst einmal ist der Selbstmord zu nennen, dem meist eine sehr starke Selbstaggression zugrunde liegt. Führt eine mit Selbstaggression verbundene Selbstmordhandlung aber nicht zum Tode, so sprechen wir von einem mißglückten Suizid.

Aus Abb. 2, die wir einer Publikation von Feuerlein entnommen haben, geht hervor, daß der mißglückte Suizid nicht die einzige suizidale Handlung ist, die nicht zum Tode führt. Zusammen mit Kreitman hat Feuerlein die Bezeichnung „parasuizidale Handlungen" vorgeschlagen. Vor diesen Autoren hat aber bereits Stengel (1969) darauf hingewiesen, daß zwischen der Entwicklung zum Selbstmord und der zum Selbstmordversuch Unterschiede bestehen. Während bei der Entwicklung zur Selbstmordhandlung die Selbstaggression und Selbstzerstörung im Vordergrund stehen, sehen wir bei der Entwicklung zum Selbstmordversuch, daß hier neben der Autoaggression auch noch andere Faktoren eine große Rolle spielen. So v. a. die bereits erwähnte Appellfunktion, weshalb wir Selbst-

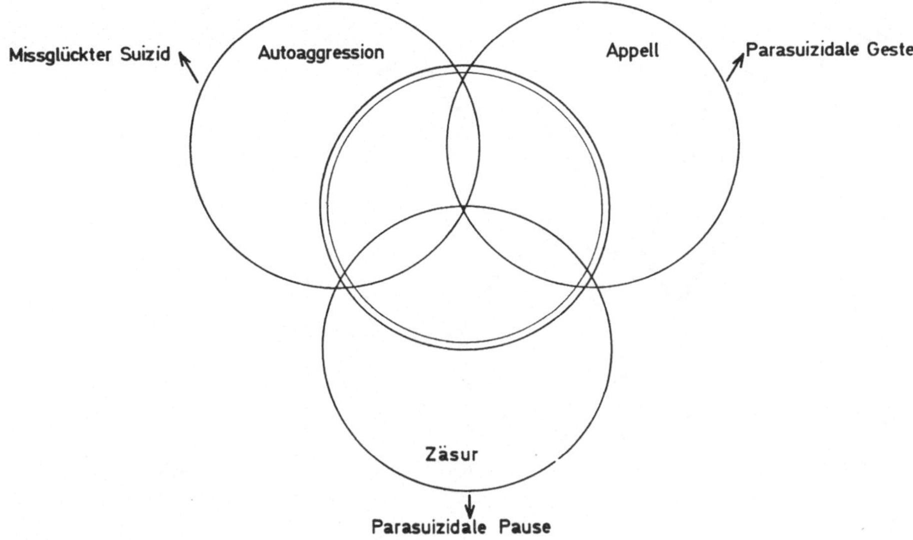

Abb. 2. Parasuizidale Handlungen (Nach Feuerlein, 1974)

mordversuche, welche nicht als mißglückte Selbstmorde zu deuten sind, als parasuizidale Gesten bezeichnen. Es ist dies die Form averbaler Kommunikation, die immer dann angewendet wird, wenn keine verbale Kommunikation mehr möglich ist.

Diese averbale Kommunikationstendenz finden wir auch noch bei Selbstmorden, nämlich dann, wenn diese im Sinne der sog. „Denkzettelhandlung" unternommen werden. Durch den Selbstmord wird versucht, die Hinterbliebenen im Sinne eines Denkzettels zu beeinflussen, so daß diese von Schuldgefühlen nie mehr loskommen und von Reue gepeinigt werden. Oft wird dies noch in Abschiedsbriefen zum Ausdruck gebracht.

Daß bei den parasuizidalen Gesten die Appellfunktion eine besondere Rolle spielt, sehen wir auch, wenn wir die Verteilung der Selbstmordhandlungen in den verschiedenen Altersstufen betrachten. Dann können wir nämlich sehen, daß in den jüngeren Jahren mehr Selbstmordhandlungen und in den älteren Jahren relativ mehr Selbstmorde zu beobachten sind. In Abb. 3 wird dies in einer vereinfachten Darstellung von Dotzauer et al. (1963) schematisch deutlich gemacht. Die älteren Menschen planen eine Selbstmordhandlung oft aus einer tiefen Enttäuschung, Verbitterung oder Hoffnungslosigkeit so, daß sie auch zum Tode führt. Jugendliche dagegen planen vielfach im Sinne einer parasuizidalen Geste die Selbstmordhandlung so, daß mit einem Überleben zu rechnen ist.

Neben dem Suizid, dem mißglückten Suizid und der parasuizidalen Geste, spielt vielfach eine parasuizidale Pause im Rahmen der parasuizidalen Handlung auch noch eine gewisse Rolle. Darunter verstehen wir Menschen, die eine Krise überwunden haben und vielleicht einen neuen Lebensabschnitt beginnen wollen. Im Übergang zwischen diesen beiden Lebensabschnitten wollen sie sich aber gewissermaßen selbst einer Schlafkur unterziehen, indem sie eine Überdo-

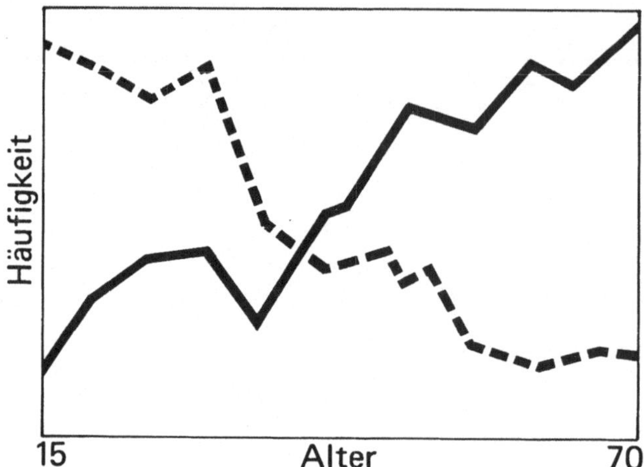

Abb. 3. Altersverteilung bei Suiziden (—) und Suizidversuchen (---). (Nach Dotzauer et al., 1963)

sis an Schlafmitteln nehmen, um vielleicht einmal 16 oder 20 h auszuschlafen. Werden diese Menschen entdeckt und ins Spital gebracht, geben sie oft sehr glaubhaft an, daß sie weder Selbstmord verübt, noch jemanden durch Einnahme der Tabletten hätten beeindrucken wollen. Es sei nur ein Bedürfnis gewesen, einmal richtig auszuschlafen, bevor das Leben neu begonnen wird.

Beurteilung des Suizidrisikos

Die Beurteilung des Suizidrisikos gehört zweifellos zu den verantwortlichsten Aufgaben und belastet jeden Arzt und Menschen, der mit Selbstmordgefährdeten zu tun hat.

In einer Publikation (Pöldinger u. Sonneck, 1980) haben wir kürzlich darauf hingewiesen, daß sich die einschlägigen Verfahren zur Einschätzung der Suizidalität in testpsychologische, psychiatrisch-psychologische, psychiatrisch-psychologisch-soziologische und syndromatologische Untersuchungsmethoden unterteilen lassen.

Testpsychologische Methoden

Devries (1966), Farberow und Devries (1967) versuchten, den MMPI für die Identifikation von suizidalem Verhalten heranzuziehen, ebenso wie Dahlstrom und Welsch (1972), Farberow und Devries (1967). Projektive Tests zur Bestimmung des Suizidrisikos, insbesondere die Verwendung des Rorschach-Tests, wurden von vielen Autoren (Cooper et al., 1965; Kohlmann u. Stephan, 1955; Neuringer, 1974) versucht. Ebenso wurde der TAT zur Beurteilung herangezogen (Im Obersteg, 1955; Shneidman u. Farberow, 1958). Untersuchungen (Neuringer, 1974; Shneidman, 1958; Sonneck et al., 1976) mit dem Eysenck-Persönlichkeitsinventar (EPI), dem Giessen-Test (GT), der Taylor-Angstskala, dem

Selbsteinschätzungstest nach Grünberger (SE-Test), aber auch dem 16 PF und dem Freiburger Aggressionsfragebogen (FAF), letztere Untersuchungen von M. Klejna, (1976, Persönlichkeitsstruktur und suizidale Entwicklung, unveröffentlicht) tragen zur Trennschärfenbestimmung prä- und postsuizidal bzw. prä- und nichtsuizidal nicht wesentlich bei. All diese Versuche brachten zwar bisweilen Hilfe und Unterstützung in der klinischen Beurteilung, als alleiniges Verfahren zur Bestimmung des Suizidrisikos haben sie sich nicht bewährt (Lester, 1972); freilich waren sie zumeist auch nicht als solche konzipiert.

Psychologisch-psychiatrische Methoden

Meist ohne deutliche Abgrenzung zur dritten Gruppe von Verfahren, bei denen auch soziologische Variablen herangezogen werden, finden wir in dieser Kategorie in erster Linie Selbsteinschätzungsbögen. Sicherlich interessant ist ein Fragebogen (Yuffit et al., 1970), durch den die Zukunftsperspektive erfaßt werden soll, um daraus eine eventuelle Suizidalität zu erschließen. 1972 wurde von Stork ein Fragebogentest zur Einschätzung der Suizidalität bei Jugendlichen entwikkelt, der jedoch ziemlich unspezifisch global abweichendes Verhalten mißt. Offenbar sind aber die Merkmale der Selbstwahrnehmung im präsuizidalen Zeitraum derartig vielschichtig und miteinander verknüpft, daß der Versuch, einen Patienten auf einer eindimensionalen Skala des Ausprägungsgrades der Suizidgefährdung zu lokalisieren, den tatsächlichen Verhältnissen kaum gerecht wird.

Psychiatrisch-psychologisch-soziologische Methoden

Hier sind in erster Linie die verschiedensten Risikolisten zu erwähnen (Devries u. Shneidman, 1967; Zung, 1974; Cohen et al., 1966; Tuckman u. Youngman, 1968; Buglass u. McCulloch, 1970). Eine der wenigen Risikolisten, die sich nicht nur mit der Häufigkeit bestimmter Merkmale, sondern auch mit deren gegenseitiger Beeinflussung beschäftigt, ist die vom Autor entwickelte Risikoliste (Pöldinger, 1968), die auch in einen Selbsteinschätzungsbogen umgearbeitet wurde (Menahem, 1971). Die breiten Erfahrungen haben aber gezeigt, daß die Anwendung in der Praxis zu zeitraubend und die Ergebnisse unstabil sind. In den zitierten eigenen Untersuchungen (Sonneck et al., 1976) ließ sich zwar für die suizidgefährdete Gruppe eine signifikant höhere Risikozahl als für die Kontrollgruppen ermitteln, sie lag aber mit einem Mittelwert von 43 bei einer Streuung von 17 extrem niedrig und trennt die präsuizidale Gruppe nicht von der postsuizidalen. Andere Autoren (Gruneberg et al., 1972) hingegen fanden eine gute Übereinstimmung zwischen Risikozahl und Suizidalität.

Syndromatologische Methoden

Das präsuizidale Syndrom (Ringel, 1969) bezieht eine Reihe von Aspekten und Merkmalen ein, welche die Erhebung schwierig machen und reiche Erfahrung voraussetzen. Eine von Kielholz (1974) und Mitarbeitern zur Abschätzung der

Suizidalität entworfene Liste berücksichtigte die eigentliche Suizidthematik sowie Suizidhinweise (frühere Suizidversuche und -hinweise, Vorkommen von Suiziden in Familie und Umgebung, direkte oder indirekte Suiziddrohung, Äußerung über konkrete Vorstellung, Durchführung oder Vorbereitung, „unheimliche Ruhe" nach vorhergehender Suizidthematik, Selbstvernichtungs-, Sturz- und Katastrophenträume); ferner fahndet sie nach speziellen Symptomen und Syndrombildern (ängstlich agitiertes Gepräge, langdauernde Schlafstörungen, Affekt- und Aggressionsstauungen, Beginn oder Abklingen depressiver Phasen, Mischzustände, biologische Krisen, schwere Schuld- oder Insuffizienzgefühle, unheilbare Krankheiten oder Krankheitswahn, Alkoholismus und Toxikomanie); schließlich bezieht sie auch Umweltverhältnisse ein (familiäre Zerrüttung in der Kindheit, fehlende mitmenschliche Kontakte oder deren Verlust, Vereinsamung, Entwurzelung, Liebesenttäuschung, berufliche oder finanzielle Schwierigkeiten, Fehlen eines Aufgabenbereichs oder Lebensziels, Verlust tragfähiger religiöser Bindungen u. a.). All diese Faktoren bilden zweifellos gute Hinweise zur Abschätzung der Suizidalität, sind aber im einzelnen oft schwer rasch zu erfassen und kombinatorisch zu überblicken.

In der Praxis zeigte sich, daß man sich bei der Abschätzung der Suizidalität auf folgende vier Punkte stützen soll:
1. Risikogruppen
2. Krisen, Krisenanlässe und -anfälligkeit
3. Suizidale Entwicklung
4. Präsuizidales Syndrom.

Was die Risikogruppen betrifft, hatte man früher angenommen, daß Menschen, welche bereits einen Suizidversuch hinter sich haben, die größte Risikogruppe darstellen. Hohes Risiko ist nach Beck eine Suizidrate von 1000 bis 10 000 auf 100 000 einer bestimmten Gruppe (Beck et al., 1974). Dies ist aber nicht der Fall. Auf Grund der breitangelegten Untersuchungen von Kiev (1970) und Wilkins (1970), kann man die Reihenfolge der Risikogruppen wie folgt ansetzen:
1. Depressive aller Arten
2. Alkoholiker, Medikamenten- und Drogenabhängige
3. Alte und Vereinsamte
4. Personen, die durch eine Suizidankündigung oder -drohung aufgefallen sind
5. Personen, welche schon einen Suizidversuch durchgemacht haben

Die ausschließliche Beschäftigung mit der letzten Gruppe, die lange Zeit als primäre Zielgruppe für Suizidprophylaxe angesehen wurde, bedeutete, daß das größte Augenmerk auf jene Gruppe gerichtet wurde, welche eigentlich das niedrigste Suizidrisiko hatte. Daß trotzdem die Betreuung nach Suizidversuchen so lange die zentrale Stellung in der Suizidprävention innehatte, ist dadurch erklärbar, daß es in der großen Fülle der Suizidliteratur nur sehr wenige Arbeiten gibt, die sich mit Katamnesen bei Suizidversuchen beschäftigen.

Krisenbeurteilung und Krisenintervention

Bezüglich der Krisen, Krisenanlässe und Krisenanfälligkeit geht man davon aus, daß die Krise häufig der Vorläufer der Suizidhandlung ist. Die Suizidhandlung ist also eine der möglichen, wahrscheinlich nicht zu praktizierenden, Lösungsstrategien der Krise. Eine solche Krise ist aber doch für die Umwelt soweit erkennbar, daß der Betreffende aus der anonymen Gruppe der Risikopopulation herausgehoben wird. Als Krisen sind Ereignisse und Erlebnisse aufzufassen, die von dem Betroffenen nicht mehr sinnvoll verarbeitet und bewältigt werden können und somit die Gefahr einer pathologischen Entwicklung in sich tragen (Häfner, 1974).

Bezüglich der Krisenanlässe bzw. -ereignisse, schlägt Cullberg (1978) eine Differenzierung der Krisenanlässe vor in solche, die aus Lebensveränderungen entstehen (Verlassen des Elternhauses, Heirat, Geburt eines Kindes, Wohnungswechsel, Arbeitslosigkeit, Klimakterium und Pensionierung) sowie solche, die dramatische Krisen bedingen können (Tod eines Nahestehenden, Krankheit, Invalidität, Untreue, Trennung, Kündigung, soziale Niederlage und äußere Katastrophen). Lebensveränderungen gehören zum „normalen" Lebenslauf; man kann sich darauf besser vorbereiten als auf überraschend kommende, dramatische Krisen. Hinsichtlich des Krisenverlaufes gibt es eine Reihe von Phasenmodellen, und es mag für die Intervention unwesentlich sein, ob sich ein Patient in der Phase des Krisenschocks, der Reaktion, der Bearbeitung oder der Neuorientierung befindet bzw., ob eine Fixierung oder Neurotisierung erfolgt (Pöldinger u. Stoll- Huerlimann, 1979).

Die individuelle Krisenanfälligkeit hängt sehr von der Vorgeschichte der betreffenden Person ab. Unbewältigte, frühere Krisen und Erkrankungen bewirken eine erhöhte Anfälligkeit gleichartiger Belastungen. Unter den erwähnten Risikogruppen finden sich gerade bei Alkohol-, Drogen- und Medikamentenabhängigen sowie bei alten Menschen zahlreiche sog. „chronische Krisen". Diese Gruppen sind häufig nicht mehr in der Lage, zusätzliche Belastungen zu verarbeiten. Sie befinden sich in einer ständig erhöhten Krisenanfälligkeit.

Wichtig für das Auftreten sowie den Ausgang von Krisen ist die unmittelbare Reaktion der Umwelt: Ein Großteil der Krisen wird offenbar im sozialen Umfeld durchaus befriedigend gelöst, und man bedarf keiner professionellen Hilfe; andererseits können aber auch die Reaktionen der Umwelt auf ein Störereignis die Krise aktualisieren bzw. diese chronifizieren. Fehlende Reaktionen der Umwelt wurden schon von Durkheim (1973) als einer der wesentlichsten Gründe für den Selbstmord erkannt.

Präsuizidale Entwicklung

Gelingt es nicht, eine derartige, krisenhafte Entwicklung zu erkennen und aufzufangen, so besteht die Gefahr, daß diese krisenhafte Entwicklung in die geschilderte präsuizidale Entwicklung übergeht, welche in 3 Stadien verläuft. Diese

Tabelle 1. Das präsuizidale Syndrom. (Nach Ringel, 1969)

---

1. Zunehmende Einengung
   a) Situative Einengung
   b) Dynamische Einengung (einseitige Ausrichtung der Apperzeption, der Assoziationen, der Verhaltensmuster, der Affekte und Abwehrmechanismen)
   c) Einengung der zwischenmenschlichen Beziehungen
   d) Einengung der Wertwelt
2. Aggressionsstauung und Wendung der Aggression gegen die eigene Person
3. Selbstmordphantasien (anfangs aktiv intendiert, später sich passiv aufdrängend)

---

3 Stadien verlaufen unterschiedlich schnell. Einen gewissen Anhaltspunkt für die Schnelligkeit der Phasen stellen die nosologischen Kategorien dar, welche als Ursache von Suizidhandlungen in Betracht kommen. Eine kurze Dauer dieser Phasen findet man vor allem bei psychogenen Reaktionen, Kurzschlußhandlungen, bei abnormen Persönlichkeiten sowie manchmal bei schizophrenen Defektzuständen. Mittellange Entwicklungen finden sich bei beginnenden schizophrenen Verläufen, etwas längere bei endogenen Depressionen und die längsten bei Neurosen. Nach Untersuchungen von Linden (1969) ist anzunehmen, daß die Zeit vom Auftreten der Suizidideen und deren Ankündigung bis zur Durchführung der Suizidhandlung i. allg. kürzer ist, als man früher annahm. Dies gilt in erster Linie für Suizidversuche.

Das präsuizidale Syndrom

Eine der wichtigsten Möglichkeiten, die Suizidalität abzuschätzen, stellt das von Ringel (1969) erarbeitete präsuizidale Syndrom (Tabelle 1) dar.

Von den Komponenten dieses Syndroms ermöglicht neben der situativen Einengung (was etwa dem Krisenanlaß entspricht) v. a. die dynamische Einengung eine bessere Einschätzung des Zustandes; insbesondere ist die affektive Einengung, das fehlende affektive Ansprechen, ein deutliches Anzeichen drohender Suizidalität. Der zweite Leitbegriff des präsuizidalen Syndroms, nämlich die gehemmte sowie die gegen die eigene Person gerichtete Aggressivität, ist oft schwer erkennbar. Zweifellos spielt aber die Aggressionslage bei den Suizidhandlungen eine wesentliche Rolle, auch wenn sie klinisch oft nur schwer zu erfassen ist. Eine besondere Bedeutung kommt den Suizidgedanken und Todeswünschen zu, besonders dann, wenn sie nicht intendiert werden, sondern sich passiv aufdrängen.

Aus diesen Ausführungen geht hervor, daß es psychodynamische Gründe gibt, deretwegen Suizidale ihre Absicht meistens vorher ankündigen. Wir haben damit auch eine Chance, nach einer auf die angeführten Kriterien gestützten Beurteilung des Suizidrisikos entsprechende Intervention durchzuführen. Dies setzt aber voraus, daß man die Suizidalität nicht tabuisiert, sondern ganz offen darüber spricht. In Tabelle 2 wurden einige Fragen zusammengestellt, die man aufgrund des vorher Erörterten direkt an die Patienten stellen soll, von welchen man annimmt, daß sie suizidal sein könnten.

Tabelle 2. Fragen an suizidale Patienten

Suizidalität	Haben Sie auch schon daran gedacht, sich das Leben zu nehmen?
Vorbereitung	Wie würden Sie es tun? Haben Sie schon Vorbereitungen getroffen? (Je konkreter die Vorstellungen, desto größer das Risiko)
Zwangsgedanken	Denken Sie bewußt daran oder drängen sich derartige Gedanken, auch wenn Sie es nicht wollen, auf? (Sich passiv aufdrängende Gedanken sind gefährlicher)
Ankündigungen	Haben Sie schon über Ihre Absichten mit jemandem gesprochen? (Ankündigungen immer ernst nehmen.)
Aggressionshemmung	Haben Sie gegen jemanden Aggressionen, die Sie unterdrücken müssen? (Aggressionen, die unterdrückt werden müssen, richten sich gegen die eigene Person)
Einengung	Haben Sie Ihre Interessen, Gedanken und zwischenmenschlichen Kontakte gegenüber früher eingeschränkt und reduziert?

Tabelle 3. Suizidale Risikofaktoren bei Depressiven. (Nach Kielholz, 1974)

A) *Eigentliche Suizidthematik und Suizidhinweise*
 1. Eigene frühere Suizidversuche und Suizidhinweise
 2. Vorkommen von Suiziden in Familie oder Umgebung (Suggestivwirkung)
 3. Direkte oder indirekte Suiziddrohungen
 4. Äußerung konkreter Vorstellungen über die Durchführung oder Vorbereitungshandlungen
 5. „Unheimliche Ruhe" nach vorheriger Suizidthematik und Unruhe
 6. Selbstvernichtungs-, Sturz- und Katastrophenträume

B) *Spezielle Symptome und Syndrombilder*
 1. Ängstlich-agitiertes Gepräge
 2. Langdauernde Schlafstörungen
 3. Affekt- und Aggressionsstauungen
 4. Beginn oder Abklingen depressiver Phasen, Mischzustände
 5. Biologische Krisenzeiten (Pubertät, Gravidität, Puerperium, Klimakterium)
 6. Schwere Schuld- und Insuffizienzgefühle
 7. Unheilbare Krankheiten oder Krankheitswahn
 8. Alkoholismus und Toxikomanie

C) *Umweltverhältnisse*
 1. Familiäre Zerrüttung in der Kindheit (broken home)
 2. Fehlen oder Verlust mitmenschlicher Kontakte (Vereinsamung, Entwurzelung, Liebesenttäuschung)
 3. Berufliche und finanzielle Schwierigkeiten
 4. Fehlen eines Aufgabenbereiches und Lebensziels
 5. Fehlen oder Verlust tragfähiger religiöser Bindungen

Risikoliste zur Abschätzung der Suizidalität

In Tabelle 3 wird schließlich eine Risikoliste zur Abschätzung der Suizidalität bei Depressiven wiedergegeben; Kielholz hat sie mit Im Obersteg (1955), Ringel (1969), Stengel (1969) und dem Autor zusammengestellt. Ihrzufolge sind bei der Beurteilung des Suizidrisikos Depressiver die eigentliche Suizidthematik und

Suizidhinweise, spezielle Symptome und Syndrombilder sowie Umweltverhältnisse zu berücksichtigen.

Ist aber einmal die Suizidalität erkannt und das Risiko abgeschätzt, so ist
schon sehr Wichtiges geschehen. Denn daß nach einem solchen Erkennen eine
Therapie im Sinne der Krisenintervention oder Depressionsbehandlung folgt,
sollte eine Selbstverständlichkeit sein.

Literatur

Beck AT, Resnik HLP, Lettieri DJ (1974) The prediction of suicide. Charles, Bowie
Buglass D, McCulloch JW (1970) Further suicidal behaviour: The development and validation of
    predictive scales. Br J Psychiatry 116: 483–492
Cohen E, Motto JA, Seiden RH (1966) An instrument for evaluating suicide potential: A preliminary
    study. Am J Psychiatry 122: 866–891
Cooper GW, Bernstein L, Hart C (1965) Prediction suicidal ideation from Rorschach. J Proj Technol
    29: 168–171
Cullberg J (1978) Krisen und Krisentherapie. Psychiatr Prax 5: 25–34
Dahlstrom GW, Welsch GS, Dahlstrom L (1972) An MMPI Handbook, vol I. University of Minne-
    sota Press, Minneapolis
Devries AG (1966) A potential suicide personality inventory. Psychol Rep 18: 731–738
Devries AG, Shneidman ES (1967) Multiple MMPI profiles of sucidal persons. Psychol Rept 21:
    401–405
Dotzauer G, Goebels H, Legewie H (1963) Selbstmord und Selbstmordversuch. MMW 105: 973
Durkheim E (1973) Der Selbstmord. Luchterhand, Neuwied
Farberow NL, Devries AG (1967) An item differentiation analysis of MMPI's of suicidal neuropsy-
    chiatric hospital patients. Psychol Rep 20: 607–617
Farberow NL, Shneidman ES (1961) The cry for help. McGraw-Hill, New York
Feuerlein W (1974) Tendenzen von Suizidhandlungen. Wege zum Menschen 5/6: 188–195
Gruneberg F, Helmchen H, Hippius H (1972) Zur Phänomenologie von Suicidversuchen anhand
    von über 500 Beobachtungen an einem großstädtischen Reanimationszentrum. Therapiewoche
    22: 2242–2252
Häfner H (1974) Krisenintervention. Psychiatr Prax 1: 139–150
Im Obersteg J (1955) Das Selbstmordproblem in der gerichtlichen Medizin. Schweiz Med Wo-
    chenschr 62: 1013
Kielholz P (1974) Diagnose und Therapie der Depressionen für den Praktiker, 3. Aufl. Lehmanns,
    München
Kiev A (1970) New directions for suicide prevention centers. Am J Psychiatry 127: 87–88
Kohlmann T, Stephan H (1955) Aufdecken von Selbstmord-Tendenzen in Projektionstests. Wien Z
    Nervenheilkd: 54–78
Kreitman N (1973) Prevention of suicidal behaviour. In: Wing JK, Häfner H (eds) Roots of evalua-
    tion. Oxford University Press, London
Lester D (1972) Why People kill themselves. Thomas, Springfield
Linden KJ (1969) Der Suizidversuch. Versuch einer Situationsanalyse. Enke, Stuttgart
Menahem R (1971) Evaluation du Risque Suicidaire. Hyg Ment Suppl Encephale 3: 53–76
Neuringer Ch (1974) Psychological assessment of suicidal risk. Thomas, Springfield
Pöldinger W (1968) Die Abschätzung der Suizidalität. Huber, Bern
Pöldinger W, Sonneck G (1980) Die Abschätzung der Suizidalität. Nervenarzt 51: 147–151
Pöldinger W, Stoll-Huerlimann M (Hrsg) (1979) Krisenintervention auf interdisziplinärer Basis. Hu-
    ber, Bern
Ringel E (1969) Selbstmordverhütung. Huber, Bern
Shneidman ES, Farberow NL (1958) TAT heroes of suicidal and non suicidal subjects. J Proj Technol
    22: 211–228

Sonneck G, Gruenberger J, Ringel E (1976) Experimental contribution to the evaluation of the suicidal risk of depressive patients. Psychiatr Clin (Basel) 9: 84–96
Stork J (1972) Fragebogentest zur Beurteilung der Suizidgefahr (FBS). Müller, Salzburg
Stengel E (1969) Selbstmord und Selbstmordversuch. Conditio humana. Fischer, Frankfurt
Tuckman J, Youngman WF (1968) A scale for assessing suicide risk of attempted Suicide. J Clin Psychol 2: 17–19
Wilkins J (1970) A follow up study of those who called a suicide prevention center. Am J Psychiatry 127: 155–161
Yuffit RI, Benzies B, Fonte M (1970) Suicide potential and time perspective. Arch Gen Psychiatry 23: 158–163
Zung WWK (1974) Index of Potential Suicide (IPS). In: Beck AT, Resnik HLP, Lettieri DJ (eds) The prediction of suicide. Charles, Bowie

Suizid und Homizid: Ihre Gemeinsamkeit als Zugang zu einer Antriebsanalyse des Selbstmordgeschehens

J. Hansen

Bei der Bearbeitung meines ursprünglichen Themas „Suizid und Homizid" wurde mir bald eine – beiden, im Resultat so konträren Phänomenen – gemeinsame Modalität evident, nämlich der hohe energetische Einsatz, dem für die Durchsetzung so riskanter Taten schon zwangsläufig eine große Bedeutung zukommen muß. Dabei zeigte sich, daß beide mit zunehmender Tatnähe gerade durch diese immer höhere, auch affektive Energetisierung mehr und mehr verschmelzen, ja zu einer „Entität" zusammenwachsen können, während die Kategorie des Motivationalen im Kontrast dazu immer weniger faßbar wird.

Hieraus erwuchs der 2. Teil dieser Studie, ihr eigentliches Thema: Die Bedeutung von Antrieb und Aktivierung für die unmittelbare Durchsetzung der Suizidhandlung, aber auch für den weiteren Hintergrund des Selbstmords. Daran schließt sich der 3. und letzte Teil: Die Frage, ob beim Menschen der industriellen Massengesellschaft mit der Entlastung von Muskelarbeit und deren gleichzeitiger Transformation in immer mehr psychische Aktivierung nicht eine solche Umstrukturierung seiner Antriebssphäre eingetreten ist, daß dieser nun ein stärker suizidfördernder Einfluß zukommen könnte. Dieses wäre ein ebenso großes biologisches wie anthropologisches und soziologisches Problem.

Ich stütze mich im wesentlichen auf das berühmte, schon 1897 erschienene Werk Emile Durkheims *Le suicide*,[1] das die Selbstmordthematik ebenso umfassend behandelt wie es bis heute an Aktualität nichts eingebüßt hat.

Anhand einiger Beispiele will ich die vielseitigen und vielschichtigen Aspekte der Beziehungen zwischen Selbstmord und Mord andeuten, wobei stichwortartig vorausgestellt sei: Verteilung der Handlungen auf eine oder mehrere Personen mit oft komplizierten Interaktionen, ihr zeitliches Auseinander- oder Zusammenfallen, ihr Verschmelzen nicht nur zu einer Doppeltat oder Tateinheit, sondern einer echten Entität mit z. T. höchst ambivalenter, motivational nicht mehr trennbaren Zwitterstruktur, wobei auch das „Unbewußte" und v. a. symbolische Bezüge ein größeres Gewicht erhalten. Beide können aber auch eine rein begriffliche Doppelbedeutung bekommen, z. B. dahingehend, daß ein von der Gesellschaft geduldeter Suizid für diese selbst die Wertigkeit eines Mordes hat. Ganz anders interessiert auch die Frage nach ihrem kon- oder diskordanten

---

1 Das Zitieren von E. Durkheim erfolgt in dieser Arbeit immer nur im Rahmen seines Werkes *Le suicide* (1897), das in deutscher Übersetzung mit dem Titel: Der Selbstmord. Mit einer Einleitung von K. Dörner und einem Nachwort von R. König. Soziologische Texte Bd. 32 Luchterhand, Neuwied Berlin, 1973 erschienen ist. Auch die Namen Brierre de Boismont, Despine, Ferri, de Guerry und Morselli werden nur im Rahmen dieses Werkes aufgeführt.

geographischen und zeitlichen Auftreten etc. Besonders die vergleichende Ethnopsychiatrie sowie die Kulturanthropologie und darauf fußende Denkansätze der Psychoanalyse liefern hier ein reiches Reservoir.

Anhand dieser Beispiele wird der Antriebsaspekt um so sinnfälliger aufleuchten, je klarer wird, daß die umfassende Mobilisation des Antriebs erst die Durchsetzung solcher Taten garantiert.

Hier gelten drei fundamentale Prinzipien, die immer wieder sichtbar werden:

1. Der Grad der Energetisierung wird durch das Erlebnisfeld selbst zurückgesteuert, d. h. durch Einengung des letzteren erfährt, wie nach dem Modell der Bernoulli-Röhre, der hinter ihm stehende Antriebsdruck eine zusätzliche Steigerung, die nun ihrerseits im Circulus vitiosus den Aktionsraum weiter verengt und verhärtet.

2. Riskantere Handlungsantriebe müssen durch leichter zu aktualisierende in Gang gesetzt und mitgenommen werden, (Bürger-Prinz 1950) wie z. B.: Durchsetzung krimineller Handlungen mit Hilfe von instinktnäheren, wie sexuellen Antrieben (Orgasmus beim Warenhausdiebstahl; Lustmord etc.). Die angestrebte, gleichsam artefizielle Antriebssteigerung wird neben der eben genannten direkten Erlebnisfeldeinengung auch indirekter, und zwar durch viele, z. T. kompliziert gestufte und nacheinander geschaltete Ritualisierungen, erreicht. Diese wirken nicht nur über den Weg eines ständigen Handlungswechsels im Sinne von Antriebsmitnahmen, sondern besonders über wechselseitige Entlastungen, z. B. die Übertragung der Handlungsinitiative auf eine andere Person oder die Mobilisation auch außermenschlicher Energiequellen, kurz, über die Verstärkung des Eigenantriebes durch Fremdantrieb, und üben damit immer größeren Druck und Zwang aus.

Darin steckt ein 3. Prinzip oder besser schon das Resultat aus 1. und 2.:

3. Die Handlung muß ohne jede Rücktrittsmöglichkeit gleichsam automatisiert bis zum Ende ablaufen.

Da sind zunächst zwei dem Mord stark verbundene Selbstmordtypen. Einmal der sog. „erweiterte Suizid", dem man auch den „induzierten Suizid" subsumieren kann und weiter der sog. „indirekte Selbstmord". Hier finden sich zwei wesentliche, wieder aktivierende Momente: Zunächst die Entlastung dadurch, daß der andere mit in den Tod geht und weiter, daß erst die Fremdtötung den Suizid unumgänglich, sprich durchsetzungsfähig, macht. Dabei gibt es einen mehr psychologischen Zugang (Beladung mit schwerer Schuld), aber auch einen direkteren, bei dem die Antriebs- und Affektdynamik unmittelbar ins Spiel kommen: Die Erregung durch die Mordtat springt gleichsam auf die Selbsttötung über. Gerade die diffuse, ungezielte Aggressivität läßt Mord und Selbstmord so stark aneinanderrücken. Keiner ist dem Mörder besser erreichbar als er sich selbst (von Hentig, 1955). Beim erweiterten – oft getarnten – Suizid durch Verkehrsunfall wird die hohe Geschwindigkeit als zusätzliche Antriebskraft ausgenutzt (Gleiches gilt auch für den entsprechenden einfachen Suizid). Der Fremdantrieb der Motorenergie ersetzt hier den schwerer in Gang zu bringenden eigenen. Je höher die Geschwindigkeit, desto kleiner die Handbewegung am Steuer, desto tiefer deren Energieschwelle.

Beim „indirekten Suizid", der besonders zu Beginn des 18. Jahrhunderts infolge der Pönalisierung des Selbstmordes durch die Kirche weit verbreitet war, fallen Mord und Selbstmord im Sinne der Todesstrafe des Mörders nicht nur zeitlich auseinander, sondern auch verschiedenen Akteuren zu. Da der Selbstmörder keine Sündenvergebung erlangen konnte, mußte er vorher ein Verbrechen (Mord) begehen, das ihm die Beichte vor der Hinrichtung ermöglichte. Auch hier Schaffung einer Situation ohne Rückkehr, wobei dieser Suizid, genau betrachtet, aus zwei Fremdtötungen besteht. Hier auch Selbstmord als Zumutung eines Mordes an die Gesellschaft. Hacker (1971) fand bei 28 Mördern die Angabe, daß sie nur getötet hätten, um selbst exekutiert zu werden. Häufig finden sich auch Suizidversuche bei Mördern. Etwas anders begegnen sich Mord und Selbstmord bei der gesellschaftlich sanktionierten Nachexekution von Suizidierten.

Wieder anders etabliert sich Suizid als Ausweichen vor dem Ermordetwerden (Getötetwerden). Hier das Ausweichen vor dem Tode als Energetisator der suizidalen Handlung. Schon Shakespeare empfahl, sich in einer Schlacht lieber selbst den Tod zu geben als vom Feind getötet zu werden.

Auch die Modalität Selbstmord nach Mord ohne die Qualität des erweiterten Suizides gibt es ja. Schließlich kann der Mord in energetischer Hinsicht durch ein anderes Verbrechen, ja allein durch eine schwere Erregung wie die bei einer Auseinandersetzung, gleichsam ersetzt werden und damit zum Suizid führen. Hier kann man direkt vom Umschlagen der „Fremd- in Eigenaggression" analog einer „Übersprunghandlung" sprechen. Gerade das Verschmelzen von im Resultat stark polaren Tatvollzügen – wie eben von Mord und Selbstmord – spricht immer für hochenergetisierte Zustände mit großer Affekt- und Erlebnisfeldeinengung. Ähnliches findet sich auch bei Zwängen.

Auch das „Mitgehen in den Tod" nach Partnerverlust spielt in vielen Varianten in allen Kulturen (z. B. Witwenselbstmord in Indien) eine große Rolle. Es wird von der Gesellschaft oft geradezu gefordert. Eine Teilnahme der Öffentlichkeit – in Wirklichkeit ist es ja eine den Rücktritt von der Tat verhindernde Kontrolle – fördert zusammen mit vielen anderen Ritualen die Durchsetzung der Handlung. Ebenso sinnfällig wie variationsreich werden im Amoklauf, in dem viele eine kulturell bedingte Sonderform des Selbstmordes sehen, Mord und Suizid durch die hochgradige affektive Erregung und Erlebnisfeldeinengung miteinander verklammert, wobei gerade der diffusen Aggressivität mehr Bedeutung eingeräumt wird als spezifischen Motivationen wie Rachedurst u. ä.

Nirgendwo scheint aber die große Valenz eines kompliziert gestuften Rituals für die Antriebsschienung und Erlebnisfeldeinengung zur Durchführung der Doppeltat Selbstmord – Mord besser sichtbar zu werden als beim ursprünglichen Harakiri der japanischen Samuraiklasse. Der Suizident wird nach einem Bad unter Zeugen vor zwei Tische gesetzt, auf denen sich ein gefüllter Weinpokal und ein Dolch befinden. Zunächst muß er ein Gedicht verfassen, womit wohl eine erste Einengung des Erlebnisfeldes erreicht wird. Dann muß der Weinpokal geleert werden, wobei der Alkohol, wie bei vielen suizidalen Handlungen, als Enthemmer – aktivierend und euphorisierend – fungiert. Mit der Zerschmetterung des Pokals werden eine Entlastung und ein erstes unumkehrbares Resultat in einem erzielt. Dann wird der Dolch durch Ritzen des Oberschenkels auf seine „Schärfe" geprüft. Hier erkennt man den Schmerz als Antriebsmobilisator und denkt an die hohe Suizidrate von Menschen mit chronischen Schmerzen. Daraufhin schneidet sich der Suizident den Bauch auf und veranlaßt nun einen Zeugen, ihm den Kopf abzuschlagen, d. h. jetzt wird der Suizid von außen dadurch, daß er in einen Mord von seiten eines anderen übergeht, vollendet. Anders betrachtet ist dies aber weniger Mord als vielmehr das Erlösen des Todkranken von seinen Qualen. Der Selbstmörder entlastet sich vom endgültigen Tatvollzug durch dessen Übergabe an den Helfer, dieser sich wieder dadurch, daß aus seinem Mord Sterbehilfe wird. Wir sehen, wie mit einem komplizierten, kontrollierenden Zeremoniell die riskierte Tat nicht nur aller Unterbrechungsmöglichkeiten beraubt, sondern auch durch die Mobilisation heterogenster Energiequellen erst durchsetzbar gemacht wird. Besonders dicht, wenn auch anders, verschmilzt das Bezugspaar Mord – Selbstmord beim Duell. Auch hier ein meist komplexes Ritual stimulierender und entlastender, in eine progrediente Erlebnisfeldeinengung mündender Handlungsstufen, ohne Chance einer Rückkehr. Dabei sind wieder Zeugen in Form von Sekundanten, spezielle Vorschriften, Ehrbegriffe wie Männlichkeit, Mut, Moral und auch der Umstand, daß viele Tatabschnitte vom direkt Beteiligten nicht ausgeführt werden müssen, von Bedeutung. Das Gegensatzpaar Heimlichkeit – Öffentlichkeit verleiht dem Geschehen noch zusätzliche Spannung. Der größte Energetisator ist hier aber die durch Ambivalenz getragene Spannung zwischen Töten und dem Risiko, getötet zu werden. Wie auch immer geartete Ambivalenzkonstellationen – in ihnen steckt ja immer eine hohe Ladung widersprüchlicher und damit nicht abschlußfähiger Denkinhalte oder Intentionen und damit gestauter psychischer Energien – sind aber nicht nur dem erweiterten, gemeinsamen oder indirekten, ja dem Suizid ganz allgemein, sondern auch dem Eifersuchtsmord, dessen Selbstmordkomponente von vielen betont wird (de Greeff, 1946; zitiert nach Ellenberger, 1953), immanent. Die Ethnologie gibt weiter Beispiele, wie mit dem Suizid einem anderen ein Mord zugeschoben, ja er sogar selbst ermordet werden soll. Auch ist das Gebot „Du sollst nicht töten" auf die Selbsttötung bezogen (Kleines historisches Aperçu: Dr. Guillotine, der Erfinder des Fallbeils, plädierte 1792 für Straffreiheit des Selbstmordes!). Schließlich steht die Duldung, ja amtliche Genehmigung des Suizids, z. B. im antiken Griechenland und Rom, auch für Mord. Ausgehend von der Ethnologie und Freuds „Todestrieb" (1947) hat die Beziehung zwischen Suizid und Homizid auch die Psychoanalyse im Rahmen der ihr eigenen Denkweisen stark beschäftigt.

Freud (1949) sah in den autoaggressiven Tendenzen des melancholischen und in den Selbstmordabsichten des neurotischen Menschen Mordimpulse, die nach Steckel (1927, 1928) u. a. jedem Suizid immanent waren. Analoges bei von Hentig (1955) und Speijer (1935) und beim erweiterten Suizid auch bei Ringel (1953). Für Menninger (1938) gipfelten im Selbstmord die 3 Wünsche: töten, getötet werden und gemeinsames Sterben. Im Rahmen dieser Literatur wurde für den Zusammenhang zwischen Mord und Selbstmord aber nur von Speijer (1935) der Aspekt der hohen Energetisierung berücksichtigt. Er verwies auf die direkte Beziehung zwischen Aggressivitätsgrad und Ernst des Suizids. Doch längst vor der Psychoanalyse, etwa ab 1860, befaßte man sich mit den Beziehungen zwischen Suizid und Homizid, und zwar zunächst vergleichend mit deren geographischer und zeitlicher Häufigkeitsverteilung. Von de Guerry, Despine u. a. wurden hier überwiegend reziproke Verhältnisse gefunden, was die italienischen Kriminologen Ferri und Morselli (alle zit. nach Durkheim, 1973) auf zwei Weisen zu interpretieren suchten: Entweder stellten beide Phänomene etwas völlig Gegensätzliches dar, d. h. die Expansion des einen dränge das andere zurück; wahrscheinlich seien sie aber eher Ausdruck eines identischen Zustandes, der wie eine Quelle zwei Kanäle speise. Würde der eine verstopft, flösse im anderen um so mehr.

Letztlich sagen reziproke oder gleichsinnige Verteilungen von Suizid und Homizid, was Ort, Zeit und andere Parameter angeht, zur Frage ihrer inneren Beziehungen, solange diese nicht schärfer präzisiert sind, aber wenig aus. Nach Durkheim verhalten sich beide gegensätzlich im Krieg (betrifft nur Männer) und in Revolutionen, in denen die Zahl der Morde ansteigt, während die Selbstmorde ab- und erst nach der eigentlichen Krise zunehmen. Eine starke Divergenz zugunsten des Mordes zeigte sich um 1900 noch bei der Landbevölkerung, bei Katholiken, speziell im Familienumkreis, wobei hier dem Eifersuchtsmord besonderes Gewicht zukam.

Parallel verliefen Suizid und Homizid dagegen – um nur weniges herauszugreifen – bei primitiven Gesellschaften, in industriellen Ballungsräumen, in bezug auf das Geschlecht, besonders aber in der jahres- und tageszeitlichen Häufigkeitsverteilung. Hier haben beide ihren Gipfel jeweils während der stärksten Aktivitätsphase des Menschen! Gerade dieses spricht für die „Aktiviertheit" als einem wesentlichen Konstituens beider. Ferri und Morselli, die Suizid und Homizid in ihren individuellen und psychologischen Bedingungen für „austauschbar", ja identisch hielten, meinten, daß es von der Gesellschaftsverfassung abhänge, ob es zu Mord oder Selbstmord käme. Fände die Gewalttätigkeit in einem sozialen Milieu mit wenig Moral und Achtung vor dem Leben keinen Widerstand, käme es zu Mord. Eine hochintegrierte friedliche Gesellschaft mit hoher Wertung des Individuallebens und kollektiver Belange begünstige dagegen den Selbstmord. Danach wäre der Suizid nur ein abgemilderter Mord. Das Sicherheitsventil „Suizid" funktioniert nach Ferri und Morselli nur, wenn dieser nicht bestraft werde. Hier also ein soziologischer Denkansatz zur Frage der Identität beider Phänomene im Gegensatz zum psychoanalytischen!

Durkheim hat nun diese Einheitshypothese Ferris und Morsellis durch viele, z. T. geistvolle Einwände v. a. unter Verweis auf große, vergleichende Statistiken zu widerlegen versucht. Er bemühte sich um die kategoriale Trennung von Suizid und Homizid, wobei er aber stark differenzierte. Der Antriebsaspekt, dem Durkheim, wie noch zu sehen, zur Abgrenzung beider Phänomene schon große Bedeutung zumaß, spricht, sofern man ihn auf eine Betrachtung der Affektdynamik reduziert, freilich dafür, daß beide zumindest mit zunehmender Tatnähe mehr und mehr zusammenwachsen, an Identität gewinnen.

Wie erwähnt, zeigen nach Durkheim Suizid und Mord in Abhängigkeit von verschiedensten Außenfaktoren oft ein kon-, häufiger aber diskordantes Auftreten. Durkheim nahm hier eine subtile Analyse unter Verweis auf die 3 für ihn wichtigen Suizidtypen, den sog. „egoistischen", den „altruistischen" und den „anomischen" Selbstmord vor, wobei er deren sehr unterschiedliche Beziehungen zum Mord herausarbeitete.

Der damals häufigste Suizid, der „egoistische", zeichnete sich nach seiner Auffassung durch übertriebene Individualisierung und, entsprechend der depressiven Grundverfassung des modernen Menschen, durch Teilnahmslosigkeit aus und war dem Mord, der ja meist durch Leidenschaft und Erregung bestimmt ist, besonders von der Energetik her und damit auch prinzipiell entgegengesetzt! Dagegen bestand in festgefügten Gesellschaften, speziell bei stärker religiösen Bindungen und geringerer Individuation, mehr die Tendenz zu Leidenschaften und damit zum Mord. So hatte der „altruistische Suizid" auch eine größere Verwandtschaft zum Mord, denn er war, wie dieser, bei primitiven Völkern ohne Individualleben endemisch und resultierte ebenfalls aus hoher Aktivität.

Die größte Nähe zum Mord hatte aber der „anomische Suizid". Beide waren gleichsam zwei Seiten einer Handlung. Demgemäß bestand in Ballungsräumen moderner Zivilisation, wo Verbitterung und gereizter Überdruß eben als Ausdruck der Anomie nach Entladung drängten, ein Parallelismus zwischen Mord und speziell diesem Selbstmordtyp. Auch hier hatte Durkheim also die beide verbindende Kategorie „Antrieb" sehr wohl im Blick. Zwar verdrängten fortschreitende Zivilisierung und höhere Achtung des Lebens bestimmte Quellen des Selbstmordes, doch glich die zunehmende Anomie das wieder aus (z. B. parallele Zunahme von Suizid und Mord in Frankreich und Preußen in den Jahren 1870/71, also steigender Instabilität der Moral). Genauere Analysen ergaben aber, daß die Morde während des Krieges oder der Revolution, die Selbstmorde aber erst unmittelbar nach diesen zunahmen. Die typisch anomischen Suizide ereigneten sich nach Durkheim besonders in Zentren intensiven Wirtschaftslebens mit hoher Geschäftigkeit, sprich, Aktivitätsniveau. Er verwies aber auch auf die strukturellen Unterschiede zwischen diesen beiden, dem Mord homologen Suizidformen und widersprach der Hypothese ihrer kriminologischen Einheit.

Die Beziehungen zwischen Suizid und Homizid führen mich nun zu meinem eigentlichen Thema: zur Frage nach den Antriebsbedingungen des Selbstmordes.

Hier bieten wieder Ethnologie und Kulturpsychiatrie, besonders in Verbindung mit den altruistischen Suiziden, unterschiedlichste Beispiele von vornehmlich der Antriebsmobilisation dienenden Ritualisierungen. Zeugen und Zuschauer sind fast immer von Bedeutung. Sehr häufig kehrt der Modus des „Sich-von-großer-Höhe-Herunterstürzens" wieder, d. h. die durch einen winzigen Schritt in Gang gesetzte Handlung ist nicht mehr umkehrbar. Denken wir auch an das erwähnte Autosteuer. Bei beiden wird, zumindest auf der entscheidenden Endstrecke der Handlung, Eigenantrieb durch Schwerkraft oder Motorenergie ersetzt.

Gleichsam umgekehrt geht der Weg über die Hochenergetisierung des eigenen Antriebes, besonders auch affektiver Schichten, wobei an das Duell, den Suizid nach einer Auseinandersetzung, den Amoklauf, sowie anderweitige Drang- und Impulshandlungen oder Dämmerzustände zu denken wäre. Auf die affektive Hochspannung vor dem Suizid hatte neben anderen Hirschfeldt (1932) an einem großen Hamburger Selbstmörderkollektiv hingewiesen. Stelzner (1906) sah in der hohen Erregung die wichtigste Voraussetzung für die Einengung des Suizidenten, während Ringel (1953) sie mehr mit vielseitigen Verdrängungs- und Abwehrmechanismen in Zusammenhang brachte.

Sehr wichtig für den Antriebsaspekt des Suizides erscheint mir eine Arbeit von Fleck (1933) über die hohe Selbstmordneigung von Postenzephalitikern, die nach ihm nun gerade aus deren verändertem Triebleben erwächst, wobei die Suizidimpulse speziell während der Blickkrämpfe in Verbindung mit dem Gefühl des subjektiven Zwanges auftreten! Fleck sprach der Triebstörung im Sinne der „raschen Freigabe disponibler Energien" für die Tatausführung größte Bedeutung zu. Ganz ähnlich sahen Pascal und Agasse (1929) in der Enzephalitis eine Voraussetzung für den Drang zum Suizid, und Ruggeri (1935) beschrieb die Selbstmordgefährdung jugendlicher Postenzephalitiker. Genau in diesen Zusammenhang gehört der „impulsive Suizid" Durkheims, einer der 4 von ihm bei dem sog. psychopathischen Suizid unterschiedenen Formen. In 3, ja alle 4 Typen geht wieder die Kategorie des Antriebes – wenn auch noch nicht direkt beim Namen genannt – sehr sinnfällig ein. Es waren:

1. der manische Suizid, in dessen Rahmen er den Monomaniebegriff der Psychiatrie seiner Zeit diskutierte; 2. der depressive Suizid; 3. der Selbstmord als Zwangsvorstellung und 4. der impulsive oder reflexartige Suizid, wobei Durkheim speziell bei den beiden letztgenannten sowohl auf das völlige Fehlen von Motiven und Reflexion als auch auf die Plötzlichkeit, das hohe Tempo, die Unwiderstehlichkeit des Geschehens hinwies. Beim „manischen Selbstmord" ist von der extremen geistigen Mobilität, dem dauernden Wirbel und Wandel, dem Neuentstehen und Vergehen der Motive die Rede. Abgesehen vom depressiven Typ, wird bei den 3 restlichen gerade die Überschüssigkeit des Antriebes zum wesentlichen pathogenetischen Faktor, wobei uns besonders beim Zwangstyp die Einengung des Erlebnisfeldes wiederbegegnet.

Was Durkheims „depressiven Suizid" angeht, so schätzte er dessen psychopathologischen Querschnitt zumindest ungenau ein, d. h. er kontaminierte zwei in der Realität aufeinander folgende Sequenzen in ein Querschnittsbild. So sprach er einerseits vom Zustand tiefster Depression mit überwältigender Traurig- und Unbeweglichkeit, andererseits aber von den sich dazwischendrängenden Halluzinationen und Wahnideen, die nun zur Tat führten. Dabei betonte er die Tenazität der Einstellung mit Fehlen der manischen Wechselhaftigkeit. In der zuerst genannten Verfassung der tiefen Depression steckt ja zu sehr die echte Antriebsminderung oder Hemmung, als daß es zur Tatdurchsetzung oder zur Ausbildung von Wahnideen käme. Wir wissen alle, daß es in einem solchen Zustand quasi nie zum Suizid kommt; doch kann dieser Zustand ebenso plötzlich – man denke nur an die Thymoleptika – in potentielle Suizidalität, und zwar auch ohne Wahnideen und Sinnestäuschungen, umschlagen. Es ist schwierig zu sagen, ob bei tief depressiver Verfassung ein Suizid überhaupt geplant werden kann. Dennoch kann man fragen, ob eine echte Antriebsminderung auch einmal bei einer Suiziddurchsetzung von Bedeutung ist. Dabei könnte an den Selbstmord durch Verhungern – er existiert auch als lizensiertes Ritual – gedacht werden. Am wichtigsten ist hier sicher das völlige Darniederliegen des Nahrungstriebes, oder genauer, die zweite Phase des Hungers, d. h. der Gewöhnung an ihn. Das Erlöschen eines übrigens sehr instinktnahen Einzelantriebes verhindert also die Aufrechterhaltung des Lebens. Dieser umgekehrte Weg zum Suizid über eine echte Aktivitätsminderung ist jedoch nur Endstrecke, also nur scheinbar. Wichtiger ist die ausgesprochen sthenische, sprich aktive, Phase der Nahrungsverweigerung am Anfang des Hungers. Hier finden wir also höchsten energetischen Einsatz schon zu Beginn der suizidalen Handlung. Meist ist es ja umgekehrt! Man denke auch an die hohe innere Aktivität und Umtriebigkeit von Anorexiepatienten. Bei tief Depressiven fehlt dagegen das Hungergefühl und damit auch die aktive Leistung der Nahrungsverweigerung.

Versucht man nun, die Aktiviertheit des Selbstmörders in dem der Tat unmittelbar vorausgehenden Zeitraum zu erfassen, so gibt es hier verschiedene Meßansätze. Mit dem Begriffspaar „Entschlußzeit" und „Bedenkzeit" suchte Linden (1969) nach einem relativ direkten Zugang zur Einschätzung der Suizidantriebe. Er fand bei 60% eine „Entschlußzeit" von unter 1 und bei 88% von unter 6 h, während die „Bedenkzeit" bei ⅔ der Patienten noch nicht einen Tag erreichte. Linden verwies besonders auf die große Entspannung, zu der die Suizidhandlung selbst führt!

Erwähnt hatten wir den Zustand der Ambivalenz und deren besondere Energie mobilisierende Potenz im Sinne ständiger Anreicherung mit psychischem Antrieb und Spannung. Man denke wieder an Zwänge.

Diese, in der jeweiligen Qualität durchaus unterschiedliche, quasi allen Suizidkonstellationen inhärente Ambivalenz (Stengel, 1965; Ringel, 1953, 1965; Linden 1969 u. v. a.), ist eine ihrer wesentlichen Antriebskonstituenten!

Man kann auch versuchen, auf etwas indirekterem Weg das Antriebsmoment bei der Suizidhandlung zu erfassen. Dieses kann durch die statistische Korrelation zwischen Selbstmordhäufigkeit und den unterschiedlichen Aktivierungsgraden des Menschen, z. B. im tages-, wochen- und jahreszeitlichen Profil geschehen. So fand Bayreuther (1959) eine Parallelität zwischen Suizidhäufigkeit und Belastung durch Arbeit und Beruf, d. h. eine geringe Suizidtendenz in der Nacht, dagegen je einen Gipfel am Morgen bei höchster Arbeitsbelastung und einen zweiten, weniger hohen, am Feierabend. Auch letzteres läßt sich damit interpretieren, daß der Aktivierungsgrad der meisten Menschen am frühen Abend sein Maximum hat; zusätzlich sind sie noch durch den Beruf, der sie nicht mehr fordert, aktiviert. Es verwundert nicht, daß auch die Schmerzwahrnehmung zu dieser Zeit ihre tiefste Schwelle zeigt und auch hypochondrische Beschwerden gerade bei Feierabendbeginn stärker herauskommen.

Bayreuther verwies auch auf einen Zusammenhang zwischen erhöhter Suizidhäufigkeit in den Sommermonaten und der Intensität von beruflicher Belastung und Aktivitätsverbrauch in dieser Zeit. Bereits ein halbes Jahrhundert vorher war Durkheim zu ganz ähnlichen Ergebnissen gekommen. Wir streiften sie ja schon bei der Beziehung Homizid – Suizid. Nach ihm ereigneten sich die Selbstmorde ebenfalls am häufigsten in der schönen Jahreszeit. Ferri und Morselli (zit. nach Durkheim, 1973) hatten die Zunahme von Mord und Selbstmord zur Sommerzeit dagegen nicht nur mit der verstärkten Aktivität und Lebenskraft, sondern auch mit einer durch die hohe Außentemperatur bedingten „Überreizung des ZNS" interpretiert.

Durkheim diskutierte, wie gesagt, die gesteigerte Erregung als Prämisse des Selbstmords. Er führte die 2 Suizidhäufigkeitsgipfel am Vormittag und Nachmittag auch auf die Intensität der Geschäftigkeit zurück; weiter verwies er auf den differenten Rückgang der Selbstmorde streng parallel zur Mittagsruhe zwischen Paris, wo sie um 11 Uhr und der Provinz, wo sie um 12 Uhr begann. Gleichfalls zeigte das Land mit der saisonal gegenüber der Stadt stärker schwankenden Arbeitsbelastung auch größere Schwankungen der Suizidinzidenz. Ebenso erklärte er die höhere Selbstmordtendenz der Frau am Sonntag mit deren hoher Wochenendbelastung durch die Familienversorgung. Durkheim nahm aus seiner damaligen Sicht einen direkten Zusammenhang zwischen der Selbstmordhäufigkeit und der „Intensität des sozialen, wirtschaftlichen und kollektiven Lebens" an, dagegen taucht bei ihm der freilich eindimensionale, mehr physiologische und naturwissenschaftliche Begriff der „Aktiviertheit" noch nicht auf. Bemerkenswert ist aber, daß König (1973) in seinem Nachwort bei Durkheim die viel komplexere und umfassendere Modalität „Intensität des sozialen und wirtschaftlichen Lebens" auf die der „Aktivität des Individuums" verkürzt!

Auf wieder andere Weise kommt im Schrifttum dieser positive Zusammenhang zwischen Aktiviertheit und Suizid zum Ausdruck, wenn, je nach Autor, von hoher Autoaggressivität, Affekteinengung, dem Impulshaften, der intensiven Wut, von Zorn oder Leidenschaftsbestimmtheit der Tat etc. die Rede ist. So registrierte Brierre de Boismont (zit. nach Durkheim, 1973) in über 150 Briefen von Selbstmördern einen Zustand der Gereiztheit und eine Fülle von Drohungen, Anklagen, Gotteslästerungen. Dies galt zumindest für den Zeitraum der Tatnähe. Ähnliches bei Speijer (1935). Hier sei angemerkt, daß der sog. Abschiedsbrief, dem ursprünglich als Ritual wohl eine die Tatausführung stabilisierende Funktion zukam, heute, bei der ständigen Zunahme der Suizidversuche einen Wandel, ja eine Umkehr seiner Bedeutung durchgemacht zu haben scheint. Er erfüllt jetzt eher eine Appellfunktion und dient damit mehr der Tatunterbrechung (Rettung).

Dagegen liegen eigentliche Analysen der konstitutionellen Antriebs- und Temperamentsverfassung von Selbstmördern begreiflicherweise kaum vor. Immerhin stellte Ringel (1965) bei Suizidenten gegenüber einer Vergleichsgruppe ein erhöhtes Interesse an Sport oder starke sportliche Betätigung fest und meinte, daß dies wichtig für deren Aggressionsabfuhr sei. Man könnte sich hier auch fragen, ob diese Menschen nicht primär ein höheres Antriebsniveau und damit auch Bedürfnis nach Sport haben.

Als spezifische Antriebs- und damit auch Suizidaktivatoren sind Alkohol und Schmerz (s. auch Schultz, 1952) gestreift worden. Dabei sind jeweils mehrere Momente wirksam; beim Alkohol neben der unmittelbaren Antriebssteigerung auch oft die Persönlichkeitsveränderung im Sinne reduzierter Hemmungsmechanismen. Schmerzen aktivieren gleichsam auf drei Wegen: Einmal ist es die Stimulierung durch den unmittelbaren Schmerz, z. B. im Gichtanfall – man denke auch an das oben erwähnte Harakiri und überhaupt an den Bewegungssturm, der die in solchen Attacken anfallende Energetisierung abführt – dann stimuliert der Schmerz indirekter über die progrediente Erlebnisfeldeinengung, und schließlich kommt es zu einem Antriebsstau durch die Ruhigstellung. Übrigens fällt Schmerz bei vielen Suizidarten zwangsläufig als zusätzlicher Aktivator der Tatdurchsetzung an.

Damit komme ich zum 3. und letzten Teil dieser Arbeit. Jetzt versuche ich den Antriebsaspekt aus den mehr naturwissenschaftlich gegebenen Fakten der Suizid- und insbesondere der unmittelbaren Tatzeitkonstellation herauszulösen und ihn in eine andere Dimension, d. h. die seiner soziokulturellen Hintergrundsbedingungen und besonders deren Veränderung, zu rücken.

Dabei schält sich die Frage heraus, ob die allzu rasche Entwicklung unserer industriellen Massengesellschaft nicht zu einer stärkeren Veränderung, ja Umstrukturierung der menschlichen Antriebsphäre geführt und damit einen größeren Einfluß auf die Selbstmordanfälligkeit des modernen Menschen gewonnen hat. Genauer gesagt würde dies bedeuten, daß der nach Gehlen (1955) von außen aufgezwungene und damit immer größer werdende Hiatus zwischen dem prinzipiellen Antriebsüberschuß des Menschen und seiner progressiven Entlastung von den unmittelbaren Beschwernissen des Lebens speziell unseres Kulturkreises immer mehr Energien freisetzt, die zumindest auch für die ständig an Zahl steigenden Suizidversuche von Bedeutung sind.

Wir erinnern uns, daß der sog. „egoistische" Suizid Durkheims sich aus einer zunehmenden Vereinzelung und Individuation des Menschen entwickelte, wobei ein immer größerer Anteil von ursprünglich nach außen gerichteter Aktivität in Grübelei, Selbstversenkung und -reflexion verkehrt, also nach innen gewandt wurde. Hier also auch schon eine Verschiebung von motorischer oder mehr archaischer Aktivität in intellektuelle, von der wir gleich noch andere Aspekte vor Augen führen.

Den Ursprung des „anomischen" Suizides leitete Durkheim nun ganz unmittelbar aus der schnellen Veränderung der Industriegesellschaft her. In einer großartigen Analyse zeigte er deren suizidfördernde Tendenzen auf und betonte, daß nicht der Not- sondern der Wohlstand den Selbstmord begünstige. Er verwies auf die tiefgreifende Umstellung des sozialen Lebens infolge ungezügelten Wachstums, durchsetzt von Erschütterungen und sog. „Krisen", weiter auf die Auflösung religiöser Bindungen und orientierungsgebender Institutionen, den Abbau von Hierarchien und sozialen Klassen, v. a. aber auf die ständig steigenden Ansprüche, die Bequemlichkeit und zunehmende Unfähigkeit zu Verzicht und Selbstkontrolle mit dem folgenden Verlust sozialer Kohäsion. Diesen Zustand gestörter Ordnung nannte er „Anomie". Analoges findet sich 30 Jahre später bei Spengler (s. Ausgabe 1961) und bei Gehlen (1955), die in diesem Prozeß noch direkter der Freisetzung von Bindungen und Antrieben eine Bedeutung zusprachen. Durkheim machte für die Suizidzunahme besonders Wirtschafts- und Finanzkrisen verantwortlich. Dabei kam es ihm aber gerade nicht auf die damit oft einhergehende Armut, sondern vielmehr auf die Orientierungslosigkeit an. Zu solchen suizidfördernden Krisen rechnete er gerade auch Zeiten plötzlichen Wachstums mit zu schneller Steigerung des Lebensstandards. Diese Destabilisierung setzt Energien, die vorher gezielt und gebunden waren, frei. Auf den wirtschaftlichen Aspekt von Rezession oder Überkonjunktur kommt es viel weniger an!

Nach Durkheim ließen „Krisen" im Sinne von Krieg und Revolution zunächst nur die Mordrate und erst im Anschluß daran, also mit Freiwerden von den in den Kampf ums unmittelbare Überleben investierten Antrieben, die Selbstmordrate steigen. Hier verwies er v. a. auf den Börsenkrach, zu dem es ja eher in der heißgelaufenen Konjunktur kommt. In ihm ist das Individuum gleichsam radikal der Situation ausgeliefert, da eben keine konkreten antriebsabsorbierenden Flucht-, Abwehr- und Ausweichmöglichkeiten, wie z. B. im Kriege, mehr bestehen. Der Antrieb schlägt nach innen! Die Wirtschaftsrezession wirkt vor allem über die Arbeitslosigkeit suizidfördernd. Durkheim reservierte den „anomischen" Suizid speziell für die Bevölkerungsanteile, die in Industrie und Handel, und zwar als Unternehmer, nicht als Arbeiter tätig und damit psychisch mehr be-

und körperlich mehr entlastet sind. Hier haben wir also eine schichtspezifische Form der „Entlastung vom Negativen", unter welcher wir ja im Kern die Transformation von körperlicher Belastung in psychische Aktivierung verstehen. Diese Aktivitätsumschichtung ist progredient, ergreift auch immer mehr die früher stark durch Körperarbeit belasteten Bevölkerungsanteile, wobei die psychische Aktivität nun infolge der zunehmenden Komplexität der Gesellschaft auch stärker zunimmt. Die nach außen eingesparte Aktivität wendet sich mehr und mehr in Selbstreflexion und Selbstpsychologisierung, also nach innen (Durkheim), zugleich aber auch in fremd- und autoaggressive Potentiale. Dieser Transformationsprozeß ist um so radikaler, als er sich nur auf 150 Jahre, also einen winzigen Abschnitt der über 1 Million Jahre während Evolution des Menschen erstreckt. Durkheim wies nach, daß die Suizidhäufigkeit in ganz Europa über viele Jahrhunderte hinweg bis in die ersten Jahrzehnte des 19. Jahrhunderts eine relativ konstante und begrenzte Größe war. Dabei hatten selbst so revolutionierende Erfindungen wie die Buchdruckerkunst keinen Einfluß auf die Selbstmordrate gehabt; auch weil sie zu damaliger Zeit mit der noch hohen Belastung im Kampf ums Überleben anteilsmäßig noch zu keiner wesentlichen Entlastung führten. Bemerkenswerterweise kam es dann aber im Zeitraum zwischen 1830 und 1880 zu einem rapiden absoluten Anstieg der Suizidzahl bis zu 400%, und zwar in den verschiedensten europäischen Ländern ziemlich gleichmäßig. Nun handelte es sich gerade um eine Epoche, in der die ersten Eisenbahnen fuhren, das industrielle Zeitalter sich auszuwirken begann, und zwar vornehmlich im Sinne einer Erleichterung von bisher der menschlichen Muskelkraft überlassenen Transport- und Lokomotionsleistungen. Dabei war um 1880 der Anteil der menschlichen Muskelarbeit an der Gesamtenergieerzeugung noch über 1000mal größer als heute! Natürlich spielt bei der starken Zunahme der Suizide dieses Zeitraums der enorme Anstieg der Populationsdichte – die entsprechend positive Korrelation ist ja bekannt – eine ebenso große Rolle. Durkheim konnte um 1900 natürlich noch nicht die ganze Dimension dieses Hiatus zwischen Abnahme von Muskelbelastung infolge der erst beginnenden riesigen Motorisierung, Transporttechnologie sowie maschinellen Innovation und Zunahme der intellektuellen Energetisierung des Menschen im Blick haben. Er sah das noch mehr unter dem Aspekt der progredienten Verinnerlicherungstendenz des modernen Menschen und dessen daraus folgender depressiver, inzwischen auch zunehmend ängstlicher Hintergrundstimmung. Wichtig erscheint, daß diese psychische Energetisierung ein über den echten Mehrbedarf weit hinausgehendes Ausmaß erreicht hat, und zwar: Durch Überflutung mit nicht nur sehr widersprüchlichen und damit auch wieder verunsichernden Informationen (Massenmedien etc.), sondern vor allem mit deren vornehmlich passiver Aufnahme und Verarbeitung. Denken wir an die alltäglichen unzähligen Möglichkeiten gleichsam kontakt- und zuwendungsfreier Begegnungen, die in ihrer Routinisierung immer Unbefriedigung hinterlassen. Diese „psychische Aktivierung" wird auch deswegen zunehmend luxurierend und ungezielt, weil die Entscheidungsmöglichkeiten im komplexer werdenden Leben immer schwieriger werden. Dazu tragen v. a. die wachsenden Freiheitsgrade des Denkens, die unsere Reflexionsmöglichkeiten auch immer ambivalenter machen, nicht zuletzt aber der Abbau vieler haltgebender Institutionen bei. Das führt zu einem Energiestau, der nicht mehr, wie bei der einfacher zu modulierenden und entlastbaren motorischen Aktivität, adäquat abfließen kann. Ausdruck dieser inneren Spannung ist sicher auch die permanente Erwartungsangst des modernen Menschen. Hieraus resultiert auch die Zunahme von Neurosen, insbesondere von psychosomatischen Zustandsbildern, die nun eine suizidprotektive Funktion dadurch erfüllen könnten, daß bei ihnen diese psychische Dauerspannung eine Rückverwandlung, sprich Entlastung, in insbesondere Körperprojektionen erfährt, die nun ihrerseits wieder in unmittelbarer energetischer Beziehung zur Motorik stehen. Man denke hier an den starken Bewegungssturm bei akuten Schmerzen oder analog dazu den Bewegungsreichtum von Hypochondern. Bemerkenswert auch die zunehmende Somatisierungstendenz bei endogenen Psychosen seit über 100 Jahren (Orelli, 1954). Auch bei den sich ausbreitenden Phobien, insbesondere aber Zwangsneurosen, wird dieser Energieüberschuß, wenn auch auf etwas andere Weise, wieder in vornehmlich körperliche Aktivität zurückgeleitet und damit entlastet. Die ausufernde perfektionistische Bürokratisierung mit Etablierung immer neuer, eher verunsichernder als haltgebender Kontrollinstanzen ist eine neue kollektive Form des Zwanges und dürfte nun wieder sekundär zu einer Steigerung von Angst (Gewissensangst) beitragen. Folge dieses zu hohen psychischen, sprich inneren, Energieniveaus sind auch das speziell abendliche Beruhigungsbedürfnis oder die ubiquitären Schlafstörungen. Sie werden bevorzugt mit Alkohol oder Sedativa angegangen, die nun wieder suizidfördernde Eigenschaften haben. Viele neurophysiologische Befunde sprechen dafür, daß Neurotiker gegenüber sog. Normalgruppen höher aktiviert sind.

Natürlich schafft sich die Gesellschaft hier auch Abflußventile, sei es durch direkte Bewegung wie in Fitness-Zentren, im Jogging, sei es indirekter durch Musiküberrieselung oder gleichsam umgekehrt durch Abschaltung der Aktivierung mit autogenem Training, Joga etc. und schließlich wieder anders, in einer sich ständig ausweitenden Diskussionssucht. Die Sprache ist ja ein gleichsam multimodaler Entlaster. Da denke man auch an ihre direkte oder gestische Begleitmotorik oder die sie begleitenden Affekte. Hier kommt die hominide Energieverschiebung von den kortikalen Zentren der Bein-Rumpf-Region in die räumlich viel ausgedehntere der Hand- und insbesondere Sprachmuskulatur auch als anatomisches Pendant der Entlastung vom Negativen sinnfällig zum Ausdruck.

Wenn auch die absoluten Zahlen der vollendeten Suizide seit der Jahrhundertwende nicht mehr wesentlich zugenommen haben – in England, mit dem geringsten Anstieg von Industrieproduktion und Bruttosozialprodukt in Westeuropa, kam es sogar zu einem Rückgang der Selbstmorde – so steigt doch die Zahl der Suizidversuche permanent an. Ich glaube, daß dies auch Ausdruck der eben skizzierten, allzu schnell fortgeschrittenen „Entlastung vom Negativen" im Sinne eines immer größer werdenden Ungleichgewichts zwischen motorischer und psychischer Aktivität zugunsten letzterer ist. Diese immer mehr nach innen verschobene und gleichzeitig ungezielter werdende Energetisierung schlägt, da ohne adäquaten Abfluß, nun zunehmend in fremd-, aber auch autoaggressive, also suizidfördernde Antriebe um. Erinnert sei hier auch an das sich am Gitter Totschlagen von in engen Käfigen gehaltenen Wildtieren auf angstauslösende Reize hin.

Fraglos hat sich diese Entwicklung für das einzige Antriebsüberschußwesen, den Menschen, viel zu schnell vollzogen, wobei in dessen Aktivitätssphäre auch schon erste Zeichen der Anomie sichtbar werden. Nicht umsonst wird, wie Gehlen zeigte, der Antriebsüberschuß gerade bei jungen Menschen besonders deutlich und luxurierend sichtbar. Schlechte Berufs- und Zukunftsperspektiven, die wie die enorm verlängerten Ausbildungszeiten den durch die Entwicklungsphase gegebenen Antriebsstau bei Jugendlichen noch weiter verstärken, stehen sicher mit dem besonders starken Anstieg der Suizidversuchsrate gerade dieser Altersgruppe – auch die Suizide der 15- bis 25jährigen haben seit 1976 alarmierend zugenommen – in einem direkten Zusammenhang. Auf der anderen Seite scheinen die immer frühzeitigeren Pensionierungen sicher nicht geeignet, die Suizidtendenz der wieder stärker gefährdeten alten Menschen einzudämmen, solange es nicht gelingt, die bisher von Berufsaufgaben beanspruchte Aktivität in eine andere, z. B. in vielseitige Kontaktmöglichkeiten, umzusetzen.

Literatur

Bayreuther H (1959) Über die Bedeutung der Umweltbedingungen für den Selbstmord. Arch Psychiatr Nervenkr 199: 72–102

Bürger-Prinz H (1950) Motiv und Motivation. In: Schriftenreihe wissenschaftlicher Studien II. Koller, Hamburg

Durkheim E (1973) Der Selbstmord. Mit einer Einleitung von K. Dörner und einem Nachwort von R. König. Luchterhand, Neuwied (Soziologische Texte, Bd 32)

Ellenberger H (1953) Der Selbstmord im Lichte der Ethno-Psychiatrie. Monatsschr Psychiatr Neurol 125: 347–361

Fleck U (1933) Über Selbstmorde und Selbstmordversuche bei Postenzephalitikern mit Bemerkungen über die Persönlichkeitsänderung der erwachsenen parkinsonistischen Postenzephalitiker. Arch Psychiatr Nervenkr 99: 233–300

Freud S (1947) Jenseits des Lustprinzips. Imago, London (Ges Werke, Bd XIII)

Freud S (1949) Trauer und Melancholie. Imago, London (Ges Werke, Bd X)

Gehlen A (1955) Der Mensch. Seine Natur und seine Stellung in der Welt, 4. Aufl. Athenäum, Bonn

Hacker F (1971) Aggression. Die Brutalisierung der modernen Welt. Molden, Wien München Zürich

Hentig H von (1955) Die Strafe, Bd. II. Die modernen Erscheinungsformen. Springer, Berlin Göttingen Heidelberg

Hirschfeldt M (1932) Analyse der in den Jahren 1919/1929 im Allgemeinen Krankenhaus St. Georg Hamburg zur Aufnahme gelangten Selbstmordfälle. Psychiatr Neurol Wochenschr 34: 229–235

König R (1973) Nachwort. In: Durkheim E (Hrsg) Der Selbstmord. Mit einer Einleitung von K. Dörner und einem Nachwort von R. König. Luchterhand, Neuwied (Soziologische Texte, Bd 32, S 471–502)

Linden KJ (1969) Der Suizidversuch. Enke, Stuttgart

Menninger K (1938) Man against himself. Harrap, London

Orelli A von (1954) Der Wandel des Inhaltes der depressiven Ideen bei der reinen Melancholie. Schweiz Arch Neurol Neurochir Psychiatr 73: 217–287

Pascal JV, Agasse P (1929) Impulsions homicides chez une mélancholique intermittente atteinte d'encéphalite. Encephale 24: 316–319

Ringel E (1953) Der Selbstmord. Maudrich, Wien

Ringel E (1965) Das Werterleben der Selbstmörder. In: Zwingmann Ch (Hrsg) Selbstvernichtung. Akademische Verlagsanstalt, Frankfurt (Akademische Reihe, S 144–164)

Ruggeri RG (1935) Il suicidio nell' encefalite letargica dei fancialli ed adolescenti. Riv Sper Freniatr 58: 1491–1498

Schultz IH (1952) Zur Psychologie des Selbstmordes. (Selbstvernichtung als Kampf gegen körperliches Leiden). Nervenarzt 23: 67–68

Speijer N (1935) Beiträge zur Erkenntnis der energetisch-psychologischen Grundlagen des Selbst-
    mordes. De Voorpost, Rotterdam
Spengler O (1961) Jahre der Entscheidung. Deutschland und die weltgeschichtliche Entwicklung.
    Deutscher Taschenbuch Verlag, München
Steckel W (1927) Zwang und Zweifel (Störungen des Trieb- und Affektlebens), Teil I, Bd 9. Urban &
    Schwarzenberg, Berlin Wien
Steckel W (1928) Zwang und Zweifel (Störungen des Trieb- und Affektlebens). Teil II, Bd 10. Urban
    & Schwarzenberg, Berlin Wien
Stelzner H (1906) Analyse von 200 Selbstmordfällen. Karger, Berlin
Stengel E (1965) Neuere Forschungsarbeiten über das Selbstmordproblem. In: Zwingmann C (Hrsg)
    Selbstvernichtung. Akademische Verlagsanstalt, Frankfurt (Akademische Reihe, S 123–130)

Der protrahierte Suizid

J. Gross

Bei Durchsicht der einschlägigen Literatur findet man viele Arbeiten, welche sich mit vollbrachten Suiziden und Suizidversuchen beschäftigen. Kaum jedoch wird der chronische Suizid berücksichtigt. Diese Tatsache läßt sich vielleicht dadurch erklären, daß ein vollbrachter Suizid oder ein Suizidversuch von den Angehörigen und auch von den Medizinern als ein akutes Geschehen gesehen wird, denn es geht dabei um Leben und Tod.

Anders ist das beim chronischen Suizid. Die suizidale Handlung erstreckt sich manchmal über lange Zeit, wobei es nicht selten vorkommt, daß der chronische Suizid als solcher gar nicht erkannt wird.

Es soll auf einige Merkmale des chronischen Suizids hingewiesen werden. Zum chronischen Suizid rechnen die meisten Autoren den Alkohol- und Drogenabusus, absichtliche Vernachlässigung körperlicher Erkrankungen, wie z. B. Nichteinhalten der Diät bei Diabetes, und nicht zuletzt das masochistische Verhalten im weitesten Sinne des Wortes. Man muß auch chronische Suizidalität vom chronischen Suizid unterscheiden. Bei der chronischen Suizidalität steht im Vordergrund die Gefahr, daß es zu einer Suizidhandlung kommen könnte. Beim chronischen Suizid ist die Suizidhandlung schon im Gange.

Die Klassifikation der Suizide bringt uns bei den Beschreibungen des chronischen Suizids auch nicht viel weiter. In der Suizidmonographie von Hankoff und Einsidler (1979) wird versucht, eine umfassende Klassifikation der Suizide zusammenzustellen. Die beiden Verfasser teilen die suizidalen Handlungen wie folgt ein:

1. Chronischer Suizid durch exzessives Benutzen von Drogen, Alkohol, multiplen chirurgischen Eingriffen usw. Diese Kategorie überlappt sich mit der nächsten:
2. Chronischer Suizid durch Vernachlässigung, wobei das Opfer die Realität ignoriert, z. B. ein Epileptiker, welcher seine antikonvulsive Medikation nicht regelmäßig oder gar nicht einnimmt. Auch hier tritt wieder eine Überlappung mit der nächsten Kategorie auf:
3. Der subintentionale Suizid (der nicht ganz beabsichtigte Suizid): In diesem Falle beteiligt sich das Opfer an vielen gefährlichen Aktivitäten, so z. B. bei auf Rot geschalteter Ampel über die Kreuzung fahren. Die Patienten verneinen die suizidale Absicht. Wenn man aber das ganze Geschehen näher betrachtet, erkennt man doch die suizidale Handlung.
4. Vollzogene Suizide, zu welchen Shneidman (1960) Suizide mit einem „logischen" Beschluß rechnet, der darin mündet, das Leben zu beenden.

a) Wekstein (1979) spricht in diesem Zusammenhang von Auto-Euthanasie; der Patient weiß, daß er unheilbar krank ist, er leidet unter unerträglichen Schmerzen. Nach dieser Bilanz beschließt er, sein Leben zu beenden.

b) Psychotischer Suizid, welcher nach Bergler (1946) z. B. durch die schizophrene Denkstörung entsteht, wobei der Patient seine kranken Anteile töten will.

c) Existentieller Suizid, welcher aus der Sinnlosigkeit des Lebens und durch Fehlen einer Motivation zum Weiterleben entsteht.

5. Fokalsuizide, 1938 von Menninger beschrieben: Menninger stützt sich auf das Konzept des partiellen Todes, wobei ein begrenzter Teil des Körpers getötet wird. Begrenzte Selbstverstümmelung und multiple chirurgische Eingriffe werden zu dieser Gruppe gezählt.

6. Zufällige Suizide können

a) durch fehlerhafte Information, Ignoranz oder schlechtes Timing zustande kommen. Diese Art des Suizids entsteht aufgrund einer schlechten bis unmöglichen Berechnung der Umstände. Zu diesen wird z. B. das russische Roulett gerechnet.

b) Ähnlich ist das bei den nicht geplanten Suiziden. Dies wäre an einem Beispiel zu verdeutlichen:
Ein Patient leidet an innerer Spannung. Diese will er durch irgendein Medikament erträglicher machen und nimmt deswegen ein Schlafmittel. Da dies zu wenig wirkt, nimmt er mehr und mehr von diesen Tabletten. Die nun eintretende leichte Bewußtseinstrübung wirkt noch unterstützend auf die automatische Einnahme des Medikaments, so daß diese dann zu einem roboterartigen Handeln führt und der Tod unabwendbar ist.

7. Suizid durch provozierte Fremdtötung der eigenen Person. In dieser Gruppe sieht das Opfer den Suizid als eine nicht männliche und feige Handlung an. Aus diesem Grunde sucht der Patient jemanden aus, welchen er so weit provozieren kann, daß derjenige den Kontrahenten ermordet. Mit der speziellen Situation des Opfers befaßt sich die Viktimologie.

8. Larvierten oder versteckten Suizid kann man in Analogie zum Begriff „larvierte Depression" sehen.

Aus dieser Klassifikation ist nicht ersichtlich, nach welchen Kriterien die Reihenfolge angegeben ist. Es kommt jedoch häufiger vor, daß Kategorien aufgestellt werden, welche sich so weit überlappen, daß es sinnvoller wäre, einige dieser Kategorien zusammenzuziehen.

An erster Stelle wurde der chronische Suizid beschrieben, gleichwertig neben den anderen Formen. Man könnte den partiellen oder chronischen Suizid wie folgt definieren: Es geht da um gezielt lebensgefährdendes Handeln oder Unterlassung von lebensnotwendigem Handeln mit bewußtem Todesausgang.

Es besteht auch die Möglichkeit, die unterschiedlichen Formen des Suizids hierarchisch nach einem Verhaltenskontinuum zu ordnen: An erster Stelle würden die Selbstmordgedanken und Phantasien des Patienten stehen, an zweiter Stelle der akute Selbstmordversuch, an dritter Stelle die chronische Suizidalität, unter Umständen mit wiederholten Suizidversuchen, an vierter Stelle der chronische Suizid, an fünfter der vollzogene Suizid (Hand, 1980, persönliche Mitteilung).

Menninger (1938) beschreibt den Alkoholismus als eine Form von chronischem Suizid. Diese Hypothese ist nicht ganz unbestritten. Es gibt aber keinen Zweifel, daß durch chronische Einnahme eines Medikaments oder von Alkohol sich auch der Lebensstil des Patienten ändert, und in gewisser Hinsicht führt diese Situation zur Selbstzerstörung.

30 Jahre später (1968) rechnet Meerlo zu den „versteckten" Suiziden auch die Drogensucht. Zur suizidalen Handlung kann es einerseits durch die toxische Einwirkung der Substanzen, von welchen der Patient abhängig ist, kommen, andererseits ist die Einwirkung dieser Drogen auf den Lebensstil und die sozialen Beziehungen meist so gravierend, daß sich auch daraus eine suizidale Handlung ergeben kann.

Palola et al. (1962) beschreiben den Alkoholismus wie einen „ambivalenten Suizid", welcher auch als Ersatz einer totalen Selbstzerstörung dienen kann. Die Überlegungen, inwieweit man einen Drogen- oder Alkoholabusus zu den Suiziden rechnen kann, sind nicht neu. In einer psychoanalytischen Arbeit wird dieses Phänomen bei Drogenabhängigen von Rado (1933) unter dem Begriff „Pharmakothymia" beschrieben.

Wellhöfer (1981) erstellte eine gute kritische Zusammenfassung der Literatur zur Frage der Sucht und Selbstmordhandlungen.

Zu den Methoden der partiellen Suizidhandlung kann man ohne Zweifel – wie schon erwähnt – alle chronischen Intoxikationen, polytropen Abusus, Hungerstreiks, Ablehnung lebenserhaltender Behandlungen, häufig aus ideologischen Gründen, wie z. B. bei Jehovas Zeugen, oder Ablehnung medizinisch-diagnostischer Untersuchungen rechnen. Zum chronischen Suizid rechnet Menninger (1938) auch die Askese und das Märtyrertum.

Zur Therapie des chronischen Suizids muß man betonen, daß, wie bei jeder anderen Suizidalität, als Bedingung für jede psychotherapeutische Intervention eine tragfähige Beziehung zum Therapeuten aufgebaut werden muß.

Wo es nach einem Suizidversuch als therapeutische Regel gilt, für den Anfang wenigstens Zeit zu gewinnen, steht bei dem chronischen Suizid Zeit zur Verfügung, es kommt nur darauf an, sie dann mit Erfolg zu nutzen. Je länger der chronische Suizid dauert, desto länger dauert auch das Signalisieren nach Hilfe oder auch der direkte Krankheitsgewinn. Dieser Ruf nach Hilfe wird von der Umwelt – Angehörigen wie Therapeuten – oft als erpresserische Nötigung empfunden, sowohl beim Selbstmordversuch als auch noch mehr beim chronischen Suizid. Um diesem noch größeres Gewicht zu verleihen, kommt es zu wiederholten Suizidversuchen. In den meisten Fällen ist der Hilferuf nicht abstrakt und nicht unspezifisch gedacht. Hilfe wird nur von einer bestimmten Person oder einem Personenkreis akzeptiert.

Ähnlich ist die Situation beim chronischen Suizid, wo eine erpresserische Haltung schon durch die angefangene suizidale Aktion schärfer und offensichtlicher wird. Dieser Effekt ist sowohl beim Suizidversuch als auch beim chronischen Suizid sehr vorsichtig zu beurteilen. Oft ist er beim Patienten mehr oder weniger ausgeprägt als Ausdruck seiner Reaktion auf die Gegenübertragung des hinzugezogenen Therapeuten.

Die Konstellation ließe sich folgendermaßen beschreiben:

Weil mich das Verhalten des Patienten stört oder ich es nicht mag, projiziere ich diesen Unmut auf ihn mit der Überlegung, daß man dem Ansinnen des Patienten nicht nachgeben darf, denn dadurch würde eine Verschärfung der als erpresserisch empfundenen Haltung herbeigeführt. Ähnliche Überlegungen führen bei den Angehörigen des Patienten zu einer negativen bis feindlichen Einstellung ihm gegenüber. Sie kann konstruiert werden aus der Abwehr der Schuldgefühle bis zu deren Exkulpierung, die bei den Angehörigen wie auch Therapeuten durch den Suizidanten ausgelöst werden.

Eine besondere suizidale Reaktion ist der Versuch, sich von einer Bindung zu einem Objekt zu lösen. Diese Reaktion kann aus dem Motiv, eigene Selbständigkeit erreichen zu wollen, in Gang gesetzt werden. Der Patient verbalisiert das etwa so: Der Suizid ist die einzige Entscheidung, welche ich in meiner Abhängigkeit noch selbst treffen kann. Es kann aber auch die Reaktion auf die vom Patienten als unerträglich empfundene Abhängigkeit sein, wobei der Suizid die Befreiungstendenz des Patienten widerspiegelt.

In dieser Beschreibung des chronischen Suizids ist mit Absicht nichts über die Ätiologie oder über die Prognose gesagt. Ebenfalls bleiben epidemiologische Daten unerwähnt. Es ist anzunehmen, daß die Dunkelziffer beim chronischen Suizid wesentlich höher liegt als beim Suizidversuch oder vollbrachten Suizid.

Die meisten Patienten mit einem chronischen Suizid bleiben in Behandlung beim Allgemeinpraktiker oder anderen Fachärzten. Diese Patienten kommen erst sehr spät zum Psychiater, weil die suizidale Intention nicht rechtzeitig erkannt wird.

Literatur

Bergler E (1946) Problems of suicide. Psychiatric Q 20: 261–275
Hankoff LD, Einsidler B (1979) Suicide, 1. Aufl. PSG Publishing, Littleton
Meerlo JAM (1968) Hidden suicide. In: Resnik HLP (ed) Suicidal Behaviors. Little, Brown, Boston
Menninger KA (1938) Man Against Himself. Harcourt, Brace, New York
Palola EG, Dorpat TL, Larson WR (1962) Alcoholism and suicidal behavior. In: Pittmen DJ and Snyder CR (eds) Society, culture an drinking patterns. Wiley & Sons, New York
Rado S (1933) Fear of castration in women. Psychoanal Q 2: 425–475
Shneidman ES (1960) Psycho-Logic: Personality, Approach to patterns of thinking. In: Kagan J, Lesser G (eds) Contemporary issues in apperceptive fantasy. Thomas, Springfield
Wekstein L (1979) Handbook of Suicidology. Brunner/Mazel, New York
Wellhöfer PR (1981) Selbstmord und Selbstmordversuch. Fischer, Stuttgart

Sucht und Suizid

W. Feuerlein

Epidemiologie

Selbstmordhandlungen sind bei Süchtigen wesentlich häufiger als in der Normalbevölkerung. Dies gilt besonders für Alkoholiker, bei denen der Selbstmord nach der Leberzirrhose die zweithäufigste Todesursache darstellt. Es wird geschätzt, daß 6–21% der Alkoholiker durch Selbstmord enden. Nach einer Sammelstatistik von Wieser (1966) ist die Suizidalität bei chronischen Alkoholikern 12- bis 75mal höher als bei der Gesamtbevölkerung. Auch bei Drogenabhängigen finden sich hohe Selbstmordraten. Allerdings ist es oft schwierig, zwischen absichtlicher und unabsichtlicher Überdosierung von Drogen zu unterscheiden. Genauere Zahlen sind hier in der Literatur nicht sehr häufig. Battegay (1965) hat in Basel einen Vergleich über die Suizidhäufigkeit bei Alkoholikern und Toxikomanen durchgeführt. Dabei ergab sich, daß 21% der Alkoholiker, jedoch 50% der Toxikomanen Selbstmordhandlungen begannen hatten. Weiter zeigte sich, daß unter den Toxikomanen, wieder im Vergleich zu den Alkoholikern, mehr Personen waren, die mehrere Selbstmordhandlungen hintereinander begangen hatten. Die familiäre Belastung mit Selbstmordhandlungen war bei den Toxikomanen größer als bei den Alkoholikern. Nach 1976 durchgeführten Untersuchungen von Schmidtobreick an 11887 Suchtkranken aus 70 Fachambulanzen der Caritas lag die Selbstmordrate bei 560 : 100000, d. h. 22mal höher als bei vergleichbaren Altersgruppen der Allgemeinbevölkerung. Jeder 2. Selbstmordversuch in der Altersgruppe von 15–65 Jahren wird von einem Suchtkranken begangen. Selbstmordversuche sind besonders häufig bei mehrfach Abhängigen (62%), bei Alkoholikern (34%) und bei Abhängigen von Medikamenten und illegalen Rauschdrogen (67%). Nach einer amerikanischen Untersuchung (Lester u. Beck, 1975) waren Alkoholikersuizidenten im Vergleich zu solchen mit Drogenvorgeschichte älter (Durchschnittsalter 38 gegenüber 22 Jahren). Unter ihnen befanden sich 3mal soviele Männer und 6mal soviele Alleinlebende.

Pathogenetische Zusammenhänge von Sucht und Suizidalität

Sucht und Suizidalität haben aber mehr gemeinsam als nur ihr koinzidentes Auftreten. Es bestehen Zusammenhänge, vor allen Dingen in den Entstehungsbedingungen und in der Psychopathologie. Beides läßt sich nur schwer trennen, weswegen Psychopathologie und Entstehungsbedingungen hier zusammen besprochen werden sollen.

Hinsichtlich der Entstehung wurden zwei gegensätzlich erscheinende Hypothesen entwickelt (Rushing, 1968):

1. Sucht und Suizidhandlungen sind die Funktionen gemeinsamer zugrundeliegender Faktoren (common cause theory).
2. Sucht führt durch ihre spezifische Problematik vermehrt zu Suizidhandlungen (processual cause interpretation).

Es ist aber auch logisch denkbar, beide Interpretationsansätze zu verbinden: Sozialstrukturen und/oder Persönlichkeitsmerkmale, die als gemeinsame Ursache von Sucht und Suizid in Frage kommen, können mit den negativen sozialen Folgen der Sucht gekoppelt sein und so die Selbstmordneigung noch mehr fördern.

Sucht und Suizidhandlungen als Funktionen gemeinsamer zugrundeliegender Faktoren

Der Soziologe Durkheim (1897) unterschied 3 Typen des Selbstmords: den egoistischen, den altruistischen und den anomischen. Man findet unter diesem Gesichtspunkt viele Gemeinsamkeiten zwischen Sucht und Selbstmord. Die anomischen Suizidenten haben mit den Süchtigen den Verlust der früheren Rollenfunktionen und die sozialen Integrationsstörungen gemeinsam, wobei bei den Süchtigen allerdings nicht immer klar zu unterscheiden ist, inwieweit die sozialen Veränderungen Folgen oder Ursache der Sucht sind. Nicht minder bedeutsam ist die Gruppe der egoistischen Suizidenten. Auch hier findet man Parallelen zu manchen Süchtigen, insbesondere zu den stark kontaktgestörten, introvertierten Menschen, für die der Alkohol- und Drogenmißbrauch oft einen Versuch darstellt, mit ihren Problemen fertig zu werden. Zuweilen erscheint er ihnen als die einzig verbliebene Möglichkeit der Lebensbewältigung. Sie sehen dabei nicht ein, daß es nur zu einer Scheinlösung kommen kann. Unter diesen Gesichtspunkten nimmt es nicht wunder, daß 14% der Suchtkranken schon vor Beginn der Sucht und über 50% in den ersten 5 Jahren der Sucht Selbstmordversuche durchgeführt hatten (Schmidtobreick, 1976). Erst recht finden sich Anhänger der Common-cause-Theorie unter den psychodynamisch orientierten Forschern. Hier wird die Sucht und speziell der Alkoholismus als „protrahierter Selbstmord" bezeichnet (Menninger, 1938). Spätere Studien bestätigten (Palola et al., 1962) bzw. widerlegten diese Hypothesen (Whitehead, 1972).

Alkohol und Drogen können auf zwei Wegen als chronische Selbstmordmittel benutzt werden: mittels ihrer toxischen Wirkung und mittels ihrer Wirkung auf die Lebensweise des Konsumenten (Solomon u. Arnon, 1979).

Autoaggressive Tendenz

Sucht wie Suizidneigung liegen starke Autoaggressionstendenzen zugrunde. Süchtige wie Suizidale haben beide das Verlangen, ihre Existenz, so wie sie ist, abzulehnen. Die Sucht stellt nach Menninger (1938) einen autodestruktiven Prozeß dar, der eingesetzt wird, um eine psychodynamisch bedeutsamere und in ihren Folgen radikalere Lösung der Selbstzerstörung (Selbstmord oder asoziales bzw. kriminelles Verhalten) zu vermeiden. So gesehen kann der Selbstmord der Sucht gegenüber als Zuspitzung bezeichnet werden, insofern als er eine manifeste, autodestruktive Aktion darstellt, die sich im Gegensatz zu dem protrahierten Verlauf der Sucht auf einen kurzen, fast punktuellen Zeitabschnitt zusammendrängt. Das extreme Ausmaß der Selbstaggression bei Selbstmördern beruht nicht zuletzt auf der Tatsache, daß andere Abwehrmechanismen fehlen oder ungenügend sind. Die abgeschwächten Formen der Selbstzerstörung, wie sie bei der Sucht vorliegen, reichen schließlich nicht mehr aus, um die Schuldgefühle zu saturieren. Damit ist der Weg zu einer manifesten, akzentuierten autoaggressiven Haltung, also der Suizidhandlung, gewiesen.

Fluchttendenz

Ähnliches wie für die Autoaggressionstendenz gilt für die Fluchttendenz. Nach Linden (1969) stellt neben der Autoaggression die Flucht aus der Realität eine weitere der 4 von ihm aufgezeichneten Tendenzen suizidalen Verhaltens dar. Auch die Sucht hat eine Fluchttendenz. Der Süchtige ist letztlich ebenso auf der Flucht in das Nirwana (Lürssen, 1974), wie der Selbstmörder das Nichtsein sucht. Sucht und Suizid sind demnach Problemlösungsstrategien, mit denen der Auseinandersetzung mit dem Realitätsprinzip aus dem Weg gegangen wird.

Tendenz des Appells und der Zäsur

Bei den Suizidenten kommen noch 2 Tendenzen hinzu, die bei der Sucht nur bedingt in Frage kommen, nämlich die aggressiv-appellativen Anteile, die sich an andere Menschen, zumeist nahestehende Personen, richten (Stengel, 1961) und die Tendenzen der Zäsur, die keine Autoaggression darstellt, sondern einen Wiederbeginn auf neuer Ebene ermöglichen soll (Feuerlein, 1971).

Präsuizidales Syndrom und Sucht

Des weiteren finden wir bei Süchtigen wie bei Suizidalen Tendenzen, die Beziehungen zu dem präsuizidalen Syndrom nach Ringel (1953) aufweisen. Das präsuizidale Syndrom ist durch 3 Faktoren charakterisiert:
1. durch die Einengung,
2. durch die Wendung der Aggression gegen sich selbst,
3. durch die Flucht in die Irrealität (Todesphantasien).

Während die Autoaggression und die Flucht in die Irrealität schon besprochen wurden, soll nun auf die Einengung näher eingegangen werden. Wir finden bei Suchtkranken wie bei Suizidalen alle 4 Unterformen der Einengung (Ringel, 1969): die situative wie die dynamische, die Einengung der Wertwelt, v. a. aber den Verlust der zwischenmenschlichen Beziehungen. Dies zeigt sich besonders bei ausgeflippten Opiatfixern, deren Interessen sich nur noch auf die Beschaffung der Droge und auf das Erleben des „Highseins" beschränken, während die zwischenmenschlichen Beziehungen völlig zurücktreten. Die dynamische Einengung, die sowohl tendenziell apperzeptiv wie affektiv sein kann und schließlich auch eine Einengung der Abwehrmechanismen auf Autoaggression einschließt, ist ein konstituierendes Element des depressiven Syndroms, das sehr häufig bei Suizidenten wie auch bei Süchtigen gefunden wird. Neben einer Senkung der Stimmungslage (bis hin zum „Gefühl der Gefühllosigkeit") ist es vor allen Dingen die Hoffnungslosigkeit, die den depressiven Suizidenten wie den Süchtigen besonders charakterisiert (Beck et al., 1976; Bron, 1976 a). Am Beispiel der Drogensucht läßt sich die Verneinung der Zukunft und die resignierende Erkenntnis der Ausweglosigkeit des Jetzt besonders deutlich erkennen. So bleibt eben nur der Wunsch nach dem „ewigen Jetzt" im Rausch. In die Sucht eingeschlossen ist das Risiko des tödlichen Ausgangs. Es wird bewußt in Kauf genommen.

Ambivalenz

Bei süchtigem wie bei suizidalem Verhalten besteht die von Stengel (1961) bei jeder Selbstmordhandlung beschriebene Ambivalenz, dieses „Zugleich-leben-und-sterben-Wollen", wobei manchmal geradezu verbatim ein „Gottesurteil" herausgefordert wird. Man will es also dem Schicksal überlassen, ob z. B. eine bestimmte Überdosis Tabletten oder ein Schuß Heroin tödliche Folgen hat oder nicht. Aber auch von manchen Süchtigen, besonders Alkoholikern und süchtigen Rauchern, wird das wesentlich erhöhte Risiko unheilbarer Folgekrankheiten (z. B. Bronchialkarzinom oder Leberzirrhose) keineswegs verleugnet, sondern bewußt in Kauf genommen und diskutiert. In diesem Zusammenhang ist es nicht verwunderlich, daß sich auch bei entsprechenden Fragebogenuntersuchungen ein erhöhtes Risikoverhalten bei Süchtigen feststellen läßt (z. B. Krauss et al., 1971). Es ist nur folgerichtig, daß z. B. bei Drogenkonsumenten auch eine positivere Einstellung zum Selbstmord besteht als bei Nichtkonsumenten, wie dies z. B. bei Jugendlichen gezeigt werden konnte (Biener u. Burger, 1976).

Persönlichkeit

Gemeinsamkeiten finden wir schließlich in der Persönlichkeit Suchtkranker und Suizidenten. Zwar ist es bisher nicht gelungen, eine einheitliche Suchtpersönlichkeit oder auch eine einheitliche Selbstmörderpersönlichkeit darzustellen, jedoch lassen sich einige psychodynamische Gemeinsamkeiten aufzeigen. Es handelt sich dabei um Ich-Störungen mit einer narzißtischen Fehlentwicklung und überwiegend depressiver Persönlichkeitsstruktur. Darauf weisen fast alle psychoanalytischen Autoren der Frühzeit hin, z. B. Rado (1933). Neuere Untersuchungen über den Narzißmus (Kohut, 1973) haben diese alten Befunde bestätigt und erweitert. Durch eine Störung des narzißtischen Selbst kommt es zu einer gesteigerten Verwundbarkeit. Sie äußert sich darin, daß der Betreffende zwischen zwei entgegengesetzten Gefühlsbereichen hin und her schwankt; zwischen dem Gefühl der Leere und Ohnmacht einerseits und dem der narzißtischen Allmacht („grandioses Selbst") und den Phantasien der Identifikation mit dem Idealobjekt auf der anderen Seite. Ein Suizidaler verarbeitet Kränkungen durch die regressiven Mechanismen der Verleugnung und Idealisierung. Er zieht sich zurück auf ein überhebliches, grandioses Selbst oder umgekehrt auf Minderwertigkeitsgefühle (Henseler, 1974). Beides sind unrealistische Haltungen, die sich auch in folgendem zeigen: Unter dem Einfluß eines infantilen, strengen Über-Ichs entstehen überhöhte Ideale, nach denen der Betreffende sein Leben auszurichten versucht. Dies gelingt natürlich nie vollkommen. Deswegen kann es zu schweren Schuldgefühlen kommen, die nicht bewältigt werden und die schließlich zu der schon erwähnten affektiven Einengung führen. Des weiteren ergibt sich aus dem Streben nach den überhöhten Idealen, daß aggressive Impulse rigoros unterdrückt werden. Die Folge ist bei den depressiven Persönlichkeitsstrukturen die ebenfalls erwähnte Wendung der Aggression gegen sich selbst. Ein ähnlicher Mechanismus liegt beim Süchtigen vor. Auch hier spielen narzißtische Verwundbarkeit und Größenphantasien im Sinne des „grandiosen Selbst" eine Rolle. Viele Süchtige sind ferner wie die Suizidenten von depressiver Struktur. Bei ihrem mangelnden Selbstwertgefühl sind sie nicht in der Lage, den Anforderungen der realen Welt aktiv gegenüber zu treten. So ziehen sie sich in eine illusionäre Wunschwelt mit nostalgischen Phantasien zurück, was oft mit einer Bequemlichkeitshaltung verbunden ist. „Das primär und regressiv primitive Luststreben muß dann den Mangel an prospektiver Lebensfreude und Aktivität wettmachen" (Elhardt, 1974).

Sucht als Entstehungsbedingung und Wegbereiterin der Suizidalität (processual cause interpretation)

Die Gemeinsamkeit von Entstehungsbedingungen schließt nicht aus, daß Sucht mit ihrer Eigendynamik wie auch durch ihre negativen Folgen auf körperlichem, psychischem und sozialem Gebiet prozeßhaft zum Suizid führt. Dabei spielt auch die pharmakologische Einwirkung der konsumierten Drogen eine wesentliche Rolle. Die drogenbedingte Euphorie schlägt ja in der Regel nach Abklingen der Drogenwirkung in eine depressive Verstimmung um. Dies gilt auch für den Alkohol. Hier wurde sogar eine mittelüberdauernde depressive Verstimmung von etwa 2 Wochen als „Alkohol-Melancholie" beschrieben (Bleuler, 1960). Sie entspricht dem Symptombild einer endogenen Depression. In diesem Zustand neigen Alkoholiker häufiger zu Selbstmordhandlungen (Mayfield u. Montgomery, 1972). Ähnliche depressive Verstimmungen werden auch bei Rauschdrogenkonsumenten beobachtet.

Suizidhandlung und Blutalkohol

Davon zu unterscheiden sind Selbstmordhandlungen, die Alkoholiker unter
dem akuten Einfluß des Alkohols bei ansteigendem Blutalkoholspiegel begehen, wobei die alkoholbedingte Enthemmung eine wesentliche Rolle spielt. Es
sind Handlungen aus einem unvorhersehbaren, aggressiven Impuls heraus (analog vielen heteroaggressiven Handlungen in solchen Situationen). Man kann
von einer Abreaktion aufgestauter Gefühle (Wut, Aggression, Hyperaktivität)
sprechen (Mayfield u. Montgomery, 1972). Es ist aber auch zu bemerken, daß
durch Alkoholeinfluß die technische Durchführung von geplanten Selbstmordhandlungen gebremst wird, so daß manche ernstgemeinten Suizidhandlungen
nicht tödlich enden. Vielfach besteht eine Amnesie (black-out), wenn die Suizidhandlung überlebt wird (Solomon u. Arnon, 1979).

Suizidhandlung bei Horrortrips

Einige Rauschdrogen, v. a. Halluzinogene, können direkt zu Selbstmordhandlungen Veranlassung geben: „Horrortrips" führen zu einem totalen Zusammenbruch der Abwehr. Manchmal werden Todesphantasien induziert, verbunden
mit einem geradezu zwanghaften Reflektieren von existentiellen Fragen über Leben und Tod, was eine akute Identitätskrise heraufbeschwören kann.

Drogenbedingte Persönlichkeitsveränderungen

Weitere suizidträchtige psychopathologische Entwicklungen sind die drogenbe-
dingten Persönlichkeitsveränderungen und die „zunehmenden Selbstwertzweifel im Kontext der sozialen Konfliktsituation" (Bron, 1976b). Dies gilt für
Rauschdrogenabhängige ebenso wie für Alkoholiker und Medikamentenabhän-
gige. Im Vergleich zu anderen Suizidpatienten sind z. B. Alkoholiker, die eine
Selbstmordhandlung begehen, deutlich depressiver, selbstunsicherer, leichter
reizbar und frustriert.

Reaktionsbildungen auf Drogenabusus

Weitere drogenbedingte Entstehungsbedingungen von Selbstmordhandlungen
sind als Reaktionsbildung auf die körperlichen und sozialen Folgeerscheinun-
gen der Drogen- und Alkoholsucht aufzufassen, auf die hier nicht näher eingegangen werden kann. Es sei nur erwähnt, daß z. B. die sozialen Kontakte bei Suizidpatienten, die Alkoholiker sind, wesentlich geringer entwickelt sind als bei
Suizidenten ohne Alkoholprobleme. Sie sind häufiger alleinstehend, auch ist
ihre sozioökonomische Situation wesentlich schlechter (Brinkmann u. Feuerlein, 1975). Ähnliche Befunde wurden in Amerika bei posthumen Untersuchungen von Personen erhoben, die durch Selbstmord umgekommen waren (sog.
psychologische Autopsie (Murphy u. Robins, 1967). Sie vergleichen 2 Gruppen,

Depressive und Alkoholiker. Es zeigte sich, daß 48% der Alkoholiker, aber nur 15% der Nicht-Alkoholiker in ihrem letzten Lebensjahr eine Einbuße in ihren sozialen Beziehungen erlitten hatten.

Anthropologische und philosophische Aspekte

Zum Schluß soll noch angemerkt werden, daß die Gemeinsamkeiten von Sucht und Suizid noch viel weiter reichen. In anthropologischer und philosophischer Hinsicht stellen beide „Grenzsituationen" dar, die zugleich auch „Grenzüberschreitungen" sind. Manche sehen im Drogenrausch Möglichkeiten der Seelenerweiterung, wie dies Gelpke (1966) formuliert hat. Umgekehrt wird der Suizid z. B. von Amery (1976) als der „Weg ins Freie" gepriesen. Beiden Auffassungen dürfte wohl gemeinsam sein, daß es sich hier nur um eine scheinbare Erweiterung der Freiheit handelt, die bei beiden gemeinsam im Zwang des Todes endet.

Literatur

Amery J (1976) Hand an sich legen. Klett, Stuttgart
Battegay R (1965) Selbstmordprophylaxe bei Süchtigen. Soz Praeventivmed 10:440–454
Beck AT, Weissman A, Kovacs M (1976) Alcoholism, hopelessness and suicidal behavior. J Stud Alcohol 37:66–77
Biener K, Burger C (1976) Selbstmordversuche und Abschiedsbriefe Jugendlicher. Nervenarzt 47: 179–185
Bleuler E (1960) Lehrbuch der Psychiatrie, 10. Aufl. Springer, Berlin Göttingen Heidelberg
Brinkmann R, Feuerlein W (1975) Alcoholism and suicide attempts: Investigations on sociopsychological and personality factors. In: Blair B, Pawlak V, Tongue E, Zwicky C (eds) Proceedings 31. International Congress Alcohol and Drug Dependence, Bangkok. Do it now – Foundation, Phoenix p 653–658
Bron B (1976a) Zur Psychopathologie beginnender und chronischer psychotischer Zustandsbilder bei jugendlichen Drogenkonsumenten. Schweiz Arch Neurol Neurochir Psychiatr 119:73–95
Bron B (1976b) Drogenabusus und Suicidalität. Schweiz Arch Neurol Neurochir Psychiatr 118: 73–94
Durkheim E (1897) Le suicide, Neuaufl 1930. Alcan, Paris
Elhardt S (1974) Zur depressiven Neurosenstruktur. MMW 116:761–766
Feuerlein W (1971) Selbstmordversuch oder parasuicidale Handlung? Tendenzen suicidalen Verhaltens. Nervenarzt 42:127–130
Gelpke R (1966) Drogen und Seelenerweiterung. Kindler, München
Henseler H (1974) Narzißtische Krisen/Zur Psychodynamik des Selbstmords. Rowohlt, Reinbek
Kohut H (1973) Narzißmus. Suhrkamp, Frankfurt
Krauss HH, Modzierz GJ, Macchitelli FJ (1971) Ethical risk-taking among alcoholics. J Stud Alcohol 32:775–781
Lester D, Beck AT (1975) Attempted suicide in alcoholics and drug addicts. J Stud Alcohol 36: 162–164
Linden KJ (1969) Der Suicidversuch. Versuch einer Situationsanalyse. Enke, Stuttgart
Lürssen E (1974) Psychoanalytische Theorien über die Suchtstrukturen. Suchtgefahren 20:145–151
Mayfield DG, Montgomery D (1972) Alcoholism, alcohol intoxication and suicide attempts. Arch Gen Psychiatry 27:349–353
Menninger K (1938) Man against himself. Harcourt, New York
Murphy GE, Robins E (1967) Social factors in suicide. JAMA 199:303–308

Palola EG, Dorpat TL, Larson WR (1962) Alcoholism and suicidal behavior. In: Pittmen DJ, Snyder CR (eds) Society, culture and drinking patterns. Wiley & Sons, New York
Rado S (1933) Psychoanalysis of pharmacothymia. Psychoanal Q 2:1
Ringel E (1953) Der Selbstmord. Abschluß einer krankhaften Entwicklung. Maudrich, Wien Düsseldorf
Ringel E (1969) Selbstmordverhütung. Huber, Bern Stuttgart Wien
Rushing WA (1968) Alcoholism and suicide rates by status set and occupation. J Stud Alcohol 29: 399–412
Schmidtobreick B (1976) Suicid und Suicidversuche bei Suchtkranken. In: Ringel E (ed) Sucht und Suicid. Lambertus, Freiburg
Solomon H, Arnon D (1979) Alcohol and other substance abusers. In: Hankoff LD, Einsidler B (eds) Suicide, theory and clinical aspects. PSG Publishing, Littleton
Stengel E (1961) Selbstmord und Selbstmordversuch. In: Gruhle HW, Jung R, Mayer-Gross W, Müller M (Hrsg) Psychiatrie der Gegenwart, Bd III. Springer, Berlin Göttingen Heidelberg
Whitehead PC (1972) Notes on the association between alcoholism and suicide. Int J Addict 7: 525–532
Wieser W (1966) Alkoholismus III: Katamnesen und Prognosen. Fortschr Neurol Psychiatr 34: 565–588

Depression und Suizid

W. A. Scobel

Einleitung

Mit diesem Beitrag wird versucht, das Phänomen depressiver Erkrankung und suizidaler Problematik in einen Zusammenhang zu bringen. Wobei die Gelegenheit genutzt werden soll, einigen Verzerrungen, wie mir scheint, Übertreibungen und andererseits unnötigen Glättungen dieses Gegenstandsbereichs sowohl in der Presse als auch in der wissenschaftlichen Literatur zu begegnen. Sehr viel ist zum Thema „Depression" und getrennt davon auch zum Thema „Suizid" gearbeitet, geforscht und veröffentlicht worden. Verglichen damit wurde relativ selten der Versuch unternommen, die Zuordnung von Depression und Suizid zu systematisieren. Soweit es irgend möglich erscheint, soll hier auf Wiederholungen verzichtet werden. Deshalb wird vorausgesetzt, daß dem Leser die Erscheinungsformen depressiver Erkrankungen und der suizidalen Problematik hinreichend bekannt sind.

Vor zwei Jahren war im Nachrichtenmagazin „Der Spiegel" (32. Jg., Heft 51, 18. Dez. 1978) zu lesen, daß Depression die schwerste und am weitesten verbreitete Volkskrankheit der westlich-neuzeitlichen Gesellschaft sei und in ihrem Ausmaß den Seuchen des Mittelalters – Pocken, Pest und Cholera – gleichkomme. Etwa 2 Millionen Bundesbürger litten an einer behandlungsbedürftigen Depression, 20% der Durchschnittsbürger seien depressiv gefährdet, jeder 5. erlebe einen depressiven Schub, wie der Spiegelredakteur fälschlicherweise formuliert, und jeder 50. sterbe an seiner Krankheit, und zwar durch Suizid. Selbstmord sei das eigentliche Risiko der Depression und doch zugleich die eigentliche Lösung dieser Krankheit, allerdings – das wird zugestanden – eine radikale Lösung. Versöhnlich heißt es: „der Tod als Arzt" (S. 180), wobei der selbstgewählte Tod als Retter dieser Krankheit angeboten wird. Jeder Depressive sei vom Tod bedroht, und somit sei diese geheimnisvolle Gemütskrankheit häufiger und gefährlicher als Tuberkulose, Syphilis und Rauschgiftsucht zusammen. Zudem wäre weder medizinisch noch psychotherapeutisch noch seelsorgerlich ein Kraut gegen diese neue Volksseuche gewachsen. Soweit, z. T. wörtlich, der „Spiegel".

Ganz abgesehen davon, daß die Zahlen weitgehend stimmen, mag dieser Tenor als Beispiel betrachtet werden für den Versuch, Depression, Suizid und Suizidalität als Ausdruck, als Symptom einer und nur einer Krankheit darzustellen; einer Krankheit allerdings, die schwer faßbar ist und die – wie im „Spiegel" darauffolgend ausgeführt wird – von Wissenschaftlern (v. a. ärztlichen) nicht beherrscht wird und über deren Therapie man sich uneinig, wenn nicht sogar zerstritten ist. Das, worüber die Psychiater gegensätzlicher Meinung sind, wird vom Journalismus nach dem Prinzip der Einfachheit zusammengebracht und zu einer einzigen, gefährlichen und undurchschaubaren Erkrankung verwertet. Ferner sollte diese Krankheit als zeitbedingt und so aufgefaßt werden (laut „Spiegel"), daß nahezu jeder an ihr erkranken kann, u. a. aber die Ärzte und Psychiater selbst.

Was wir wissen

a) Was auch immer davon zu halten ist, solche Beiträge zeigen, daß sich die Uneinigkeit und Vieldeutigkeit und die teilweise vorhandene, subjektive Improvisation der betroffenen Wissenschaftler nicht länger überdecken läßt: Weder in der Diagnostik und Kategorisierung, noch in der Erforschung und im besonderen in der Ursachenforschung, noch in der Terminologie (dem wissenschaftlichen Sprachgebrauch) ist eine objektive, zuverlässige (valide) und allgemeingültige Erfassung der unterschiedlichen depressiven Erscheinungsformen/Erkrankungen möglich oder in Sicht (vgl. Bucher, 1977; Cammer, 1974; Gurland, 1973; Hautzinger, 1979a; Linden, 1979; McFadyen, 1975; Sartorius, 1977). Darüber kann auch die Menge der wissenschaftlichen Arbeiten und Veröffentlichungen nicht mehr hinweghelfen.

Das Krankheitskonzept der Depression muß als reine Abstraktion verstanden werden und existiert weder als einheitliche, genau definierbare Krankheit, noch läßt sich eine einheitliche, kongruente Gruppe von depressiven Menschen festmachen (etwa nach der Formel: Depressiver 1 ist gleich Depressiver 2).

Das Konstrukt der Depression zerfällt in eine Menge verschiedener Kategorien, die dem jeweiligen Forschungsstand, dem jeweiligen Abstraktionsvermögen, dem Differenzierungsbemühen, dem ordnenden Intellekt, der jeweiligen Schule (z. B. biologische Psychiatrie versus Sozialpsychiatrie), dem subjektiven Wahrnehmungs- und Erfahrungshorizont derjenigen entstammen, die diese Kategorien bilden (z. B. die bipolare oder zyklothyme Depression, die monopolare oder endogene Depression, die neurotische und reaktive Depression, die organische und symptomatische Depression; vgl. Linden, 1979; Schulte u. Tölle, 1975; Diagnosenschlüssel und Glossar psychiatrischer Krankheiten, 9. Revision der ICD, 1980).

Damit enthält jede Kategorisierung von depressiven Erscheinungen immer auch die subjektive Einschätzung und Beurteilung des Untersuchers, die in der Wechselbeziehung zwischen Patient und Untersucher entsteht, wie insbesondere Devereux (1973) herausgearbeitet hat. Die Diagnostik depressiver Erscheinungsformen und ihre psychiatrische Erklärung muß deshalb zwangsläufig umstritten und z. T. widersprüchlich sein. Kurzum: Depression ist ein eher verwaschener Oberbegriff für verschiedenste Zustandsbilder. Er könnte und sollte abgelöst werden durch übergeordnete Begriffe wie Depressivsein oder Depressivität, die sich ausschließlich auf die emotionale Befindlichkeit, die Stimmung des jeweiligen Menschen (Jacobson, 1977) beziehen und nicht gleich ein definiertes Krankheitsbild zu beschreiben vorgeben.

b) Diejenigen, die durch Suizid sterben, und solche, die einen Suizidversuch unternommen haben, lassen sich ebensowenig wie depressive Menschen als eine
genau bestimmbare Klasse psychiatrischer Krankheit oder als eine klar definierbare Krankheitsgruppe einteilen. Psychologische Autopsien bei erfolgtem Suizid einerseits und psychiatrische Untersuchungen bei Suizidversuchen andererseits werden mit der Absicht unternommen, entweder Krankheit und Krank-
heitsverläufe oder psychodynamische, typische Charakteristika einer suizidalen
Persönlichkeit nachzuweisen. Dabei hat sich herausgestellt, daß bei Suizid und
Parasuizid, wie es nach Kreitman (1980) für Suizidversuch besser heißen sollte,
gleichermaßen andere Störungen bzw. Krankheitsfaktoren beteiligt sind, und
zwar ein hoher Anteil depressiver und süchtiger Zustandsbilder und ein kleine-
rer Anteil psychotischer Erkrankungen (vgl. Pöldinger, 1974; Pohlmeier, 1980;
Sonneck u. Ringel, 1976). Wegen der Überschneidungen der Zustandsbilder und
der Unzuverlässigkeit psychiatrischer Diagnosen (Dörner, 1975; Kendell, 1978)
schwanken die dazugehörigen Zahlenangaben. Für den Anteil von Depressiven
bei Suizid und Parasuizid werden Zahlen zwischen 10% und 70% in der dazugehörigen wissenschaftlichen Literatur genannt (z. B. Pohlmeier, 1980; Sonneck
u. Ringel, 1976; Whitlock, 1977), wobei die jeweils gemeinte Population, auf
die der Prozentsatz zutrifft (z. B. nur klinische Fälle), oft nicht präzise angegeben ist. Nur eine relativ kleine Gruppe von Suizidanten kann nach Schiller (1979)
als im psychiatrischen Sinne unauffällig bzw. psychisch unauffällig gewertet
werden.

Deshalb enthält jede Verallgemeinerung der Persönlichkeit, der Persönlichkeitsstruktur und der emotionalen Befindlichkeit eines suizidalen Menschen mit
hoher Wahrscheinlichkeit Merkmale anderer psychischer Störungen. Das Verbindende dieser Überschneidungen ist die orale Persönlichkeitsstruktur des gestörten Individuums, sowohl beim depressiv-suizidalen als auch beim süchtig-
suizidalen als auch beim psychotisch-suizidalen Menschen, die Persönlichkeit
des emotional Zu-kurz-Gekommenen, der gierig haben will, und zwar Zufuhr an
Liebe und Anerkennung.

c) Aus a) und b) kann entnommen werden, daß es nahezu unmöglich ist, eine ein-
wandfreie, statistisch saubere und eindeutige Zuordnung zwischen den unterschiedlichen Erscheinungsformen depressiver Erkrankungen auf der einen Seite
und den Phänomenen von Suizid und Parasuizid auf der anderen Seite heraus-
zufinden, zumal dann, wenn man Selbstvernichtung und Depressivität zunächst
einmal als Ausdruck zweier, unabhängiger und voneinander verschiedener
Schablonen menschlicher Störungen annimmt.

d) Die Auswertung von Zahlen führt zu der Aussage, daß mit großer Wahrscheinlichkeit viel mehr Menschen depressiv erkranken, als Menschen Suizidhandlungen vornehmen und an Suizid sterben. Etwa 5% der Gesamtbevölkerung müssen laut Enquéte als depressiv eingeschätzt werden und 1% als psychotisch depressiv (vgl. Pohlmeier, 1980), dann sind das für die Bundesrepublik
Deutschland bei 60 Millionen Einwohnern rund 3 Millionen depressive Menschen überhaupt und 600 000 psychotisch depressive. Dem steht laut statisti-
schem Landesamt Hamburg beispielsweise für 1977 die Zahl von 13 920, für 1978
die Zahl von 13 608 Toten durch Suizid in der Bundesrepublik gegenüber. Und
etwa 10mal so viele suizidale Handlungen können laut international anerkannter

Schätzungswerte (vgl. Ringel, 1953; Stengel, 1969) angenommen werden, also 136000 bis 140000 Suizidversuche pro Jahr in der Bundesrepublik Deutschland.

Wenn man allerdings andere Handlungsweisen und Krankheiten ebenfalls als Selbsttötung auf Zeit oder in Abständen hinzunimmt, wie etwa Alkoholismus, asoziales Verhalten oder andere Formen der Selbstverstümmelung, wie es Menninger (1974) sieht und vorschlägt, würde man auf eine Angleichung der Zahlen von depressivem und suizidalem Verhalten kommen, was nachdenklich stimmen sollte und vermuten ließe, daß in vielen Menschen lebensbejahende mit lebensverneinenden und selbstzerstörerischen Kräften kämpfen.

e) Viele depressive Menschen wünschen sich den Tod, evtl. getötet zu werden oder sich selbst zu töten, und deshalb ist ihr Leben um ein Vielfaches mehr, nach Bojanovski (1972) bei sog. endogenen Psychosen beispielsweise 30mal stärker riskiert und in Gefahr als bei sonstigen vergleichbaren Bürgern. Dennoch, sollte die Zahl des Nachrichtenmagazins „Der Spiegel" stimmen, töten sich nur wenige depressive Menschen tatsächlich, und zwar etwa 2%. Dafür spricht auch das Faktum, daß viele depressiv Erkrankte jene Hemmung und Apathie entwickeln (vgl. Sonneck u. Ringel, 1976), die es unmöglich machen, den eigenen Tod aktiv selbst herbeizuführen. Zur suizidalen Handlung gehört aber nach Ringel (1978) unbedingt die Illusion des Suizidanten, noch einmal unabhängig, initiativ und aktiv sein zu können in der eigenen, verfahrenen Lebenssituation. Demnach wird die Ablösung von tiefen depressiven Stimmungen in eine Flut echter Trauer und Aggression eine besonders riskante Therapiephase sein (vgl. Kohler, 1973).

f) Alles bisher Gesagte läßt sich zu einer sehr einfachen Formel bzw. Faustregel zusammenfassen: Nicht jeder depressiv Erkrankte ist suizidgefährdet oder bringt sich um; nicht jeder suizidale Mensch kann als depressiv eingestuft werden oder muß depressiv erkrankt sein.

g) Empirische Untersuchungen widerlegen alte, vorwissenschaftliche Erkenntnisse, daß psychotisch Depressive stärker suizidgefährdet sind und sich eher zu töten versuchen als neurotisch bzw. reaktiv depressive Menschen (vgl. Beck, 1967; Lester u. Beck, 1976; Miles, 1977; Paykel u. Dienelt, 1971; Pöldinger, 1968; Pohlmeier, 1980; Schiller, 1979; Sonneck u. Ringel, 1976).

Aus den verschiedenen Untersuchungen läßt sich jedoch ein Trend ablesen, daß die psychotische, besonders die monopolare oder endogene Depression oder die von Tellenbach so benannte Melancholie eher mit fortgeschrittenem Alter (über 30 Lebensjahre) und unabänderlichem Schicksal verknüpft wird, daß man medikamentös zu mildern und zu dämpfen habe, während depressive Menschen etwa bis zum 30. Lebensjahr eher als mit neurotischer, reaktiver bzw. psychogener Depressivität behaftet diagnostiziert werden, weil die Krankheit noch nicht als so eingeschliffen, undurchschaubar und verfestigt wahrgenommen wird. „Psychogen depressiv" gerät zur Chiffre für Änderbarkeit, leichteres Ausmaß der Krankheit und Jungsein; „psychotisch depressiv" dagegen wird zur Chiffre für Schwere der Krankheit, höheres Lebensalter, möglicherweise körperlich bedingt und nur begrenzt heilbar.

Das führt dazu, daß bei Suizidversuchen, die überwiegend bei jungen Menschen etwa bis zum Alter von 30 Jahren registriert werden (1 Suizid zu etwa 20 Suizidversuchen), in der wissenschaftlichen Literatur die Diagnosen „reaktive Depression" oder „neurotische Depression" vorherrschen. Demgegenüber werden Suizide, die mit höherem Lebensalter zunehmen (1 Suizidversuch zu etwa 2 Suiziden), weil Suizidhandlungen besonders ab dem 65. Lebensjahr eher tödlich ausgehen (vgl. Böcker, 1975; Hautzinger, 1979b; Kanowski, 1977), vorwiegend mit psychotischer Depression verbunden. Dadurch wird weitgehend der soziale Bezug des Alterns – möglicherweise Einsamkeit, Leere, Nutzlosigkeit und Trauer – gesellschaftlich ausgegrenzt, verdrängt und abgewehrt.

Der alte Mensch beispielsweise, der keine Angehörigen mehr hat und allein lebt, mag aus den vielfältigsten Gründen einen Suizidversuch unternehmen. Er stirbt vielleicht, weil er nicht gefunden wird. Gilt er aber als endogen depressiv, hätte man sowieso nicht viel machen können. Die Diagnose kann auf diese Weise zum Schutz vor gesamtgesellschaftlicher Verantwortung geraten, nichts gegen die Diskriminierung, Isolierung und soziale Tötung des alten Menschen getan zu haben und weiterhin nichts unternehmen zu können.

h) Sonstige demographische Merkmale als Risikofaktoren sind für depressive und suizidale Menschen nicht identisch, teilweise aber ähnlich (vgl. Pöldinger, 1968; Pohlmeier, 1980). Weit mehr Frauen legen Hand an sich als Männer, weit mehr Männer sterben durch eigene Hand als Frauen (etwa ⅔ Männer, ⅓ Frauen). Auf einen depressiven Mann kommen in den USA nach Scarf (1980) 2–6 depressive Frauen. In einer englischsprachigen Literaturübersicht aus epidemiologischen Untersuchungen schließen Weissmann und Klerman (1977), daß doppelt so viele Frauen wie Männer depressiv erkranken.

Mit Richter (1978) ließe sich dieses Phänomen dahingehend interpretieren, daß weiterhin in unserer Gesellschaft Emotionen, Affekte und Gefühle an Frauen delegiert werden und es ihnen überlassen wird, Ängste, Leiden, Schwäche und Hilflosigkeit, Klagen und Jammern, Selbstwertzweifel und Passivität, Lebens- und Zukunftsangst, Gefühle der Sinn- und Hoffnungslosigkeit auszudrücken und auszuleben, ja, es ihnen überlassen wird, psychisch zu erkranken. Viele Männer dagegen werden dem Wahn von Rationalität, Leistung und Stärke gehorchen, alle eigenen psychosozialen Probleme innerpsychisch abschotten und es sich nicht leisten, vielleicht nicht leisten können, durch depressiv-suizidale Merkmale als verweichlicht und hilfsbedürftig wie Frauen abgelehnt zu werden. Nach Hautzinger (1979a) kann eine solche Interpretation bereits durch empirische Untersuchungsergebnisse abgestützt werden.

Möglicherweise neigen Männer eher dazu, depressive und suizidale Einflüsse bzw. Stimmungen körperlich auszudrücken, d. h. zu somatisieren, wie etwa durch psychovegetative Störungen, Magenbeschwerden, Magengeschwüre oder Herzinfarkt. Dann wären Leistungszwang und permanente Überanstrengung möglicherweise Suizidäquivalente bei Männern. Ist ein Mann aber darüber hinaus akut depressiv-suizidal gefährdet, wird er vermutlich durch solches gesamtgesellschaftliches Klima eher zur Endgültigkeit seiner potentiellen Suizidhandlung veranlaßt.

Weitere Risikofaktoren für depressive und suizidale Entwicklungen zusammen scheinen gewisse Altersabschnitte und Phasen des Lebens zu sein, wie z. B. die Phase der Pubertät, des Jungerwachsenseins, der Lebensmitte, des Alters, weil die betroffenen Individuen in aller Regel während solcher Phasen weit eher als zu anderen Lebenszeiten heftigen Schwierigkeiten in bezug auf Partnerbeziehungen, Familie und Beruf ausgesetzt sein können bzw. ausgesetzt sind (vgl.

Angst, 1966; Böcker, 1973; Erikson, 1966; Kielholz, 1959; Matussek et al., 1965; Pohlmeier, 1980; Ringel, 1972; Tellenbach, 1976).

Kommen dann noch soziale und berufliche Abseitsstellung, Isolation und Einsamkeit dazu, steigt die Disposition und Gefährdung zu depressiven und suizidalen Erlebnis- und Verhaltensweisen enorm (z. B. Grüneberg, 1977; Hautzinger, 1979b; Ringel, 1969; Tellenbach, 1976). Deshalb gehören Geschiedene, getrennte oder verwitwete Partner, Alleinstehende, Hausfrauen, alte Menschen, Arbeitslose, Flüchtlinge, Jugendliche – hier v. a. Studenten – zu den besonderen Risikogruppen für depressiv-suizidale Störungen. Ebenso gefährdet sind Angehörige von Helferberufen (vgl. Schmidbauer, 1977), vom Lehrer bis zum Sozialarbeiter, vom Psychologen bis zum Erzieher, von der Krankenschwester bis zum Arzt, wobei Ärzte zwischen 25 und 40 Jahren an erster Stelle der depressiven und/oder suizidalen Gefährdung bei Helferberufen rangieren (vgl. Pohlmeier, 1980; Ringel, 1971; Wellmann, 1976). In der Aufopferung für den anderen, ohne vermeintlich an sich selbst zu denken und unbewußt dennoch sehr viel an menschlicher Anerkennung und Zuneigung zurückhaben zu wollen, liegen spezielle Gefahren verborgen, zumal dann, wenn die Zerrüttung und das Leid der eigenen Partnerbeziehung verleugnet und im beruflichen Erlebnis ausgeglichen werden sollen.

i) Angst, Hoffnungslosigkeit, Gefühle der Leere und der Sinnlosigkeit können in besonderer Weise bei depressiven Menschen Selbsttötungsphantasien und Selbsttötungsabsichten auslösen (vgl. Beck et al., 1976; Lester u. Beck, 1976; Pöldinger, 1971, 1972; Schiller, 1979; Wetzel, 1976).

Was wir nicht sicher wissen

a) Weder für alle Formen der Depression noch für Suizidalität, Parasuizid und Suizid gesondert (vgl. Scobel, im Druck) ist ausreichend geklärt, ob diese Phänomene in jedem Falle zum Formenkreis psychiatrischer Krankheiten gerechnet werden sollten.

b) Es existieren keine Untersuchungen und Modelle, die wissenschaftlich hinreichend absichern konnten, welche Ursachen eindeutig zur Depressivität oder Suizidalität führen, und welche kausalen Zusammenhänge zwischen Selbstvernichtung und Selbsttötung auf der einen Seite und depressiven Störungen auf der anderen bestehen (z. B. Hautzinger, 1979a; Schiller, 1979). Alle bisherigen Erklärungen sind deskriptiv, assoziativ oder korrelativ und darauf ausgerichtet, Risikofaktoren, Risikogruppen und den Istzustand des Betroffenen erfassen zu können. Mit großer Wahrscheinlichkeit werden in Zukunft multifaktorielle Erklärungsversuche zum Ziel führen.

c) Der zukünftigen Forschung bleibt es überlassen, jene vagen und unsicheren Ergebnisse abzusichern oder endgültig zu widerlegen, die besagen wollen, daß erbliche, konstitutionelle, biologische bzw. chemische Prozesse verursachend beteiligt sind, einen Menschen depressiv, evtl. depressiv-suizidal erkranken zu lassen. Bisher konnte das nicht bewiesen werden, genausowenig konnte bewiesen werden, daß es beispielsweise depressive Erreger gibt. Pohlmeier (1980,

S. 157 f.) führt zu der These, Depression und Selbstmord könnten durch körperliche Ursachen erklärt werden, folgendes aus:

„Im Hinblick auf Depression und Selbstmord sind ... Forderungen nach strenger Trennung (von rein körperlicher oder rein seelischer Krankheit; d. V.) besonders grotesk, weil manisch-depressive Erkrankungen oder endogene Depression bis heute nicht als körperliche Krankheiten ausgewiesen werden konnten. Es ist von dem ... Psychiater Kurt Schneider als Skandal bezeichnet worden, daß die körperlichen Ursachen der sog. endogenen Psychosen bis heute nicht gefunden worden seien. Der Skandal der Psychiatrie liegt aber vielmehr in der Torheit solcher Äußerungen, die der empirischen Forschung einen Vorwurf daraus machen, daß sie Vorurteile nicht bestätigt hat. Kurt Schneider und eine ganze Generation von Psychiatern waren und sind von der Idee besessen, für diese Erlebnis- und Verhaltensstörungen müßten sich körperliche Ursachen finden lassen. Sie verhinderten damit verhängnisvollerweise lange Zeit jeden psychosozialen Zugang zu diesen Erscheinungsformen menschlichen Verhaltens und Erlebens."

d) Vieles deutet darauf hin, daß Depressivität und Selbstzerstörung, wozu Parasuizid und der selbstgewählte Tod gehören, in ganz besonderer Weise auf psychische, emotionale Fehlentwicklungen unserer Zeit verweisen und nicht allein als psychiatrische Krankheitsphänomene ausgegrenzt werden sollten. Dafür ist der Problemkreis von betroffenen Menschen schon zahlenmäßig viel zu groß.

Individuelle und gesellschaftliche Störfaktoren

Die folgenden kurzen Ausführungen sind eher spekulativ angelegt und haben den Charakter vorläufiger Überlegungen. Ich habe aus meiner Erfahrung in der psychotherapeutischen Betreuung von depressiven und suizidalen Menschen in den letzten Jahren den Eindruck gewonnen, daß sich z. Z. individuelle und gesellschaftliche Störfaktoren ergänzen und gegenseitig verstärken. Dementsprechend lassen sowohl nationale als auch die Zahlenangaben der WHO (vgl. Sartorius, 1977) klar erkennen, daß depressive und suizidale Erlebnis- und Verhaltensweisen z. Z. eine steigende Tendenz aufweisen. Dazu einige Bemerkungen, die sich aus der dazugehörigen Fachliteratur weitgehend abstützen lassen (vgl. Bojanovsky, 1977; Dörner u. Plog, 1978; Henseler, 1974, 1975, 1980; Hole, 1973; Jacobson, 1977; Tellenbach, 1976).

a) Fast alle depressiven und suizidalen Menschen, die ich betreut habe, waren außerordentlich selbstunsicher, voller Selbstwertzweifel und angefüllt mit negativen und abwertenden Einstellungen zur eigenen Persönlichkeit und dem eigenen Erscheinungsbild gegenüber, teilweise sogar voller Selbsthaß; bei einigen hinter einer Fassade gut versteckt, bei anderen offen zutage liegend.

b) Ebenso fühlten sich diese Menschen fast immer sehr einsam, schwach, eher ohnmächtig und hilflos (vgl. Hoffmann, 1976; Seligman, 1979), sowohl den Ereignissen ihres Lebens als auch den anderen Menschen ihrer Umgebung – soweit vorhanden – ausgeliefert. Ferner wird die eigene Hilflosigkeit verstärkt durch verschiedenste Ängste, vor allem Versagensangst, dann Angst vor Autoritäten, Angst vor echtem gegenseitigem Kontakt, Angst vor Sexualität und Liebe, wobei Liebe oft mit Gebrauchtwerden verwechselt wird.

Das Verhängnisvolle allerdings scheint mir zu sein, daß die betroffenen Personen ihre eigene Unzulänglichkeit selbst potenzieren, ohne es zu merken, und diese eigene Unzulänglichkeit als schwere Schuld erleben. Entsprechend kann sich aus diesem tiefliegenden, unbewußten Schuldgefühl die Neigung entwickeln, sich selbst bestrafen zu müssen. Jede Selbstbestrafung lindert das Schuldgefühl. Und Schuldgefühle, so hat sehr passend Slavson (1977) einmal ausgeführt, seien nichts anderes als ein Äquivalent für soziale Angst. In diesem Zusammenhang kann das nur unterstrichen werden.

c) Die meisten depressiven und suizidalen Menschen stammen nach meiner Erfahrung entweder aus zerrütteten Familienverhältnissen oder haben frühzeitig einen Elternteil verloren oder sind von einem Elternteil abgelehnt oder nie wirklich akzeptiert und geliebt worden. Es fehlt ihnen an Urvertrauen, Selbstvertrauen und Vertrauen überhaupt. Liebe mußte erkämpft, Anerkennung ertrotzt werden. Der Kampf um Liebe und Geliebtwerden macht wütend, wütend gegen die, die die Liebe und Anerkennung zu geben versagen, und aggressiv gegen die eigene Person, die ungeliebt bleibt. Hier spricht Kohut (1973) sehr treffend von narzißtischer Wut, die entweder zum Kampf oder zur Flucht veranlaßt. Diese Wut wird später vom abgelehnten Kind sowohl in der depressiven als auch in der suizidalen Erlebnisweise wieder aktualisiert, insbesondere im Zusammenhang mit Partnerkonflikten und sozialer Deprivation. Aus offener Wut ist dann meist unterschwellige, gegen die eigene Person gerichtete Aggression geworden (vgl. Freud, 1975).

Hinzu kommt, daß viele depressiv-suizidale Menschen nach meiner Erfahrung obendrein noch einen besonders aggressiven und dominanten Elternteil erlebt haben, der sich mit seiner Aggression direkt gegen den Betroffenen richtete. Auf diese Weise lernt der Betroffene, ärgerliche und wütende Gefühle zu verabscheuen, obwohl zugleich aggressive, unterdrückte Anteile seiner eigenen Person geschürt werden. Es kann dann zu sehr schuldbesetzten und abgelehnten Ausbrüchen oder auch Implosionen dieser Wut kommen, gerade wenn ein Verlust, eine Trennung, eine Nichtanerkennung bewältigt werden müssen.

Eine von mir psychotherapeutisch betreute Frau beispielsweise, die die geschilderten Kindheitsbedingungen erfahren hatte, schwankte in ihrer homosexuellen Partnerschaft zwischen Morddrohungen und Gewalttätigkeiten der Freundin gegenüber auf der einen Seite und Autoaggressionen auf der anderen hin und her (z. B. Suiziddrohungen oder mit dem eigenen Kopf gegen die Wand schlagen), und zwar immer dann, wenn die Freundin sich zu trennen beabsichtigte (ein gutes Beispiel für die Oszillation zwischen Kampf und Flucht). Bei anderen wiederum kann diese Wut in eine unterschwellig aggressive, unbewußte Einstellung bzw. in eine einbahnstraßenartige Flucht umschlagen, wie etwa: „Ich kann nichts" und/oder „Alles ist so sinnlos", was übersetzt werden könnte in folgende, ebenfalls unbewußte Botschaft: „Ich will, daß mein Leben von einem geliebten Partner geführt wird und er mir den Sinn meines Lebens öffnet und erfüllt!"

d) Aus Untersuchungen in Österreich und der Bundesrepublik seitens des Bundesinstituts für Bevölkerungsforschung in Wiesbaden geht hervor, daß zur Zeit etwa nur 26% der Schwangerschaften geplant sind, sprich, nur 26% der schwangeren Mütter haben das werdende Kind wirklich gewollt. Eine Wiener Studie demgegenüber ergab, daß 43% der nichtgeplanten Kinder von ihren Müttern abgelehnt und 20% mit Resignation ausgetragen werden, das bedeutet: Etwa 63% der befragten Mütter haben ihre Kinder vor der Geburt nicht gewollt, später hingenommen oder direkt abgelehnt (vgl. Münz u. Pelikan, 1978; Pohl, 1980). Das läßt vermuten, daß sich solche Kinder späterhin zu Recht als abgelehnte und nichtswürdige Individuen empfinden werden, wenn sie die genannten Kindheitserfahrungen erlebt haben. Außerdem läßt sich vermuten, daß viele jetzt lebende Menschen ähnlich und ebenso real durch ihre Mütter bzw. Eltern abgelehnt wurden, bewußt oder unbewußt.

e) Wohlstand und Konsum werden viele Menschen, gerade auch junge Menschen, so dermaßen abgesättigt und übersättigt haben, daß sie nicht lernen konnten, sinnvolle zwischenmenschliche Bedürfnisse, Umgangsformen und Beziehungen zu entwickeln. Anonymität, Isolation, Einsamkeit und Langeweile in unserer Gesellschaft werden das Ihre dazu beigetragen haben, daß viele, hauptsächlich jüngere Menschen der Nachkriegsgenerationen bereits bei kleinsten Belastungen und zwischenmenschlichen Schwierigkeiten zusammenbrechen und mit depressiven und/oder suizidalen Erlebnis- und Verhaltensweisen antworten. Bedenkt man weiter, daß viele dieser Menschen im Mikrokosmos der Familie zu den abgelehnten Kindern gehören werden und zusätzlich genügend Gelegenheit haben, sich im Makrokosmos der Gesellschaft ebenfalls als abgelehnt und nicht gebraucht zu fühlen (man denke an arbeitslose Jugendliche, an solche, die keine Lehrstelle finden, an Ausstudierte, deren ganzer Weg und Berufszweig plötzlich überflüssig zu sein scheint), nimmt es nicht wunder, daß gerade diese Menschen psychisch verzweifeln. Alte Leute lassen sich hier gleichermaßen als nicht gebraucht, scheinbar nutzlos und überflüssig anreihen. Sie werden abgedrängt ins Abseits der Verkümmerung.

f) In der Bundesrepublik Deutschland sterben im Jahr durchschnittlich 743 Bürger durch Mord oder Totschlag (Angaben des statistischen Landesamtes Hamburg für die Jahre 1975 bis 1978) und etwa 600 Personen durch Drogenmißbrauch. Die Bundesregierung und die Regierungen der Länder finanzieren zur Bekämpfung der kriminellen Tötungen und zur Bekämpfung des Rauschgifthandels sowie zur Aburteilung und zur Bestrafung der verantwortlichen Täter einen riesenhaften Apparat an Institutionen und Menschen. Wenn man allerdings die erschreckend viel höhere Anzahl von Suizidtoten, durchschnittlich 13 440 Menschen im Jahr, das sind ca. 11mal mehr Tote als durch Mord, Totschlag und Drogenmißbrauch zusammen, und von Suizidversuchen, etwa 140 000 im Jahr, kontrastierend dagegenstellt und sich fragt, was wird zur Bekämpfung dieser Gefährdung an Einrichtungen zur Prophylaxe und psychotherapeutischen Nachsorge finanziert, bleibt eine Art Nullbilanz übrig, wenn man von wenigen Einzelinitiativen absieht.

Die Bundesregierung versprach, das Jahr 1980 sollte ein Jahr zur besonderen Förderung von Einrichtungen zur Suizidprophylaxe werden. Sie hat ihr Versprechen nicht gehalten.

Abgesehen davon, läßt sich folgendes grundsätzlich überlegen: Wenn es richtig ist, daß an dem institutionellen, personellen und nicht zuletzt finanziellen

Aufwand ablesbar ist, welche Gewichtung und welcher Stellenwert einem Problembereich gesamtgesellschaftlich und politisch beigemessen wird, komme ich angesichts der bundesweiten Unterversorgung von suizidgefährdeten Menschen zu der Schlußfolgerung, daß die depressive und suizidale Erlebnis- und Handlungsweise in unserer Gesellschaft weitgehend als vom Betroffenen selbstverschuldet abgestempelt und die Selbsttötung als seine gerechte Strafe hingenommen wird, nur, um die jeweils eigenen, intrapsychischen, depressiv-suizidalen Strömungen abzuwehren und um jede individuelle und/oder gesellschaftliche Mitverantwortung für ein depressiv-suizidales Klima im Mikrokosmos der Familie genauso wie im Makrokosmos der Gesellschaft bzw. der Institution, in der ich arbeite, zu verleugnen.

Literatur

Angst J (1966) Zur Ätiologie und Nosologie endogener depressiver Psychosen. Springer, Berlin Heidelberg New York

Angst J (1972) Genetische Aspekte der Depression. In: Kielholz P (Hrsg) Depressive Zustände. S 28. Huber, Bern Stuttgart Wien

Beck AT (1967) Depression. Clinical, experimental, and theoretical aspects. Harper & Row, New York

Beck AT, Weissmann A, Kovacs M (1976) Alcoholism, hopelessness and suicidal behavior. J Stud Alcohol 37:66–77

Böcker F (1973) Suizid und Suizidversuch in der Großstadt. Thieme, Köln Stuttgart

Böcker F (1975) Suizidhandlungen alter Menschen. MMW 117:201–204

Bojanovsky J (1972) Der Suizid und das depressive Syndrom. Therapiewoche 29:2279–2283

Bojanovsky J (1977) Nicht-traurig-sein-können, Nicht-traurig-sein-dürfen und Nicht-unzufrieden-sein-dürfen bei Depressionen. Psychother Med Psychol 27:223–228

Bucher R (1977) Depression und Melancholie. Huber, Bern Stuttgart Wien

Cammer L (1974) Depression: Subtleties of treatment. State J Med 74:367–371

Degkwitz R, Helmchen H, Kockott G, Mombour W (1980) Diagnosenschlüssel und Glossar psychiatrischer Krankheiten, 5. Aufl. Springer, Berlin Heidelberg New York

Devereux G (1973) Angst und Methode in den Verhaltenswissenschaften. Ullstein, München

Dörner K (1975) Diagnosen der Psychiatrie. Campus, Frankfurt

Dörner K, Plog U (1978) Irren ist menschlich oder Lehrbuch der Psychiatrie/Psychotherapie. Psychiatrie, Wunstorf

Erikson EH (1966) Identität und Lebenszyklus. Suhrkamp, Frankfurt

Freud S (1975) Trauer und Melancholie. In: Mitscherlich A, Richards A, Strachey J (Hrsg) Freud-Studienausgabe, Fischer, Frankfurt, Bd 3, S 193

Grüneberg F (1977) Behandlung und Maßnahmen bei akuter und chronischer Suizidalität. In: Helmchen H (Hrsg) Depressive Syndrome. Werk-Verlag, München, S 107

Gurland B (1973) A flexible approach to psychiatric classification. In: Hammer M, Salzinger K, Sutton S (eds) Psychopathology. Wiley & Sons New York, p 409

Hautzinger M (1979a) Depressive Reaktionen aus psychologischer Sicht. In: Hautzinger M, Hoffmann N (Hrsg) Depression und Umwelt. Müller, Salzburg, S 15

Hautzinger M (1979b) Depressive Reaktionen im höheren Lebensalter. In: Hautzinger M, Hoffmann N (Hrsg) Depression und Umwelt. Müller, Salzburg, S 160

Henseler H (1974) Narzißtische Krisen. Zur Psychodynamik des Selbstmords. Rowohlt, Reinbek

Henseler H (1975) Die Suizidhandlung unter dem Aspekt der psychoanalytischen Narzißmustheorie. Psyche (Stuttg) 19:191–207

Henseler H (1980) Die Psychodynamik des suizidalen Erlebens und Verhaltens. Nervenarzt 51:139–146

Hippius H (1972) Zum Stand der Therapie bei Depressionen. In: Kielholz P (Hrsg) Depressive Zustände. Huber, Bern Stuttgart Wien, S 49

Hoffmann N (1976) Depressives Verhalten. Müller, Salzburg

Hole G (1973) Suizidalität und Selbstwertverlust im Erleben depressiver Patienten. Psychother Med Psychol (Stuttg) 23:235–238

Jacobson E (1977) Depression. Suhrkamp, Frankfurt

Kanowski S (1977) Erscheinungsformen depressiver Erkrankungen im Alter. In: Helmchen H (Hrsg) Depressive Syndrome. Werk-Verlag, München, S 34

Kendell RE (1978) Die Diagnose in der Psychiatrie. Enke, Stuttgart

Kielholz P (1959) Klinik, Differentialdiagnostik und Therapie der depressiven Zustandsbilder. Geigy, Basel

Kohler W (1973) Selbstmord im abklingenden Stadium der Depression. Med. Dissertation, Universität München

Kohut H (1973) Überlegungen zum Narzißmus und zur narzißtischen Wut. Psyche (Stuttg) 27: 513–554

Kreitman N (1980) Die Epidemiologie von Suizid und Parasuizid. Nervenarzt 51:131–138

Lester D, Beck AT (1976) Suicidal behavior in neurotics and psychotics. Psychol Rep 39:549–550

Linden M (1979) Psychiatrische und psychologische Klassifikation depressiver Störungen. In: Hautzinger M, Hoffmann N (Hrsg) Depression und Umwelt. Müller, Salzburg, S 95

Mac Fadyen HW (1975) The classification of depressive disorders. J Clin Psychol 31:380–401

Matussek P, Halbach A, Tröger U (1965) Endogene Depression. Eine statistische Untersuchung unbehandelter Fälle. Urban & Schwarzenberg, München Berlin

Menninger K (1974) Selbstzerstörung. Suhrkamp, Frankfurt

Miles CP (1977) Conditions predisposing to suicide. J Nerv Ment Dis 164:231–246

Münz R, Pelikan J (1978) Geburt oder Abtreibung – Eine soziologische Analyse von Schwangerschaftskarrieren. Jugend und Volk, Wien München

Paykel ES, Dienelt MN (1971) Suicide attempts following acute depression. J Nerv Ment Dis 153: 234–243

Pöldinger W (1968) Die Abschätzung der Suizidalität. Huber, Bern Stuttgart

Pöldinger W (1971) Zum Problem der Angst- und Suizid-Provokation bei der Depressionsbehandlung. In: Walcher W (Hrsg) Probleme der Provokation depressiver Psychosen. Hollinek, Wien, S 217

Pöldinger W (1972) Suizidalität, Depression und Angst. In: Kielholz P (Hrsg) Depressive Zustände. Huber, Bern Stuttgart Wien, S 63

Pöldinger W (1974) Prophylaxe und Therapie der Suizidalität. In: Bitter W (Hrsg) Alter und Tod – annehmen oder verdrängen? Klett, Stuttgart, S 126

Pohl K (1980) Familie – Planung oder Schicksal – Sozio-demographische und innerfamiliäre Aspekte der Einstellung deutscher Ehefrauen zu Familienplanung und Schwangerschaftsabbruch. Boldt, Boppard

Pohlmeier H (1980) Depression und Selbstmord, 1. Aufl. Keil, Bonn

Richter HE (1978) Engagierte Analysen. Rowohlt, Reinbek

Ringel E (1953) Der Selbstmord. Abschluß einer krankhaften Entwicklung. Medizinische Wissenschaften, Wien Düsseldorf

Ringel E (1969) Selbstmordverhütung. Huber, Bern Stuttgart Wien

Ringel E (1971) Das Problem der Provozierbarkeit von Selbstmorden. In: Walcher W (Hrsg) Probleme der Provokation depressiver Psychosen. Hollinek, Wien, S 225

Ringel E (1972) Möglichkeiten der ärztlichen Selbstmordprophylaxe. Therapiewoche 22:2196–2214

Ringel E (1978) Das Leben wegwerfen? Reflexionen über Selbstmord. Herder, Wien Freiburg Basel

Sartorius N (1977) Epidemiologie depressiver Erkrankungen. In: Helmchen H (Hrsg) Depressive Syndrome. Werk-Verlag, München, S 9

Scarf M (1980) Unfinished business-pressure points in the lives of women. Doubleday, New York

Schiller U (1979) Suizid und Depression. Zum Verständnis suizidaler Handlungen im Rahmen depressiver Reaktionen. In: Hautzinger M, Hoffmann N (Hrsg) Depression und Umwelt. Müller, Salzburg, S 202

Schmidbauer W (1977) Die hilflosen Helfer. Rowohlt, Reinbek

Schulte W, Tölle R (1975) Psychiatrie, 3. Aufl. Springer, Berlin Heidelberg New York

Scobel WA (im Druck) Suizid – Freiheit oder Krankheit? In: Henseler H, Reimer C (Hrsg) Suizidgefährdung – Zur Psychodynamik und Psychotherapie. Frommann-Holzboog, Stuttgart

Seligmann ME (1979) Erlernte Hilflosigkeit. Urban & Schwarzenberg, München Wien Baltimore

Slavson SR (1977) Analytische Gruppentherapie. Fischer, Frankfurt

Sonneck G (1976) Krisenintervention und Suizidverhütung. Ars Med 66:419–424

Sonneck G, Ringel E (1976) Zur Psychopathologie des Sterbewillens. In: Eser A (Hrsg) Euthanasie und Suizid. Enke, Stuttgart, S 77

Stengel E (1969) Selbstmord und Selbstmordversuch. Fischer, Frankfurt

Tellenbach H (1976) Melancholie, 3. Aufl. Springer, Berlin Heidelberg New York

Weissmann MM, Klerman (1977) Sex differences and the epidemiology of depression. Arch Gen Psychiatry 34:98–111

Wellmann KS (1976) Der deprimierte Arzt. Dtsch Med Wochenschr 101:1786

Wetzel RD (1976) Hopelessness, depression and suicide intent. Arch Gen Psychiatry 33:1069–1073

Whitlock FA (1977) Depression and suicide. In: Burrows GD (ed) Handbook of studies on depression. Exerpta Medica, Amsterdam

Der Suizid in der Dichtung

P. Dettmering

Der Titel meines Beitrags impliziert bereits, daß Suizide und suizidartige Phänomene im Kontext der Dichtung eine differenzierte Sehweise erfordern. Sie müssen gesehen werden im Zusammenhang mit dem Bild vom Menschen, das der Dichtung jeweils zugrundeliegt; wie schon ein oberflächlicher Vergleich von Antike, Christentum und Moderne zeigt, kann dieses Bild beträchtlichen Schwankungen unterworfen sein. Der amerikanische Analytiker Heinz Kohut (1979) hat versucht, vom Standpunkt der psychoanalytischen Selbstpsychologie diese Schwankungen auf den Begriff zu bringen, indem er den „schuldigen Menschen" der Vergangenheit (wie er uns etwa im griechischen Drama entgegentritt) vom „tragischen Menschen" der Moderne unterschied. Der schuldige Mensch im Sinne Kohuts ist derjenige, den seine Triebspannungen und begrenzten Erkenntnismöglichkeiten in Konflikte und Handlungen verwickeln, deretwegen ihn seine Umwelt oder sein Gewissen schuldig sprechen: Hier kommt dem mythischen Ödipus nach wie vor paradigmatische Bedeutung zu. Was den tragischen Menschen betrifft, so spricht Kohut von der „schuldlosen Verzweiflung" jener, „die in ihren späten mittleren Jahren entdecken, daß die Grundmuster ihres Selbst, wie sie in ihren Kernstrebungen und -idealen angelegt waren, nicht verwirklicht worden sind. Die dynamisch-strukturelle Metapsychologie wird diesen Problemen des Menschen nicht gerecht, kann die Probleme des tragischen Menschen nicht einschließen" (Kohut, 1979, S. 244). Mit anderen Worten: der „tragische Mensch" würde gern Schuld empfinden, wenn das seinem Leben und der Welt um ihn herum Sinn verleihen würde; stattdessen erlebt er nur Leere, Sinnlosigkeit, die Abwesenheit all dessen, was der Welt des „schuldigen Menschen" trotz allem Sinn verlieh.

Dieser fundamentale Unterschied zwischen dem Menschenbild der Antike und dem Menschenbild der Moderne muß sich auch in der unterschiedlichen Bedeutung des Suizidphänomens niederschlagen. Die griechischen Dramatiker kannten den Suizid und begriffen ihn als eine Grenzerfahrung, die auf die Protagonisten ihrer Dramen ebenso unausweichlich zukommen konnte wie etwa die innere Nötigung zum Mord. „Entweder muß ich mich jetzt erhängen / oder ich schaue endlich das Licht", sagt Orest im dritten der Atriden-Dramen des Äschylos, in dem der von ihm begangene Muttermord zwischen den hellen Göttern Apollon und Athene und den dunklen Erinnyen verhandelt wird. Nichts spricht dafür, daß Orest seine Worte leichthin äußert, etwa um seine Anwälte unter Druck zu setzen; für den Fall, daß er unterliegt, bleibt ihm nur der Selbstmord, den Äschylos bereits in den vorhergegangenen Dramen hat anklingen lassen. Im 1. Teil der Trilogie spricht Klytämnestra davon, daß während der Dauer des Trojanischen Kriegs wiederholt Gerüchte vom Tode Agamemnons zu ihr gedrungen seien, was sie fast in den Suizid getrieben habe: „Wegen dieser schrecklichen Gerüchte hat man mir mehr als einmal gewaltsam den Strick vom Halse reißen müssen" sagt sie, um das Volk oder die Ältesten von Mykene von ihrer unveränderlichen ehelichen Treue zu überzeugen. Da das Volk aber weiß, daß sie im Königspalast in ehebrecherischem Verhältnis mit einem Verwandten Agamemnons lebt, sind ihre Äußerungen entweder Heuchelei – ein opportunistisches Statement, von dem beide Teile wissen, daß es nicht auf Wahrheit beruht – oder sie müssen so gelesen werden, daß Klytämnestra bei der Nachricht von Agamemnons vermeintlichem Tod wirklich von Suizidimpulsen heimgesucht worden ist. Nicht aus Trauer allerdings, sondern weil sie auf diese Weise ihre Rache nicht vollziehen kann: der gegen Agamemnon gerichtete Mordimpuls muß sich gegen den inneren Agamemnon, das in ihrem Innern existente Haßobjekt entladen.

Äschylos Protagonisten verhalten sich mit anderen Worten, wie es Sigmund Freuds Interpretation des Suizidphänomens in *Trauer und Melancholie* (1916) entspricht. Niemand trage sich mit Selbstmordabsichten, heißt es dort, der solche nicht von einem Mordimpuls gegen andere auf sich selbst zurückwende. Er verhält sich, als ob er selbst das gehaßte, angegriffene Objekt wäre – wie es Klytämnestras Suizidäußerungen bei Äschylos entspricht. Orest, als er im mittleren Drama in einer Wechselrede mit Klytämnestra die Intention des Muttermordes verteidigt, knüpft an ihre Suizidäußerungen an, ruft ihr ihre eigenen Worte ins Gedächtnis: „Du tötest dich doch selber, nicht ich / Es ist Selbstmord". Er stellt es dar, als sei er nur der Erfüllungsgehilfe des Schicksals oder der Götter, und als müsse Klytämnestras Gewissen, wenn es sich Geltung verschaffen würde, sie in den Selbstmord treiben. Erst als er die Tat begangen hat und die vom vergossenen Blut herbeigerufenen Erinnyen ihn zu verfolgen beginnen, begreift er sein Tun als Muttermord, der ihn nun seinerseits in den Suizid zu treiben droht.

Selbstmord ist in diesen Dramen also ein Phänomen, das auf das engste mit der Objektbeziehung verknüpft ist; er ist gewissermaßen der letzte Schlag, der noch über den Tod hinaus gegen ein Haßobjekt geführt wird. Das gilt ebenso für die Ödipus-Dramen des Sophokles, auch wenn in ihnen die Denkmöglichkeit auftaucht, Liebe an die Stelle des Hasses zu setzen: alle Protagonisten – auch Antigone – verfahren so, daß sie mit ihrem Suizid dem Gegenspieler einen letzten, tödlichen Schlag zufügen. Der Selbstmord Antigones, die von Kreon lebendig begraben wird, führt zum Selbstmord Haimons und im weiteren Verlauf zum Selbstmord seiner Mutter Eurydike, so daß ihr Widersacher Kreon am Ende ohne Frau und ohne Sohn dasteht. Eine Ausnahme macht anscheinend der Suizid Jokastes, von dem jedoch Franz Borkenau (1957) gezeigt hat, daß mit ihm Ödipus ebenso als Muttermörder gebrandmarkt und den Erinnyen überliefert wird wie Orest. Borkenau zufolge ist nämlich Jokaste gar nicht die Mutter im wörtlichen und persönlichen Sinn, sondern die Priesterkönigin und damit die Magna Mater der minoisch-helladischen Kultur, die von Ödipus als dem kulturell anders geprägten thessalischen Eroberer zur Ehe und damit zum „Inzest" genötigt wird. Indem Ödipus sich als Gatte und „Sohn" in die thebanische Erbfolge einschaltet, begeht er das gleiche Sakrileg wie Orest mit der Ermordung Klytämnestras – und es ist letztlich diese Analogie von Inzest und Mord, die Jokastes Suizid demonstrativ zum Ausdruck bringt und dazu führt, daß Ödipus sich selbst jener archaisch grausamen Blendung unterzieht, die fast einem Selbstmord gleichkommt. Faßt man in Anlehnung an Borkenau Jokastes Suizid in dieser Weise auf, so fügen sich sämtliche Suizide auch der Ödipus-Dramen der Deutung einer objektbezogenen Aggression, die auf dem Umweg über die Selbstzerstörung ihr Objekt zu erreichen weiß.[1] Diese für die griechische Tragödie charakteristische enge Verzahnung von Suizid und Aggression gegen ein Haßobjekt geht in späteren Epochen – vermutlich unter dem Einfluß des Christentums – verloren. Suizid wird (möglicherweise wegen dieses dunkel gespürten Zusammenhanges) verpönt, und an seine Stelle tritt der Märtyrertod mit seiner ganz anderen, an einem guten Objekt ausgerichteten Bedeutung. Im elisabethanischen Drama besteht zwar immer noch eine enge Verzahnung von Suizid und Objektbeziehung, doch wenn sich Lady Macbeth unter dem Druck ihrer Schuldgefühle in einen Abgrund stürzt oder Othello sich nach der Tötung Desdemonas erdolcht, ist dies eine Handlung, die sich nur noch gegen das eigene Selbst richtet und in der sich eine Verfehlung der eigenen Existenz abschließend manifestiert. Gerade an „Hamlet" – einem Drama, das eine unübersehbare thematische Verwandtschaft mit der Orestie des Äschylos aufweist – läßt sich die gewandelte Situation verdeutlichen: während der Protagonist trachtet, den toten Vater an seinen Mördern zu rächen, hält er gleichzeitig an der Vorstellung eines harmonisch verbundenen Elternpaares fest, dessen unauswechselbarer weiblicher Teil die gleiche Mutter ist, die außerhalb von ihm als zu treffendes Haßobjekt figuriert. Innen und außen haben sich voneinander geschieden, und wenn Hamlet in einem seiner Monologe Suizid erwägt, so beinhaltet diese Phantasie weniger einen objektgerichteten Vergeltungsschlag, sondern eher das Verlangen nach einem Nirwana – „friedliche Vereinigung des Ich mit seinen Liebesobjekten" – wie Melanie Klein (1962, S. 58) von psychoanalytischer Seite formuliert hat. Aus dieser Deutung des Suizidphänomens entwickelt sich dann zunehmend – komplementär zu der Deutung Freuds – jene Auffassung des Suizids, die wir heute mit Henseler (1974) unter dem Begriff „narzißtische Krise" zusammenfassen.

Es ist charakteristisch, daß sich mit dem Erreichen dieser anderen Bedeutungsebene eine Dichotomisierung des Suizidphänomens beobachten läßt. Während es auf der einen Seite nichts von seiner ehemaligen Gewaltsamkeit einbüßt, gibt es auf der anderen Seite zunehmend den Suizid im Gewand der allmählichen Selbstauslöschung, etwa einer aufzehrenden organischen Erkrankung. In der Dichtung Goethes finden sich beide Formen nebeneinander, als gewaltsame Selbstvernichtung Werthers und allmähliche Selbstauslöschung Eduards in den „Wahlverwandtschaften". Auf dieser Stufe bedarf es keiner Waffe, keines Suizidinstruments mehr, um den Wunsch nach Selbstvernichtung zum Ausdruck zu bringen. Besonders sinnfällig wird das bei Heinrich von Kleist, dessen Penthesilea sich ihres Dolches und ihrer Pfeile entäußert, um nun in ihrem Innern nach einem „vernichtenden Gefühl" zu graben:

„. . . Denn jetzt steig ich in meinen Busen nieder,
Gleich einem Schacht, und grabe, kalt wie Erz,
Mir ein vernichtendes Gefühl hervor.

---

1 Nicht berücksichtigt wurde hier der „Suizid" der Sphinx, die sich nach Ödipus' Lösung des Rätsels in einem Abgrund zerschellen läßt und darin an das Verhalten anderer mythischer Elementarwesen (etwa Rumpelstilzchen im deutschen Volksmärchen) erinnert

Dies Erz, dies läutr' ich in der Glut des Jammers
Hart mir zu Stahl; tränk es mit Gift sodann,
Heißätzendem, der Reue, durch und durch;
Trag es der Hoffnung ewgem Amboß zu,
Und schärf und spitz es mir zu einem Dolch;
Und diesem Dolch jetzt reich ich meine Brust:
So! So! So! So! Und wieder! – Nun ists gut."

Der imaginierten Figur fällt also hier die Aufgabe zu, stellvertretend für den Autor Suizid zu begehen bzw. seiner Selbst- und Lebensverneinung Ausdruck zu verleihen. Das wirft die Frage auf nach der Beziehung zwischen dem imaginären Suizid innerhalb der Dichtung und dem realen Suizid des Dichters, von der nicht eindeutig zu sagen ist, ob der imaginäre Suizid prophylaktische (wie im Falle Goethes) oder eher antizipatorische Bedeutung (wie im Falle Kleists) hat. „. . . Kunst ist für den Künstler nicht notwendig Therapie", schreibt A. Alvarez in seinem Buch *Der Grausame Gott:* „Wenn der Künstler der Natur seinen Spiegel vorhält, entdeckt er, wer und was er ist; sein Wissen kann ihn jedoch unwiderruflich so sehr verändern, daß er selbst zum Bilde seines Spiegels wird" (1974, S. 51).

Um dieser Frage noch ein Stück weiter nachzugehen: neben Autoren, denen die in ihre Dichtung eingearbeitete Suizidalität den eigenen Suizid erspart zu haben scheint, gibt es andere, bei denen die Folge von Suiziden in ihrem Werk schließlich im realen Suizid des Autors kulminiert. Zum Verständnis dieses Gegensatzes ist ein Gedanke des amerikanischen Literaturwissenschaftlers Kenneth Burke meines Erachtens hilfreich: er spricht (abweichend vom üblichen Gebrauch dieses Wortes) von einer „kathartischen" Funktion bestimmter Dichtungen und meint damit den Versuch des Autors, über die Dichtung einen auf ihm lastenden Fluch oder Bann auf den Leser oder Zuschauer „abzuwälzen" (Burke, 1966, S. 112). Der Dichter tritt in solchen Fällen aus seiner gewohnten Maske heraus und gibt sich als jemand zu erkennen, der auf die Hilfe, das Mitgefühl, die Empathie seiner Zuhörerschaft angewiesen ist. Autoren, auf die diese im spezifischen Sinne kathartische Form der Kommunikation zutrifft, sind beispielsweise Poe und Coleridge im angloamerikanischen, Baudelaire, Verlaine und Rimbaud im französischen oder Kleist und Kafka im deutschen Sprachbereich. Sehr viel dürfte in diesen Fällen von der Resonanz abhängen, die eine „kathartische" Dichtung bei der lebenden Mitwelt findet, so daß hier möglicherweise der Dichtung jene Appellfunktion zufällt, die in der klinischen Realität der Ankündigung eines Suizids eignet. In diesem Zusammenhang ist es aufschlußreich, daß sich beispielsweise im Leben Kleists ein jahrelanger Konflikt zwischen Suizidwunsch und Suizidabwehr beobachten läßt. Dieser Konflikt wird lange Zeit von seinem Werk aufgefangen, bis dessen kompensatorische Kapazität erschöpft ist; dann schlägt der Suizidwunsch ins Leben zurück und manifestiert sich jetzt in der gewohnten Weise: als Ankündigung eines Suizids, auf die die Umwelt reagiert oder auch nicht. Man kann bei Sembdner (1969) nachlesen, daß eine Reihe von Personen sich lebenslang Vorwürfe gemacht haben, für Kleist in seiner präsuizidalen Verfassung nicht erreichbar gewesen zu sein.

Schließlich gibt es – in der neueren Literatur – Hinweise darauf, daß es Suizide auch ohne die gewohnte Appellfunktion gibt; das ganze Leben des Betroffenen ist in seiner zunehmenden Erstarrung ein einziger sprachloser Appell. Einen solchen Ablauf hat Peter Handke in seiner protokollartigen Aufzeichnung von Leben und Sterben seiner Mutter – *Wunschloses Unglück* (1972) – festgehalten: ein geradezu paradigmatischer Text, was das Verständnis des Suizidphänomens in der zeitgenössischen Dichtung angeht. Die Protagonistin von Handkes Text hat kein menschliches Gegenüber mehr, an das sich ihr Suizid gewissermaßen richtet; ihr Gegenüber ist schon seit langem – wie Handke sehr genau herausarbeitet – eine kollektiv anonyme Über-Ich-Instanz, die ihr bei ihren vergeblichen Ausbruchsversuchen in ein eigenes Leben grausam, höhnisch und besserwisserisch zusieht. „Es fing damit an, daß meine Mutter plötzlich Lust zu etwas bekam", heißt es auf der einen Seite, doch einige Seiten weiter repliziert die Gegenstimme: „Sie war also nichts geworden, konnte auch nichts mehr werden, das hatte man ihr nicht einmal vorauszusagen brauchen". – Damit befinden wir uns endgültig im Bereich dessen, was Kohut mit dem Begriff des „Tragischen Menschen" belegt hat.

Auch der englische Analytiker D. W. Winnicott hat Entscheidendes zum Verständnis dieser neuen Psychopathologie beigetragen, die bei ihm eng mit dem Gegensatz von „wahrem" und „falschem" Selbst bzw. dem fehlerhaften Zusammenspiel dieser psychischen Teilbereiche zusammenfällt. Er spricht in diesem Zusammenhang von der vergeblichen Suche nach Bedingungen, unter denen das verborgene, abgekapselte wahre Selbst sich entfalten könnte: „Wenn solche Bedingungen nicht zu finden sind, dann muß eine neue Abwehr gegen die Ausbeutung des wahren Selbst errichtet werden, und wenn das zweifelhaft erscheint, ist die klinische Folge Selbstmord" (Winnicott, 1974, S. 186). Und er fährt fort: „Selbstmord (...) ist die Zerstörung des gesamten Selbst, um die Vernichtung des wahren Selbst zu vermeiden." Diese Form des Suizids ist nicht mehr auf das Objekt, sondern auf das Selbst bezogen – das Selbst als die Matrix, aus der Objektbeziehungen hervorgehen und in die sie wieder zurückgenommen werden. Verschiedene Dichtungen sind zwar schwer miteinander vergleichbar, wenn die eine in eine mythische Vergangenheit zurückreicht und die andere mitten unter uns entstanden ist und von unseren heutigen Bedingungen handelt; es dürfte aber deutlich geworden sein, daß sich entscheidende Aspekte des Suizids seit der Antike verändert haben. Vom Suizid der Atridendramen, der einem feindlichen Objekt galt, führte die Entwicklung über Hamlets Sorge um das „gute" Objekt zur Sorge um das „wahre Selbst" im „Wunschlosen Unglück"; darin ist eine Bedeutungsverschiebung in Richtung der „narzißtischen Krise" unverkennbar.

Literatur

Äschylos (1980) Die Orestie. Prosaübersetzung der Schaubühne am Halleschen Ufer, Berlin (Programmheft)

Alvarez A (1974) Der grausame Gott. Eine Studie über den Selbstmord. Hoffmann & Campe, Hamburg

Borkenau F (1957) Zwei Abhandlungen zur griechischen Mythologie. Psyche (Stuttg) XI:1–27

Burke K (1966) Dichtung als symbolische Handlung. Eine Theorie der Literatur. Suhrkamp, Frankfurt

Freud S (1946) Trauer und Melancholie. Imago, London (GW X:427–446)
Handke P (1972) Wunschloses Unglück. Erzählung. Residenz, Salzburg
Henseler H (1974) Narzißtische Krisen. Zur Psychodynamik des Selbstmords. Rowohlt, Reinbek
Klein M (1962) Das Seelenleben des Kleinkindes. Klett, Stuttgart
Kleist H von (1961) Sämtliche Werke und Briefe. Hanser, München
Kohut H (1979) Die Heilung des Selbst. Suhrkamp, Frankfurt
Sembdner H (1969) Heinrich von Kleists Lebensspuren. Dtv, München
Winnicott DW (1974) Reifungsprozesse und fördernde Umwelt. Kindler, München

Der Suizid in der Abgrenzung gegen Unfall und Tötung – Entwicklungstendenzen

G. Dotzauer und G. Berghaus

Einleitung

Unserer Fachkompetenz als Rechtsmediziner entsprechend beschränken wir uns bei der Behandlung der Thematik auf Aussagen über den *vollendeten Selbstmord* (wir verwenden im folgenden die Begriffe Suizid, Selbstmord, Selbsttötung, Freitod synonym, ohne hierdurch ethische oder juristische Wertungen implizieren zu wollen). Weiter stellen wir die Abgrenzung, also die *Differentialdiagnose* zwischen Suizid, Tötung und Unfall in den Vordergrund und weisen nur sekundär auf Trendänderungen hin. Ausgang unserer Analyse ist die *entdeckte Tat,* der Beginn kriminalpolizeilicher Ermittlungstätigkeit zur Aufklärung eines unnatürlichen Todesfalles. Diese Situation sei an 3 Beispielen demonstriert:

1. Ein als alkoholabhängig bekannter Mann, der bereits einen Suizidversuch unternommen hatte, wird eines Morgens in seiner Wohnung von einem Arbeitskollegen tot auf dem Sofa liegend aufgefunden. Eine Leuchtgasvergiftung wird diagnostiziert (Herber, 1969).
2. Ein 70jähriger, an den unteren Extremitäten und am rechten Arm gelähmter Mann, der sich nur auf dem Boden rutschend fortbewegen konnte, wurde auf der Erde sitzend, an sein Bett gelehnt, aufgefunden. Aus den Ohren war Blut geflossen, um den Hals lag ein kleinfingerdicker Strick (zit. nach Weimann u. Spengler, 1956).
3. Eine 50jährige, an Karzinophobie und depressiver Verstimmung leidende Patientin, hatte mehrmals versucht, Suizid zu begehen. Schließlich wurde sie in einem kaum brusthohen Weiher treibend tot aufgefunden. Die Leiche zeigte sog. Probierschnitte an den Handgelenken, zirkuläre Strangulationsmerkmale am Hals und eine Vulvaverletzung. Weitere Anknüpfungstatsachen fehlten. Der Tod trat wahrscheinlich durch Ertrinken ein (Rittner, 1980).

In allen Fällen ist zu entscheiden: Selbstmord, Unfall oder Kapitalverbrechen? Erwähnt seien weiter die Problemfälle: Jagdunfall oder Selbstmord auf der Kanzel, Tod im Zusammenhang mit autoerotischen Handlungen, Unfall, Selbstmord oder Tötung bei Sturz in An- oder Abwesenheit von Zeugen und ähnliche Tatkategorien mehr. Beispiele dubioser Fälle können der Monographie von Bartmann (1954) entnommen werden.

Diese Aufzählung zeigt die Komplexität möglicher Tatkonstellationen. Es ist nicht beabsichtigt, für jede konkrete Situation spezielle Hinweise zur Differentialdiagnose zwischen Selbstmord und anderen gewaltsamen Todesarten zu geben. Es dürfte evident sein, daß z. B. für Schußtodesfälle andere Untersuchungstechniken und -kriterien relevant sind, als für Erhängungstodesfälle. Neben dem Tatwerkzeug werden zusätzlich Tatort, Spurenverteilung und weitere Determinanten die Auswahl der Abgrenzungsuntersuchungen beeinflussen, so daß letztlich eine unüberschaubare Fülle theoretischer Tatabläufe und deren Klärung zu diskutieren wären.

Wir bevorzugen daher eine allgemein gefaßte Darstellung, die teils auf Beispiele verweist, teils durch eine Stichprobenuntersuchung eines bisher nicht veröffentlichten Materials von Leicheneingängen des Kölner Instituts für Rechtsmedizin aktualisiert wird. Eine derartige statistische Analyse ist unserer Ansicht nach deshalb interessant, weil Studien, die regional und zeitlich vergleichbare Daten an einem größeren Kollektiv erheben, äußerst selten sind (vgl. z. B. Pokorny, 1965). Zumeist werden in Einzelfalldarstellungen seltenere Tatmuster analysiert.

Bei unserem Kollektiv handelt es sich um die in der Zeit vom 1. 1. 1975 bis 31. 12. 1978 in das Institut eingelieferten 4436 Leichen von Personen, die unter zunächst ungeklärten Umständen im Stadtbereich bzw. den umgebenden ländlichen Bezirken tot aufgefunden wurden. Da in lediglich 24% der Fälle eine Obduktion gerichtlich angeordnet wurde, basiert die kriminologische Einordnung überwiegend auf den Informationen, die uns die ermittelnden Behörden zur Kenntnis brachten bzw. die durch Rückfragen in Erfahrung gebracht werden konnten (Tabelle 1). In etwa 300 Fällen schienen unseres Erachtens jedoch auch andere Interpretationsmöglichkeiten gegeben; eine relativ hohe Zahl, die wir abschließend in einem anderen Zusammenhang noch zu diskutieren haben.

Die Differentialdiagnose vollzieht sich auf mehreren Ebenen:
1. der retrospektiven Ermittlung des sozialen Umfeldes eines Verstorbenen,
2. der Tat- und Fundortuntersuchungen mit anschließender morphologischer, chemischer und serologischer Spurenanalyse,
3. der Analyse von Tatmerkmalen und
4. der äußeren Besichtigung und Eröffnung der Leiche.

Retrospektive Ermittlung persönlicher Daten des Verstorbenen sowie seines „sozialen" Umfeldes

Als Abgrenzungsmerkmale des Selbstmordes gegenüber Unfall und Kapitalverbrechen sind im wesentlichen die Kriterien aufzuzählen, die der Forschungsbereich der Selbstmordprophylaxe als suizidträchtige Indikatoren erarbeitet hat. Methodologisch ist jedoch der Hinweis angezeigt, daß letztlich keine empirischen Untersuchungen vorliegen, welche die Vorgeschichte von Selbstmorden, Unfällen und Tötungsdelikten differentialdiagnostisch gegenüberstellen; vielmehr sind aus soziologischer, psychologischer, psychiatrischer und psychoanalytischer Sicht (Durkheim, 1897; Menninger, 1938; Ringel, 1953, 1969; Dubitscher, 1957, 1971; Stengel, 1961, 1969; Mende, 1967; Pöldinger, 1968; Braun, 1971) im Anschluß an einen Selbstmordversuch retrospektiv Daten gesammelt und gesichtet worden. So hat z. B. Ringel (1953) ein präsuizidales Syndrom, charakterisiert durch zunehmende Einengung, gehemmte Aggression und Selbst-

Tabelle 1. Kriminologische Einordnung. Leicheneingänge 1975–1978 (Institut für Rechtsmedizin, Köln)

	Absolut	Relativ
Natürlicher Tod	2590	58,4
Unfälle	674	15,2
Selbstmorde	985	22,2
Tötungsdelikte	143	3,2
Unbekannte Klassifikation	44	1,0
Insgesamt	4436	100,0

mordphantasien, bei der Mehrzahl geretteter Suizidenten in der Anamnese nachgewiesen. Als Differenzierungshilfe nach vollendetem Suizid dient dieses Syndrom jedoch erst dann, wenn bei Opfern von Tötungsdelikten und Unfällen derartige Symptome nicht oder nur vereinzelt auftreten. Der prophylaktische Wert der zusammengestellten Merkmale ist unbestritten, aus der Sicht der Aufklärung eines unnatürlichen Todesfalles ist den verschiedenen Selektionskriterien jedoch nur Hinweischarakter zuzusprechen.

Als Indikatoren für Selbstmord sind bekannt: *Vorausgehende Selbstmordversuche, Selbstmordandrohungen, Selbstmordgedanken.* Litmann (1967) wies darauf hin, daß in etwa 3 von 4 Fällen die Suizidenten innerhalb eines Monates vor der Tat allein ärztlichen Stellen gegenüber Selbstmordabsichten äußerten. Berücksichtigt man sämtliche Adressaten einer Selbstmordankündigung und beschränkt die Analyse nicht auf einen Monat vor dem Freitod, kann davon ausgegangen werden, daß bei fast allen Selbstmorden mehr oder weniger deutliche verbale Hinweise für das Vorhaben gegeben wurden. Ähnlich zu interpretieren sind vorausgehende Selbstmordversuche, die mitunter von der Umwelt als „nur demonstrative" Handlungen mißdeutet werden (s. Kap. 5). Die *Abhängigkeit von Alkohol oder Drogen* ist ein weiteres selbstmordgefährdendes Kriterium. So stellte Bonk (1973) einen signifikant höheren Anteil von Alkoholkranken unter Selbstmördern fest, als dies dem Anteil in der Bevölkerung entsprechend zu erwarten war. Nicht umsonst wird die Sucht als eine Form der Selbstzerstörung interpretiert. Auch *psychische Erkrankungen* in der Vorgeschichte eines Verstorbenen deuten auf ein vermehrtes Selbstmordrisiko hin. Stichprobenartig ermittelten wir einen Anteil von 12% der in unser Institut eingelieferten Selbstmörder, der allein in der Universitäts-Nervenklinik behandelt worden war. Nicht erfaßt waren hierbei Behandlungen bei niedergelassenen Ärzten oder anderen Krankenanstalten (vgl. die Untersuchungen von Böcker et al., 1970).

Auch das *Geschlecht* ist in Relation zur kriminologischen Klassifikation zu sehen (Tabelle 2). Bei Unfällen sind deutlich häufiger Männer betroffen, während bei Suiziden und Tötungsdelikten gleiche prozentuale Verteilungen zwischen Männern und Frauen vorliegen. Darüber hinaus sind deutliche Entwicklungstendenzen nachzuweisen: In einer Studie über Tötungsdelikte aus Hamburg und Köln, die den Zeitraum 1953–1969 erfaßte (Dotzauer et al., 1971), lag der Anteil männlicher Opfer noch bei 80%, also etwa 20% über dem heutigen Stand. Im Ansatz ist die gleiche Tendenz auch bei den Selbstmorden festzustellen, wenn auch

Tabelle 2. Geschlechtsverteilung. Leicheneingänge 1975–1978 (Institut für Rechtsmedizin, Köln)

	Unfall	Selbstmord	Tötungsdelikt
Männlich	72,6%	61,7%	60,1%
Weiblich	27,4%	38,3%	39,9%
	100% = 674	100% = 985	100% = 143

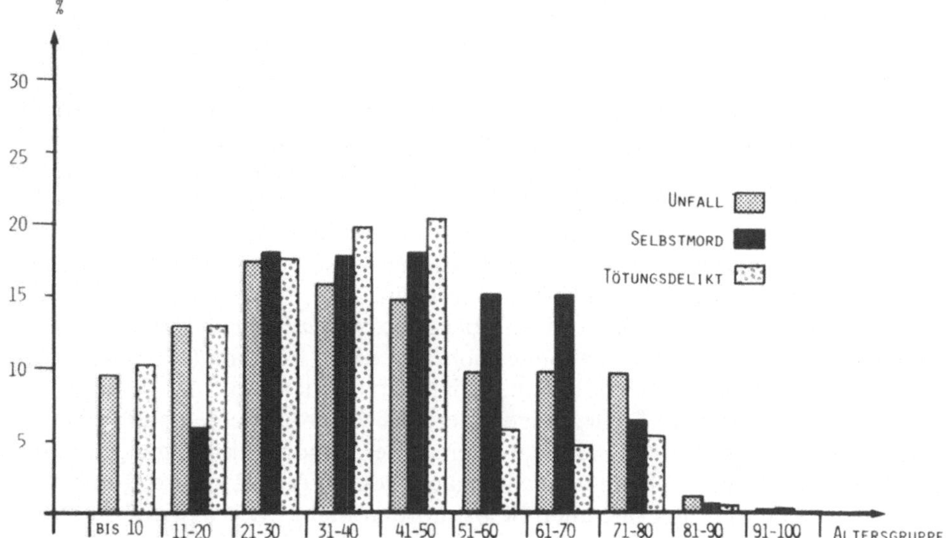

Abb. 1. Lebensalterverteilung der Leicheneingänge 1975–1978 im Institut für Rechtsmedizin, Köln

die Differenz bei weitem nicht so deutlich ausgeprägt ist wie bei den Tötungsdelikten; außerdem ist der geringe Stichprobenumfang zu berücksichtigen. Die *Altersaufschlüsselung* der unnatürlich Verstorbenen (Abb. 1) weist in der Altersgruppe bis 20 Jahre primär die Verunfallten und gewaltsam durch andere Getöteten auf (vgl. auch Rangol, 1969; Rasch, 1975). Altersgipfel bei Selbstmorden sind die Gruppe der 21- bis 50jährigen, aber sogar bis hin zum 7. Lebensjahrzehnt dominiert der Suizid im Vergleich zum Unfall und zum Tötungsdelikt.

Weitere Anhaltspunkte bei der Abschätzung der Suizidalität: Familiäre, finanzielle und berufliche Schwierigkeiten, wirtschaftliche Krisen, Liebes-, Ehe- und Sexualprobleme, Krankheitswahn, chronische Schmerzen, biologische Krisen (Pubertät, Klimakterium, Gravidität), Isolierung, Vereinsamung, Todesphantasien, Angst, Aggressionshemmungen, endogene und exogene Depressionen, Familienstand, Kinderzahl, Wohnungsgröße, Religionszugehörigkeit, Bevölkerungsdichte etc.

Retrospektiv eine der genannten Möglichkeiten als Ursache für einen vollendeten Selbstmord zu apostrophieren – also die *Motivation* zu ergründen – bereitet nach unserem Ermessen nicht zu überbrückende Schwierigkeiten. Neben der

Differenzierung zwischen aktuellem Anlaß und zugrundeliegender materieller oder psychischer Situation hängt jede Motivklassifikation von der Ermittlungsintensität ab. So führt Menninger (1938) Beispiele an, in denen je nach Informationsstand die verschiedensten Motive für einen Selbstmord hätten angeführt werden können. Selbst den Suizidenten ist häufig der Grund für ihre Handlung nicht bewußt, wie wir aus vielen Abschiedsbriefen ersehen. Der Außenstehende wird zudem kaum ohne subjektive Gewichtung ein Urteil fällen können – es sei an die Vielfalt der in der Literatur zusammengestellten „Motive" erinnert. Vorsicht geboten ist bei Vernehmungen von Verwandten und Bekannten des Verstorbenen: Abgesehen von der teilweise zu beobachtenden Tendenz zur Kaschierung eines Selbstmordes als natürlichem Tod bzw. als Unfall führt ein vermeintliches moralisches Mitverschulden nicht selten zur Ablenkung vom eigentlichen Motiv eines Selbstmörders.

Tatortuntersuchung mit anschließender Spurenanalyse

Hier können wir im wesentlichen auf Ausführungen verweisen, die unter dem Schlagwort „Tötungsdelikte" im Handwörterbuch der Kriminologie von uns zusammengestellt wurden (Dotzauer et al., 1975). Grundlage jeglicher Abgrenzung des Suizids vom Unfall oder vom Mord ist eine vorurteilsfreie Objektivierung der Fundortsituation. Wenn im nächsten Kapitel „typische" Selbstmordmethoden vorgestellt werden, darf ihre Kenntnis nicht zu einer à priori gezielten Untersuchung führen. Die Klassifikation als Selbsttötung nach der Diagnose der Leuchtgasvergiftung als „typischer" Suizidmethode hat in dem eingangs zitierten Beispiel zur Einstellung weiterer Ermittlungen geführt. Erst als sich die Täterin gegenüber einer Bekannten mit dem Mord brüstete, konnte der „typische" Gasselbstmord als Tötungsdelikt an dem alkoholisierten Ehemann entlarvt werden. Wesentlich ist demnach die gleiche Ermittlungsintensität in jedem individuellen Fall; erst sie bildet die Grundlage für eine Bewertung einer Tat- und Fundortsituation. Die eigentliche Abgrenzung des Suizids von Unfall und Tötungsdelikt kann dementsprechend erst bei der Interpretation der objektiv ermittelten Befunde einsetzen.

Ausführliche, bis ins Detail gehende Anweisungen zur kriminalistischen Beobachtungs-, Asservierungs- und Untersuchungstechnik sind den Arbeiten zu entnehmen, die Anfang unseres Jahrhunderts publiziert wurden (z. B. Gross, 1908). Die Wahrnehmung, Beschreibung, Messung und Bewertung einer Tat- bzw. Fundortsituation ist zu jener Zeit so präzise analysiert worden, daß man den damaligen Ausführungen ohne Einschränkung auch heute noch beipflichten muß. Aufgrund der Vielfalt und Komplexität potentieller Tatabläufe ist eine Schematisierung der Untersuchungsstrategie nicht möglich, vielmehr erfordert jeder Fall eine ihm eigene Untersuchungstechnik. Hingewiesen sei beispielsweise auf den Aufhängemechanismus beim Tod durch Erhängen, auf Spiegel, Wäsche-Fetische und pornographische Bilder bei Tod im Zusammenhang mit autoerotischen Handlungen, fehlende Schleif- und Kampfspuren nach Tod durch Drosseln, Beschwerung einer Leiche mit Steinen beim Tod im Wasser, Spurensicherung zur Differenzierung von „absoluten", „relativen" Nah- bzw. Fernschüssen, Spurensicherung auf und in Gläsern bei Verdacht auf Vergiftung, Stellung der Zündung und Tankfüllung bei Tod nach Auspuffgasen etc.

Neben der Beteiligung von Spezialisten zur Spurensicherung wird in Zweifelsfällen die Beiziehung eines Rechtsmediziners zur Fundortbesichtigung sinnvoll sein, da er aus der Lage einer Leiche, der Blutspurenmorphologie und dem äußerlich sichtbaren Verletzungsmuster u. U. Hinweise zur weiteren Ermittlungstätigkeit geben kann.

Während der „Spürsinn" des Ermittlungspersonals bei der Tatortuntersuchung keinen Entwicklungstendenzen unterliegt, sind durch neue chemische und physikalische Analysentechniken in den Laboren bei der Spurenanalyse heute erhebliche Verbesserungen zu verzeichnen. So haben sich – um hier exemplarisch Hinweise zu geben – die serologischen Verfahren zur Blutgruppenbestimmung an Blutspuren erheblich verfeinert, so daß bei geringerem Blutspurenmaterial in kürzerer Zeit qualitativ und quantitativ bessere Ergebnisse erzielt werden können. Der Einsatz des Rasterelektronenmikroskops bei der Identifizierung von einzelnen Haaren, die Digitalisierung und EDV-Speicherung von Fingerabdrücken mit computerunterstützten Such- und Vergleichsstrategien sowie Projektionsverfahren zur Rekonstruktion von Gesichtsweichteilen sind weitere Beispiele für eine heute optimalere Ausschöpfung der Spureninformationen.

Analyse von Tatmerkmalen

In einem Monographiebeitrag lassen sich nur einige der charakteristischen Differenzierungsmerkmale im Licht neueren Zahlenmaterials vorstellen.

Die *zeitlichen Determinanten* sind in den folgenden Tabellen zusammengestellt. Der *monatliche* Überblick (Tabelle 3) zeigt zunächst die unregelmäßig variierende Verteilung der Tötungsdelikte. Bei diesen Taten dürften primär persönliche Motivationen vorherrschen, die einen möglichen jahreszeitlichen Einfluß – z. B. auf die Aggressionsentladung – überdecken. Umgekehrt wird man bei Unfällen und Selbstmorden weit eher einen naturbedingten Einfluß auf das subjektive und objektiv physische wie psychische Befinden der Opfer erwarten dürfen. So kennt man seit langem den Frühjahrs- bzw. Sommergipfel bei Selbstmordhandlungen und hat ihn mit den verschiedensten physiologischen Gründen zu erklären versucht. Auch in unserer Untersuchung ist ein relativer Märzgipfel zu erkennen, wenn auch das absolute Maximum mit 10,1% aller Suizide im November zu verzeichnen ist. Inwiefern sich hier Entwicklungstendenzen dokumentieren, kann nicht entschieden werden, zumal auch eine differenziertere Betrachtungsweise des Phänomens angebracht zu sein scheint: In einer vergleichenden Analyse von Selbstmorden, bekanntgewordenen Selbstmordversuchen und kriminellen Delikten (Tabelle 4) haben wir nicht nur zeitliche und geschlechtsabhängige Differenzen des Suizidgeschehens, sondern auch der verschiedenen Kriminaldelikte nachgewiesen. Wie diese Differenzen schlüssig zu interpretieren sind, ist unseres Wissens bis heute nicht geklärt. Bei den Unfällen ist in Köln

Tabelle 3. Monatsverteilung. Leicheneingänge 1975–1978 (Institut für Rechtsmedizin, Köln)

Monat	Unfall	Selbstmord	Tötungsdelikt
Januar	9,1%	9,0%	5,8%
Februar	9,4%	9,0%	8,6%
März	7,2%	9,7%	10,1%
April	10,1%	8,8%	5,0%
Mai	8,2%	8,8%	7,2%
Juni	9,1%	9,1%	13,7%
Juli	8,5%	8,3%	7,2%
August	9,1%	6,3%	5,0%
September	6,6%	6,1%	12,2%
Oktober	7,5%	7,7%	8,6%
November	7,6%	10,1%	10,1%
Dezember	7,7%	7,1%	6,5%
	100% = 671	100% = 941	100% = 139
Unbekannt	3	44	4

Tabelle 4. Maxima der verschiedenen Tötungsdelikte in der BRD. (Nach Dotzauer et al., 1971)

Delikt	Stärkste Belastung
Selbstmord männlich und weiblich	Mai
Selbstmordversuch männlich	Juli
Selbstmordversuch weiblich	August
Mord und Totschlag	–
Mord- und Totschlagsversuch	Juli
Körperverletzung mit Todesfolge	August
Kindestötung	April

Tabelle 5. Wochentagverteilung. Leicheneingänge 1975–1978 (Institut für Rechtsmedizin, Köln)

Wochentag	Unfall	Selbstmord	Tötungsdelikt
Montag	14,2%	17,1%	18,0%
Dienstag	12,5%	14,4%	13,3%
Mittwoch	14,8%	15,1%	19,5%
Donnerstag	14,2%	14,1%	10,2%
Freitag	15,8%	11,1%	12,5%
Samstag	17,5%	12,9%	15,6%
Sonntag	11,0%	15,4%	10,9%
	100% = 647	100% = 597	100% = 128
Unbekannt	27	388	15

eine relativ gleichmäßige Verteilung zu konstatieren. Im Gegensatz zum Selbstmord und zum Tötungsdelikt ist der April hier der wichtigere Monat. Die Verteilung auf die *Wochentage* zeigt für die verschiedenen kriminologischen Klassifikationen typische Züge (Tabelle 5). Den unregelmäßig auftretenden Tötungsdelikten stehen der Samstag als für den Unfall prädestiniert und das ausgehende

Tabelle 6. Tatzeitverteilung. Leicheneingänge 1975–1978 (Institut für Rechtsmedizin, Köln)

Uhrzeit	Unfall	Selbstmord	Tötungsdelikt
00.00–05.59	20,6%	33,1%	31,9%
06.00–11.59	19,7%	22,9%	10,3%
12.00–17.59	31,7%	28,5%	23,3%
18.00–23.59	28,0%	15,5%	34,5%
	100% = 625	100% = 593	100% = 116
Unbekannt	49	392	27

Tabelle 7. Todesort bei Suizidfällen 1976–1978 (n = 768)

1. In geschlossenen Räumen (n = 549)

Todesort	Anzahl	%
Schlafraum	142	18,6
Wohnraum	64	8,3
Küche	29	3,8
Bad	42	5,4
Treppenhaus	10	1,3
Diele, Abstellraum etc.	28	3,7
Keller	34	4,4
Balkon, Hof, Garten	5	0,6
Garage, Kfz i. d. Garage	14	1,8
Speicher, Dachgeschoß	12	1,6
Raum unbekannt	114	14,9
Arbeitsstätte	14	1,8
Hotelzimmer	10	1,3
Krankenhaus	15	1,9
Haftanstalt	5	0,6
Im Kfz im Freien	11	1,4
Insgesamt	549	71,5%

2. Außerhalb geschlossener Räume (n = 21 9)

Todesort	Anzahl	%
Sprung aus Gebäude	62	8,1
Straßenbahn-/Zugüberfahrung	30	3,9
Friedhof	1	0,1
Wald, Spielplatz, Park	62	8,1
Gewässer	64	8,3
Insgesamt	219	28,5

Wochenende (Sonntag/Montag) als häufige Suizidzeit gegenüber. Beide Schwerpunkte sind in der Literatur bereits ausführlich gewürdigt worden. Ähnliches gilt für die *Tageszeit* (Tabelle 6): Unfälle häufen sich zwischen 12 und 24 Uhr, Selbstmorde zwischen 0 und 6 Uhr und Tötungsdelikte zwischen 18 und 6 Uhr.

Tabelle 8. Selbstmordmittel in der BRD (1953–1965) nach der polizeilichen Kriminalstatistik

	Männer	%	Frauen	%
Leuchtgas	8 209	(9,5)	8 529	(17,4)
Andere Vergiftungen	16 483	(19,0)	12 952	(26,5)
Erhängen/Erdrosseln	43 032	(49,6)	15 018	(30,7)
Ertränken	5 244	(6,0)	6 140	(12,6)
Erschießen	4 393	(5,1)	243	(0,5)
Überfahrenlassen	4 691	(5,4)	1 642	(3,4)
Sturz aus der Höhe	2 512	(2,9)	3 251	(6,7)
Schnitt-/Stichverletzung	1 679	(1,9)	755	(1,5)
Andere Arten	524	(0,6)	300	(0,6)
Art unbekannt	77	(0,1)	47	(0,1)
Insgesamt	86 844	100%	48 877	100%

Während die zeitliche Häufung aus der Sicht des Kriminalisten für die Differentialdiagnose nur von untergeordneter Bedeutung ist, weist der *Tatort* schon deutlichere Relationen zur kriminologischen Einordnung eines unnatürlichen Todesfalles auf (Tabelle 7). Als typisch für einen Selbstmord sind zunächst Tatorte zu nennen, die dem Suizidenten eine störungsfreie Vorbereitung seiner Handlung ermöglichen. So können von innen verriegelte Räume und fehlende Spuren der Anwesenheit anderer Personen als starkes Indiz für einen Freitod gewertet werden. Schlafräume, Bäder, Speicher- und Kellerräume sind bevorzugte Selbstmordorte neben den Stürzen von Gebäuden und Brücken. Korreliert mit dem Todesort ist die *Selbstmordmethode*. Während Todesstürze sich meist im Freien ereignen, werden Vergiftungen fast ausschließlich in Schlaf- und Wohnräumen durchgeführt. Erhängungsorte sind Keller, Speicher sowie Wälder und Gartenanlagen. Die Wahl der Selbstmordmethode differiert geschlechtsabhängig (Tabelle 8).

Während die Frauen sich überwiegend vergiften, eine sog. „weiche" Methode, erhängen sich die Männer eher. Wie ein Vergleich mit der Tabelle 9 zeigt, ist tendenziell ein immer häufiger werdendes Vergiften zu beobachten. Seltenere Suizidmethoden sind zumeist in engem Zusammenhang mit der beruflichen Tätigkeit der Suizidenten zu sehen, wie etwa der Selbstmord durch selbst beigebrachte Injektionen, Bolzenschußgeräte, Schußwaffen etc.

Die Aufschlüsselung der Leicheneingänge nach *Todesursachen bzw. Tatwerkzeugen* (Tabelle 9) macht die Prävalenzen für Unfall und Tötungsdelikte deutlich: Straßenverkehrsunfälle, Stürze und versehentliches Einnehmen oder eine Überdosierung von Medikamenten bei Unfällen, Drosseln, Würgen, Schläge, Schüsse und Stiche bei kriminellen Delikten. Die Aufstellung zeigt aber auch deutlich die Todesmechanismen, bei denen eine Differentialdiagnose zwischen den kriminologischen Klassifikationen die meisten Schwierigkeiten bereitet. Vergiftungen, Ertrinkungs- und Sturztodesfälle manifestieren sich in allen kriminologischen Kategorien in nennenswerten Häufigkeitszahlen. Bei Schußtodesfällen ist primär die Abgrenzung des Selbstmordes vom Tötungsdelikt relevant. Diese sich zunächst nur statistisch dokumentierenden Signifikanzen werden durch die tägliche Praxis bestätigt: Zu den schwierigsten Aufgaben des Rechts-

Tabelle 9. Todesursache/Tatwerkzeuge. Leicheneingänge 1975–1978 (Institut für Rechtsmedizin, Köln)

	Unfall	Selbstmord	Tötungsdelikt
Straßenverkehr	44,1%	2,6%	–
Vergiftungen	11,1%	46,8%	3,5%
Erhängen	0,7%	25,5%	–
Drosseln/Erwürgen	0,1%	0,2%	23,1%
Ertrinken	6,5%	7,4%	2,8%
Aspiration	2,1%	–	0,7%
Schlag	1,2%	0,1%	24,5%
Sturz	16,8%	7,4%	3,5%
Quetschen/Zermalmen	4,0%	0,8%	–
Explosion	0,9%	–	–
Schuß	0,3%	5,3%	20,3%
Stich	0,1%	0,4%	19,6%
Schnitt	0,4%	1,7%	0,7%
Strom	2,5%	0,5%	–
Verbrennen/Verbrühen/Verkohlen	5,5%	0,2%	–
Sonstige Ursachen	3,6%	1,0%	1,4%
	100% = 674	100% = 985	100% = 143

mediziners und des forensischen Toxikologen gehört die Aufklärung von Todesfällen, bei denen der Verdacht einer Gifteinwirkung vorliegt. Hierbei ist neben der Differentialdiagnose primär durch chemisch-toxikologische Untersuchungen die Frage zu klären, ob überhaupt ein toxischer Einfluß vorliegt. Medikamentenüberdosierung, Tod nach Raschmittelkonsum, additive Wechselwirkungen von Medikamenten und Alkohol und Polytoxikomanie sind einige Aspekte, die bei der rechtsmedizinischen Begutachtung Berücksichtigung finden müssen. Weiter sei auf die Schwierigkeit hingewiesen, abnorme Selbstmordmethoden, wie etwa Selbstmord durch Erdrosseln (Weimann u. Spengler, 1956) oder ungewöhnliche Suizidfälle bei Geisteskranken (Rittner, 1980), Autoerotikern (Tolnay, 1963; Krings, 1973; Naeve u. Wittram, 1977; s. auch Abb. 2), Transvestiten (Disse, 1963) etc. als solche nachzuweisen. Es können weitere Merkmale aufgezählt werden, die sich durch signifikante Verteilungsdifferenzen zwischen den kriminologischen Kategorien „Selbstmord", „Unfall" und „Tötungsdelikt" auszeichnen, wie etwa Überlebenszeit nach der Tat, Höhe eines Sturzes, anläßlich der Tatortbesichtigung festzustellende Vorbereitungshandlungen (z. B. Herbeischaffen eines Stuhles o. ä. bei Selbstmorden durch Erhängen) etc.

Äußere Besichtigung und Eröffnung der Leiche

Von entscheidender Bedeutung bei der Aufklärung eines unnatürlichen Todes sind Leichenschau und Obduktion.

Die Leichenschau soll abklären, welche äußeren, für den Tod eventuell ursächlichen, verdächtigen Gewalteinwirkungen festzustellen sind. Welche Untersu-

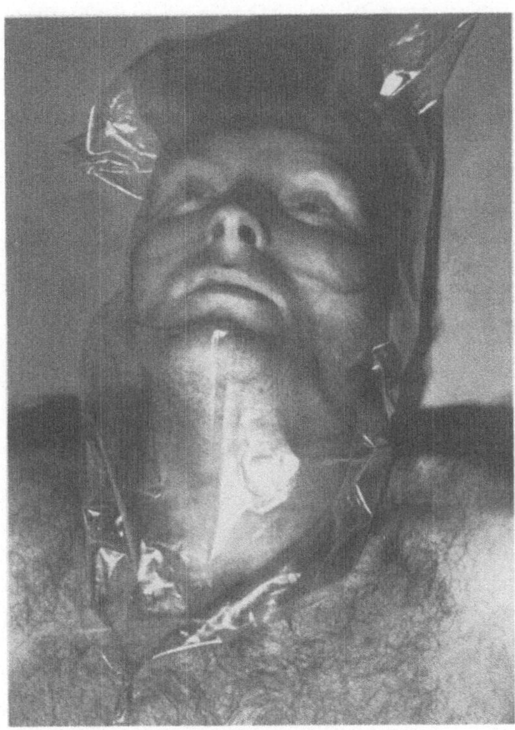

Abb. 2. Fundortsituation: Vermutlicher Tod nach autoerotischer Betätigung. Sobald ein Angehöriger die Plastiktüte entfernt, wird die Differentialdiagnose schwieriger

chungstechniken im einzelnen relevant sind, kann nicht ausgeführt werden, es sei auf die rechtsmedizinischen Lehrbücher und Zeitschriften verwiesen. Neben todesursächlichen Gewalteinwirkungen und deren morphologischer Beschreibung sind Verletzungen von Bedeutung, die nicht ursächlich im Sinne der Todesfeststellung sind bzw. scheinbar nicht in direktem Zusammenhang mit dem akuten Ereignis stehen. Als Beispiele aufzulisten sind: Lage und Ausprägung von Strangfurchen zur Differentialdiagnose von Drosselung- bzw. Erhängungstodesfällen, Einstichstellen an charakteristischen Körperpartien als Hinweis auf Rauschmittelinjektionen, frische Probierschnitte bzw. typisch angeordnete Schnittnarben an den Innenseiten der Arme als Indikatoren für vorausgegangene Selbstmordversuche (Abb. 3 u. 4). Wie häufig sind zurückliegende Versuche, die Pulsadern zu öffnen, übersehen oder als nicht ernst gemeint interpretiert worden! Wer hat bei einer Leichenschau dem Toten die Lippen geöffnet, um zerkaute Tablettenreste aufzuspüren? Die Gefahr einer Nichtbeachtung von Spuren ist speziell dann gegeben, wenn ein Mensch, der sich nach einer Gewalttat in Lebensgefahr befindet, nach erfolglosen klinischen Bemühungen nicht einem rechtsmedizinischen Institut zur Leichenschau und Obduktion überbracht wird. Ein Kliniker dürfte mit der differenzierten Analyse eines unnatürlichen Todesfalles überfordert sein.

Daß aber selbst eine ausführliche äußere Besichtigung einer Leiche die Obduktion nicht ersetzen kann, macht eine Aufstellung von Asnaes (1979) deutlich (Tabelle 10), die die kriminologische Einordnung von Todesfällen nach einer

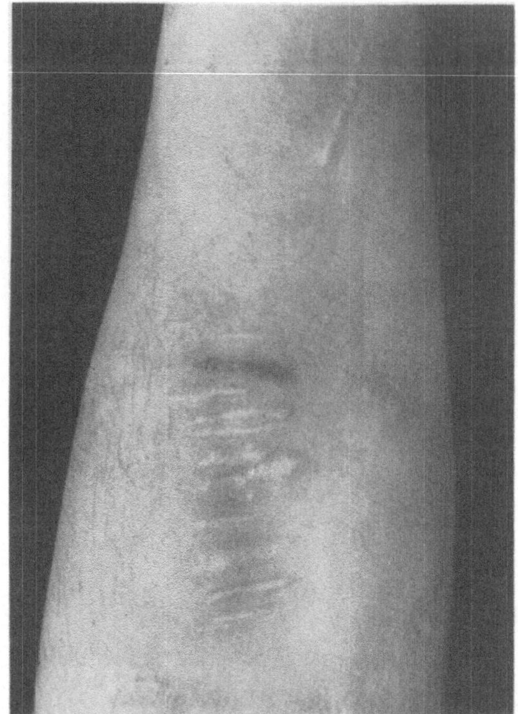

Abb. 3. Wenn die Kleidung bei einem Patienten nicht abgelegt, eine Leichenschau ohne Entkleidung vorgenommen wird, werden massive Schnittnarben unterschiedlichen Alters nicht entdeckt

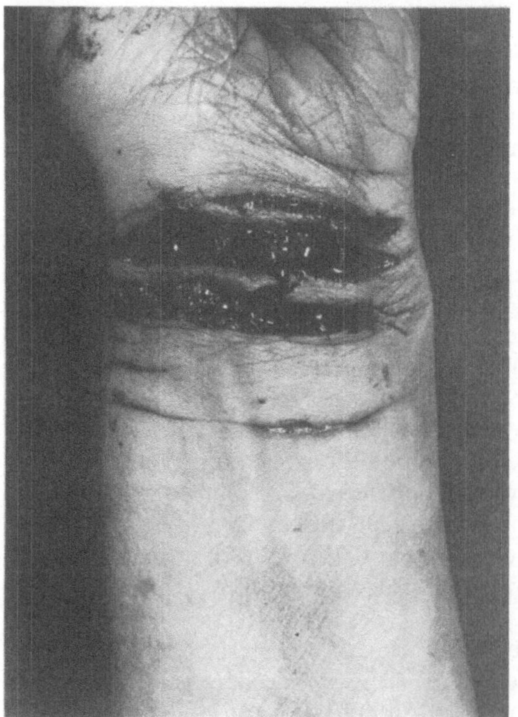

Abb. 4. Selbst derartig schwere Verletzungen können von fremder Hand zur Vortäuschung eines Suizids beigebracht werden

Tabelle 10. 1243 gerichtsmedizinisch registrierte Todesfälle in der Stadt Kopenhagen, bei denen die Todesart durch äußere gerichtsmedizinische Untersuchung und Autopsie festgestellt wurde (Asnaes 1979)

External medicolegal examination	autopsy					
	1. natural death	2. accident	3. suicide	4. homicide	5. unknown	total
1. natural death	*698(153)*[a]	21(13)	22(7)			741(173)
2. accident	8(7)	*185(144)*	6(3)			199(154)
3. suicide	1(1)		*223(32)*			224(33)
4. homicide				*6[b](3)*		6(3)
5. unknown	44(44)	16(16)	8(8)	3(3)	*2(2)*	73(73)
total	751(205)	222(173)	259(50)	9(6)	2(2)	1243(43)

[a] The figures in parentheses indicate the number of autopsies requested by the police.
[b] Three homicides where autopsy was not requested by the police were family dramas.

Leichenschau der Klassifikation nach der Obduktion gegenübergestellt. Ohne innere Besichtigung wurde – und wird – eine wesentliche Zahl von Todesfällen falsch klassifiziert; von den 73 nach der äußeren Besichtigung nicht klärbaren Fällen konnten 71 nach der Obduktion zugeordnet werden.

Die *Leichenöffnung* einschließlich der Untersuchung asservierter Organe und Körperflüssigkeiten dient der *Todesursachenfeststellung* und ist als solche Grundlage jeglicher Zuordnung. Ein anläßlich eines „Straßenverkehrsunfalls" getöteter Mensch muß z. B. nicht an den Unfallfolgen verstorben sein, es könnte sich um einen vorausgegangenen natürlichen Tod, aber auch um einen als Unfall larvierten Selbstmord nach Überdosierung von Medikamenten handeln und letztlich wäre eine vorausgegangene Giftbeibringung nicht auszuschließen. Analoge Überlegungen sind bei fast allen Todesarten möglich, man denke an Manipulationen an der Leiche zur Vortäuschung von Selbstmorden bzw. Unfällen.

Neben der Feststellung der Todesursache ist die beschreibende *Morphologie von Verletzungsmustern* Grundlage für einen differentialdiagnostischen Vergleich von Verletzungsmechanismen mit den in Frage kommenden Tatwerkzeugen. Genannt seien etwa die Schußkanalermittlung bei Schußtodesfällen sowie Richtung, Art und Tiefe von Stichwunden bei der Abgrenzung zwischen Suizid und Tötungsdelikt; Verletzungen nach Mord durch Überfahren mit einem Kraftfahrzeug in der Abgrenzung gegen Verletzungsmuster nach einem Unfallereignis zwischen Fußgänger und Kraftfahrzeug; Strangulationsverletzungen bei Erhängen, Erdrosseln, Erwürgen; kombinierte Todesmechanismen (Einsatz mehrerer Tatwerkzeuge); Mehrfachselbstmorde; erweiterter Selbstmord.

Trotz der Bedeutung der Obduktion für die kriminologische Kategorisierung – und damit für eine möglichst umfassende Rechtssicherheit – wird nur bei einem Teil der unnatürlichen Todesfälle eine Sektion seitens der Staatsanwaltschaft angeordnet (Tabelle 11). Die Ermittlungsintensität ist beim aufkommenden Verdacht auf ein „Tötungsdelikt" sehr hoch, sie nimmt jedoch bei Unfällen

Tabelle 11. Sektionshäufigkeit. Leicheneingänge 1975–1978 (Institut für Rechtsmedizin, Köln)

	Unfall	Selbstmord	Tötungsdelikt
Gerichtl. angeordnete Sektionen	40,8%	17,8%	97,2%
Gesamt	100% = 674	100% = 985	100% = 143

und Selbstmord sehr stark ab. Man muß sich vor Augen halten, daß bei ca. 60% aller Unfälle und über 80% aller Selbstmorde infolge nicht durchgeführter Leichenöffnung in Köln die Todesursache nicht objektiviert wird.

Gewichtung der Informationsquellen

Die Abgrenzung des Suizids gegen einen Unfall bzw. ein Tötungsdelikt sollte unter Berücksichtigung aller zuvor diskutierter Informationsbereiche erfolgen. Die Verantwortung für den Einsatz des gesamten Ermittlungsspektrums liegt bei den Kriminalbeamten und der Staatsanwaltschaft. Ihrer Entscheidung obliegt es, ob ein „Fall" ad hoc einer bestimmten kriminologischen Kategorie zugeordnet, oder ob erst die Feststellung der Todesursache als Grundlage weiterer Ermittlungen angesehen werden kann. Die rechtsmedizinische Gesamtbegutachtung unter Berücksichtigung aller Ermittlungsergebnisse einschließlich der Obduktion wird unter Einbringung der medizinischen Kenntnisse schließlich auch zunächst schwierig anmutende Fälle einer Lösung näher bringen. Fragen nach der Handlungsfähigkeit etc. – etwa bei Einsatz mehrerer Tatinstrumente – werden überdies ausschließlich in einem Zusammenhangsgutachten beantwortet werden können.

Es hängt von der individuellen Konstellation ab, welche Informationsquellen einen Hinweis oder sogar eine Zuordnung erlauben, und keinesfalls liegen in jedem Falle differentialdiagnostische Kriterien aus allen Ermittlungsbereichen vor. So ist z. B. bei einem vermuteten Selbstmord durch „Autounfall" die eingehende retrospektive Ermittlung des persönlichen Umfeldes des Verstorbenen gegebenenfalls die einzige Möglichkeit einer Differenzierung, da sich Tatmerkmale und Verletzungsmuster kaum von einem „echten" Unfall unterscheiden. Daß andererseits z. B. Unfälle und Selbstmorde in Deskriptoren differieren, von denen man primär keinen Bezug zur kriminologischen Einordnung vermutet, haben wir am Beispiel der Sturztodesfälle gezeigt (Berghaus, 1978): Merkmale wie Geschlecht, Beruf, Wohnohrt, Tatzeit, Absturzstelle, Sturzhöhe, Überlebenszeit und das Verletzungsmuster dienten einer Klärung der Tat, so daß mittels diskriminanzanalytischer Methoden eine gute Trennung zwischen den beiden Tatkategorien möglich wurde.

Wenn wir eingangs die Zahl von 300 Leicheneingängen nannten, bei denen uns auch andere als die von den Ermittlungsbehörden vermuteten Tatkategorisierungen möglich schienen, ist das Problem der falsch klassifizierten, unnatürlichen Todesfälle angesprochen. Statistisch fundierte Analysen zur Schätzung dieser Dunkelziffer sind erst in den letzten Jahren vereinzelt versucht worden (z. B. Barraclough u. White, 1978; Holding u. Barraclough, 1978; Asnaes, 1979; Gerdin u. Lindquist, 1980). Relevante Ergebnisse für die Gesamtzahl von Fehldiagnosen sind hieraus nicht ableitbar. Bedenkt man jedoch, daß z. B. Asnaes (1979) nur die Nahtstelle zwischen rechtsmedidizinischer Leichenschau und Obduktion untersuchte, und berücksichtigt, daß nur ein minimaler Teil aller Todesfälle zur sorgfältigen Leichenschau durch einen Rechtsmediziner gelangen, wird man von einer nicht unerheblichen Fehlklassifikation ausgehen müssen.

Die Sicherheit der Abgrenzung des Selbstmordes von anderen Tatklassifikationen beruht letztlich auf einer umfangreichen und gründlichen Ermittlungstätigkeit. In der Aufmerksamkeit, dem Können und dem „kriminalistischen Gespür" der an der Aufklärung Beteiligten ist die entscheidende Voraussetzung für eine Aufklärung eines unnatürlichen Todesfalles zu sehen – diese Prämissen unterliegen keiner Entwicklungstendenz.

Literatur

Asnaes S (1979) Mortality statistics and autopsy: reliability of estimation of the mode of death in Copenhagen and a rural district of Sealand, Denmark. Forensic Sci Int 14:177–180

Barraclough BM, White SJ (1978) Monthly variation of suicidal, accidental and undetermined poisoning deaths. Br J Psychiatry 132:279–282

Bartmann F (1954) Dubiose Fälle. Grenzfälle von Mord, Selbstmord, Unglücksfall. Schmidt-Römhild, Lübeck

Berghaus G (1978) Mathematisch-statistische Differenzierungsmöglichkeiten zwischen Selbstmord und Unfall bei Sturz aus der Höhe. Z Rechtsmed 80:273–286

Böcker F (1973) Suizide und Suizidversuche in der Großstadt, dargestellt am Beispiel der Stadt Köln. Thieme, Stuttgart

Böcker F, Heitmann R, Stumpfe KD (1970) Untersuchungen zum Selbstmordproblem. Fortschr Neurol Psychiatr 38:341–348

Bonk K (1973) Selbstmord und Alkohol unter besonderer Berücksichtigung der alkoholischen Beeinflussung zur Tatzeit. Med Dissertation, Universität Köln

Braun Ch (1971) Selbstmord, Soziologie, Sozialpsychologie, Psychologie. Goldmann, München

Disse M (1963) Selbstmord und Unglücksfall eines Transvestiten. Arch Kriminol 131:158–161

Dotzauer G, Jarosch K, Berghaus G (1971) Tötungsdelikte, Bd 1–3, Bundeskriminalamt, Wiesbaden

Dotzauer G, Jarosch K, Berghaus G (1975) Tötungsdelikte. Spurenkundlicher und gerichtsmedizinischer Beitrag. In: Sieverts R, Schneider HJ (Hrsg) Handwörterbuch der Kriminologie, 2. Aufl, Bd III. De Gruyter, Berlin New York

Dubitscher F (1957) Der Suicid. Thieme, Stuttgart

Dubitscher F (1971) Lebensschwierigkeiten und Selbsttötung. Thieme, Stuttgart

Durkheim E (1897) Le suicide. Alcan, Paris

Gerdin B, Lindquist O (1980) Comparison between predicted cause of death and cause of death found at autopsy in medicolegal autopsy material. Z Rechtsmed 85:181–187

Gross H (1908) Kriminalistische Tätigkeit und Stellung des Arztes. Braumüller, Wien Leipzig

Herber F (1969) CO-Vergiftung – nicht immer Suicid oder Unfall. Forum Kriminalistik (Sonderheft) 1:19–21

Holding TA, Barraclough BM (1978) Undetermined deaths – sucide or accident? Br J Psychiatry 133: 542–549

Krings H (1973) Autoerotische Unfälle. Med. Dissertation, Universität Köln

Litman RE (1967) Public affairs pamphlet 405. Public Affairs Commitee, New York

Mende W (1967) Zur Kriminologie depressiver Verstimmungen. Nervenarzt 38:546–553

Menninger KA (1938) Man against himself. Harcourt Brace, New York

Naeve W, Wittram S (1977) Tödliche autoerotische Unfälle. Versicherungswirtschaft, Karlsruhe

Pöldinger W (1968) Die Abschätzung der Suizidalität. Huber, Bern Stuttgart

Pöldinger W (1968) Die Abschätzung der Suizidalität. In: Kielholz (Hrsg) Aktuelle Probleme in der Psychiatrie, Neurologie, Neurochirurgie, Bd 1. Huber, Bern Stuttgart

Pokorny AD (1965) Human violence: A comparison of homicide, aggravated assault, suicide, and attempted suicide. J Crim Law Criminol Police Sci 56:488–497

Rangol AJ (1969) Mordstatistik. Monatsschr Kriminol 52:274–292

Rasch W (1975) Tötungsdelikte, nicht-fahrlässige. Forensisch-psychiatrischer Beitrag. In: Sieverts R, Schneider HJ (Hrsg) Handwörterbuch der Kriminologie, 2. Aufl, Bd III. De Gruyter, Berlin New York

Ringel E (1953) Der Selbstmord. Abschluß einer krankhaften psychischen Entwicklung. Maudrich, Wien Düsseldorf

Ringel E (1969) (Hrsg) Selbstmordverhütung. Huber, Bern

Rittner C (1980) Über ungewöhnliche Suizidfälle. Arch Kriminol 165:65–75

Stengel E (1961) Selbstmord und Selbstmordversuch. In: Gruhle HW, Jung R, Mayer-Gross W, Müller M (Hrsg) Psychiatrie der Gegenwart. Springer, Berlin (Soziale und angewandte Psychiatrie, Bd III)

Stengel E (1969) Selbstmord und Selbstmordversuch. Fischer, Frankfurt

Tolnay L (1963) Ein kombinierter Selbstmord durch reine Asphyxie mit einem über den Kopf gestülpten Nylonsack. Arch Kriminol 132:42–46

Weimann W, Spengler H (1956) Der Selbstmord durch Erdrosseln und seine Unterscheidung vom Mord. Arch Kriminol 117: 23–35, 118:71–74

Die Beurteilung von Suizid, Suizidversuch und Suizidbeteiligung durch die strafrechtliche Rechtsprechung

W. Bottke

Einleitung

Wer die strafrechtliche Rechtsprechung zu Suizid, Suizidversuch und Suizidbeteiligung darstellen soll, ist versucht, diese zurechtgeschoben und ausgefeilt wiederzugeben. Denn der „Freitod" eines anderen irritiert nicht nur den Bourgeois, der sich durch ihn in der süß-gewohnten Ruhe des Alltags gestört und an die Endlichkeit seines Daseins erinnert fühlt. Er markiert auch eine Grenzsituation, die sich bereits vorrechtlich allenfalls approximativ zur Sprache bringen und „begreifen" läßt. Erst recht stellt er die forensische Praxis mit ihren relativ grobschlächtigen juristischen Termini vor difficile Probleme. Nicht von ungefähr haben sich die Gerichte bei deren Lösung häufig in Widersprüche verstrickt, die danach drängen, zugunsten eines wohlgefälligeren Abbildes übertüncht zu werden. Gleichwohl wäre es verfehlt, der Rechtsprechung im Streben um Harmonie einen Zauberspiegel vorzuhalten, der die vorhandenen Ecken, Kanten und Risse vergessen läßt, oder ihr die Tarnkappe einer besser begründeten Gesetzesinterpretation überzustülpen. Zunächst geht es „unter der Diktatur der Wahrheit" darum, realitätsgetreu nachzuzeichnen, welche Antworten unsere (höchsten) Richter[1] auf Fragen gegeben haben, die der Suizid, die aktive oder passive Suizidmitwirkung sowie die Suizidhinderung stellen. Freilich: Weil das Sprichwort irrt, wenn es uns „getrost" das Wahrgenommene für „wahr" nehmen und nach Hause tragen läßt, sei es gestattet, das gestellte Thema nicht rein empirisch anzugehen, sondern die Rechtsprechung zugleich – soweit geboten – zu kritisieren. Schließlich sei noch gefragt, ob die geltende Rechtslage befriedigt oder de lege ferenda, also vom Standpunkt eines zukünftigen Rechts aus, korrekturbedürftig ist.

Suizid und Suizidversuch

Ausgangspunkt für jede strafrechtliche Erörterung des versuchten und vollendeten Suizids sind die §§ 211 ff. StGB,[2] die die vorsätzliche Tötung eines Menschen

---

1 Wegen der besonderen Bedeutung, die die höchstrichterliche Rechtsprechung für die Rechtsanwendung und Rechtsentwicklung hat (vgl. nur § 137 des Gerichtsverfassungsgesetzes – GVG – vom 27. Januar 1877 in der Fassung vom 9. Mai 1975, BGBl. I 1077), beschränke ich mich im wesentlichen auf die Wiedergabe höchstrichterlicher Entscheidungen.

2 StGB = Strafgesetzbuch vom 15. Mai 1871 in der Fassung der Bekanntmachung vom 2. Januar 1975 (BGBl. I 1).

unter Strafe stellen. Obwohl der Wortlaut des § 212 StGB der Subsumtion der
Selbsttötung unter den Tatbestand des Totschlags nicht entgegensteht („Wer einen Menschen tötet, ohne Mörder zu sein"), sind sich Rechtsprechung und herrschende Lehre einig, daß der Selbstmord einschließlich des Versuchs nicht von
den §§ 211 ff. StGB erfaßt wird.[3]

Die Mindermeinung: Der Suizid – ein entschuldigter Totschlag

Allerdings hat diese, seit dem Inkrafttreten des (Reichs-)Strafgesetzbuches über-
wiegende Ansicht[4] in jüngster Zeit vor allem im Hamburger Strafrechtsprofessor
Schmidhäuser einen namhaften und „argumentenkräftigen" Gegner gefunden.[5]
Schmidhäuser geht davon aus, „daß der Mensch sein ihm noch irgend zumutba-
res Leben selbst zu achten hat".[6] Die mit dem Ziel der Selbsttötung vorgenommene Handlung entspreche im „Unrechtstatbestand" dem „Unrechtsgehalt" nach
der Fremdtötung[7] und sei daher „tatbestandlich-rechtsgutsverletzend"[6] im Sinne
von § 212 StGB; „wenn sie gleichwohl (auch als Versuch) straflos" bleibe, so lie-
ge dies „nach Bejahung des Schuldtatbestandes (Vorsätzlichkeit) am Ausschluß
der Rechtsschuld"; im Falle des Selbsttötungsversuchs sei „bei sachgerechter
Auslegung des Gesetzes von einem besonderen gesetzlichen Entschuldigungsgrund auszugehen: der sich selbst Tötende" befinde „sich in einer notstandsähn-
lichen Lage der subjektiven Ausweglosigkeit".[8]

Prognose

So beachtens- und bedenkenswert das Argumenten- und Thesengefüge von
Schmidhäuser auch ist, es hat wohl wenig Aussicht, sich in der Rechtsprechung
(und in der Literatur[9]) durchzusetzen – selbst wenn man „novationsfreudig" das
„natürliche Beharrungsvermögen" tradierter Theorien außer acht läßt. Erstens
wollte der historische Gesetzgeber durch die §§ 211 ff. RStGB[10] nur die Tötung
eines anderen Menschen unter Strafe stellen.[11] Zweitens besteht zwischen Eigen-
und Fremdtötung ein Handlungsunwertsprung, der strafbegründungsbedeut-
sam sein kann (und es nach herrschender Ansicht auch ist). Drittens kriminali-
siert der Strafgesetzgeber in generalpräventiver Zielsetzung prinzipiell nur sol-

---

3 RGSt. 70, S. 305; BGHSt. 2, S. 150 ff., 152; Schönke/Schröder/Eser (1980), vor § 211
   Rdnr. 15 ff.; Lackner (1980), § 211 Anm. 4; Roxin (1977), S. 331 ff.; Dreher/Tröndle (1980),
   Rdnr. 4 vor § 211.
4 Aus der älteren Lit. vgl.: Beling (1906), S. 219 f., 223, 417 f.; Winhold (1930), S. 59.
5 Schmidhäuser (1974), S. 801 ff.; Schmidhäuser (1980), 2/7, S. 16.
6 Schmidhäuser (1980), 2/7, S. 16.
7 Schmidhäuser (1974), S. 813.
8 Schmidhäuser (1980), 2/7, S. 16; vgl. auch Schmidhäuser (1974), S. 814 f.
9 Die bislang gründlichste Auseinandersetzung mit den Thesen Schmidhäusers stammt von Roxin
   (1977), S. 331 ff.
10 RStGB = Reichsstrafgesetzbuch.
11 Vgl. Beling (1906), S. 219 f., 223, 417; Bringewat (1975), S. 648; Roxin (1977), S. 336; Simson
   (1976), S. 73.

che rechtswidrigen Handlungen, die in sozial unerträglicher Weise die Rechtsgüter anderer oder das Funktionieren unseres freiheitlich verfaßten Gemeinwesens beeinträchtigen; Selbstgefährdungen und -verletzungen stellt er – wie § 109 StGB (Wehrpflichtentziehung durch Verstümmelung) zeigt – ausdrücklich nur bei gleichzeitiger Gefährdung eines wichtigen Gemeinschaftsgutes unter Strafe. Viertens hat die These, der Suizident verletze durch sein Vorhaben eine ihm obliegende Rechtspflicht, schon neben Anhängern[12] auch beredte Widersprecher gefunden,[13] die u. a. darauf hinweisen, daß Art. 2 II S. 1 GG nur ein Recht auf Leben verbürge, jedoch keinen Lebensmüden zum Leben verpflichte.[14] Fünftens würde selbst aus einer postulierten „generellen Weiterlebenspflicht"[15] nur die Rechtswidrigkeit des Suizids, nicht jedoch dessen Tatbestandsmäßigkeit folgen. Und sechstens weist die Rede von einem *„besonderen* gesetzlichen Entschuldigungsgrund"[16] darauf hin, daß der Ausschluß der Rechtsschuld sich beim Suizid gerade nicht auf eine legislatorisch verlautbarte Regel stützen kann: Nicht alle Suizidenten sind geisteskrank im Sinne von § 20 StGB oder handeln in einer Notstandssituation (§ 35 StGB); sollen sie dennoch alle straffrei ausgehen, kann dies – vom Standpunkt Schmidhäusers aus – nur geschehen, wenn für sie ein *übergesetzlicher,* ungeschriebener Entschuldigungsgrund besteht oder entwickelt werden kann. Es bedarf wenig Phantasie um zu prophezeien, daß die Rechtsprechung sich weiterhin die Begründungsnöte, in die die These von der Tatbestandsmäßigkeit des Suizids den straffreisprechenden Interpreten stürzt, ersparen und der Strafrechtsdogmatik zur Klärung überlassen wird.

Die aktive und passive Suizidbeteiligung

Die Straflosigkeit des versuchten Suizids besagt nicht, daß der Selbstmord rechtlich völlig irrelevant wäre.[17] Denn das Licht, das dieser Konsens wirft, reicht nur kurz: Aufzuhellen bleibt, ob Dritte an Suiziden aktiv mitwirken können, ohne ein Strafbarkeitsrisiko zu laufen, ob und unter welchen Voraussetzungen Dritte Lebensmüde daran hindern dürfen, Hand an sich zu legen, sowie ob und wann Dritte bei Strafe verpflichtet sind, rettend in suizidale Geschehnisse einzugreifen.

---

12 Klinkenberg (1978), S. 441 ff.; Klinkenberg (1979), S. 182 ff.
13 Roxin (1977), S. 331 ff.; Wellmann (1979), S. 182 f.
14 Roxin (1977), S. 338.
15 Während die herrschende Meinung den Selbstmord für unverboten hält, (vgl. Roxin [1977], S. 339) und Schmidhäuser jeden Selbstmord (von extremen Ausnahmesituationen abgesehen) für rechtswidrig hält, glaube ich, daß nur bestimmten, in besonderer Weise fürsorgepflichtigen Personen eine Weiterlebenspflicht auferlegt ist (z. B. Eltern gegenüber Kleinkindern, arg.: Art. 6 II GG), im allgemeinen eine Rechtspflicht zum Weiterleben dagegen nicht begründbar ist.
16 Schmidhäuser (1980) 2/7, S. 16.
17 Engisch (1976), S. 313.

Die vorsätzliche aktive Teilnahme am Suizid

Da die Rechtsprechung die Selbsttötung nicht als „Totschlag" qualifizierte, erklärt sie auch die Teilnahme am Selbstmord – und zwar sowohl in Form der Anstiftung als auch der Beihilfe – für straflos:[18] Wer einen anderen dazu überredet,
das Leben wegzuwerfen, oder einer anderen das Gift besorgt, mit dem diese sich
umbringt, ist genauso straffrei wie der Schwiegersohn, der seiner des Altersheim
überdrüssigen Schwiegermutter rät, „sich (in einen Teich) vornüberfallen zu lassen" und so zu ertränken.[19] Die Rechtsprechung beruft sich dabei stets stereotyp
auf das „Teilnahmeargument": Da die Teilnahme eine tatbestandsmäßige
rechtswidrige Haupttat voraussetze, der Selbstmord aber keinen Straftatbestand
erfülle, sei straflos, wer einen anderen dazu anstifte oder verhelfe, sich freiverantwortlich selber zu vernichten.[20]

Umgehungsversuche. Wer die These, der Selbstmord unterfalle nicht den
§§ 211 ff. StGB, teilt, könnte meinen, daß es keine Selbstmordteilnahme gibt und
daher jede vorsätzliche Mitwirkung an einer Selbsttötung als täterschaftliches
Fremdtötungsdelikt qualifizierbar ist.[21] Ein solcher Versuch definiert aber Tatbeiträge, die bei strafbarer Haupttat bloße Teilnahmeakte wären, bei strafloser
„Haupttat" in täterschaftliche Tathandlungen um. Das kann nicht richtig sein:
Wer so verfährt, verfälscht täterschaftslose Mitwirkung zu täterschaftlichen
Rechtsgutsangriffen; das widerspricht den vom geltenden StGB verwandten
Maximen eines restriktiven Täterbegriffs[22] und damit dem nullum-crimen-, nulla-poena-Satz[23] (also dem „keine-Strafe-ohne-Gesetz-Gebot").
    Wenig anrätlich ist der Rechtsprechung auch das windungsreiche Unterfangen Bringewats, „die fehlende gesetzliche Vertatbestandlichung der (versuchten)
Selbsttötung als Sonderdelikt im Hinblick auf § 28 Abs. 2 StGB"[24] „nicht . . . mit
einer ‚per se' fehlenden Vertatbestandlichung"[25] gleichzusetzen. Zum einen legt
Bringewat in seiner Prämissensetzung die subtile Waffe der Selbstkritik schon
bereit, schnürt er sich doch einen kaum lösbaren Knoten: Einerseits räumt er ein,
daß die Väter des RStGB in „die deutsche Reichsstrafgesetzgebung . . . die (versuchte) Selbsttötung als Straftatbestand . . . nicht mehr aufgenommen" haben.[26]
Andererseits hält er dafür, daß die „Straflosigkeit der (versuchten) Selbsttötung
. . . Gewohnheitsrecht"[27] ist, obwohl es eines solchen bei Straftatbestandslosigkeit des Suizids überhaupt nicht bedarf, um den Suizidenten straffrei ausgehen
zu lassen.[28] Und ferner kann selbst „ein durch Gewohnheitsrecht getilgter Tatbe-

---

18 BGHSt. 2, S. 150 ff.; BGHSt. 6, 154 ff.; RGSt. 70, S. 315; OLG Düsseldorf NJW 1973, S. 2215.
19 BGHSt. 13, S. 162 ff.
20 Vgl. nur BGHSt. 2, S. 150 ff., 752, 24, S. 342; RGSt. 70, S. 315. Zum „Teilnahmeargument" vgl.
     aber Schilling (1979), S. 159 ff.
21 So Kion (1970), S. 61 ff., 75, 103 ff.
22 Vgl. dazu Roxin (1978 b), Rdnr. 3 ff. vor § 25.
23 Vgl. dazu allg.: Schünemann (1978).
24 Bringewat (1975), S. 623 ff., 647.
25 Bringewat (1975), S. 623 ff., 648.
26 Bringewat (1975), S. 648.
27 Bringewat (1975), S. 648.
28 Vgl. Roxin (1977), S. 324.

stand" schwerlich Strafe legitimieren, mag es auch „nur" die Strafe wegen Teilnahme sein.

Offene Folgefragen. Mit der Aussage, die aktive vorsätzliche Teilnahme sei straflos, ist nur die Basis für weitere Fragen gewonnen, z. B. für das Problem, wie die bloße Mitwirkung am Suizid von der täterschaftlichen Tötung eines anderen abzugrenzen ist. Denn straflos ist die aktive Tötungsbeteiligung nur so lange, wie sie auf die bloße Förderung einer Selbsttötung beschränkt ist, „also nicht in täterschaftliche Fremdtötung übergeht ... und die Selbsttötung auf einer freiverantwortlichen Willensentschließung beruht".[29]

„Frei-Verantwortlichkeit". Theoretisch sind sich Rechtsprechung und Lehre gewiß darin, daß strafbar ist, wer einen Suizidenten als „Werkzeug" zur Tötung benützt. Veranlaßt der Hintermann z. B. den ahnungslosen Sterbewilligen, einen Starkstromzaun anzufassen,[30] setzt die Ehefrau ihrem lebensmüden Gatten ohne dessen Wissen eine vergiftete Speise vor[31] oder treibt der Arglistige den Suizidenten unter den Bedingungen einer Diktatur dadurch zum Selbstmord, daß er „ihm eine bevorstehende ‚Abholung' durch die Geheime Staatspolizei vorspiegelt",[32] so sind sie allesamt bei entsprechendem Vorsatz wegen Totschlags oder Mordes in mittelbarer Täterschaft (nach den §§ 25 I 2. Alt., 211, 212 StGB) strafbar. Denn das Opfer hat entweder aktualiter überhaupt keinen Selbsttötungsvorsatz oder fühlt sich einem, dem § 35 StGB entsprechenden Nötigungsdruck ausgesetzt, während der Hintermann, mit besserer Einsicht ausgestattet, das Geschehen aktiv steuert. Und einig ist man sich auch noch darüber, daß jedenfalls die Veranlassung oder Unterstützung des Selbst-Mordes eines Kindes und schlechthin schuldunfähigen, sprich: völlig eigenverantwortungsunfähigen Jugendlichen oder Geisteskranken den Veranlassenden oder den Helfer als mittelbaren Täter eines Tötungsdelikts haften läßt.[33]

Konsens hat man aber nicht darüber erzielt, ob das Veranlassen oder gar bloße Ausnützen eines Motivirrtums (der Geliebte spiegelt seiner Geliebten vor, ihr in den Tod folgen zu wollen) die mittelbare Täterschaft dessen begründet, dem „durch seine überlegene Sachkenntnis eine Lenkung des Geschehens aus dem Hinterhalt ermöglicht" ist.[34] Ebensowenig ist bislang im einzelnen entschieden, ob und wann die Mitwirkung am Suizid eines zur Einsicht oder zum Handeln nach solcher Einsicht Unfähigen zur mittelbaren Täterschaft des Beteiligten führt.[35] Der Bundesgerichtshof hat bislang nur den Freitodwunsch eines 16jährigen Mädchens als frei anerkannt,[36] ohne derlei Fragen unveranlaßt sein Augen-

---

29 Schönke/Schröder/Eser (1980) Rdnr. 36 vor §§ 211 ff. StGB.
30 Meurer (1980), S. 134.
31 Roxin (1978 b), § 25 Rdnr. 83.
32 Roxin (1978 b), § 25 Rdnr. 83.
33 Vgl. Roxin (1978 b), § 25 Rdnr. 87.
34 Roxin (1978 b), § 25 Rdnr. 58. Zu Motivirrtumsfällen vgl. Roxin (1978 b) § 25 Rdnr. 83 einer-, Roxin (1975), S. 227 sowie Herzberg (1977), § 3 III 7 andererseits.
35 Vgl. dazu differenzierend aber Roxin (1978 b) § 25 Rdnr. 84.
36 BGHSt. 19, S. 135 ff.

merk zu schenken. Implizit hat der Bundesgerichtshof immerhin eine Absage an alle Bestrebungen erteilt, den meisten Suiziden oder gar jedem Selbsttötungswunsch Krankheitswert zuzuschreiben, so als „unfrei" zu kennzeichnen[37] und daher jeden Mitwirkenden als mittelbaren Täter anzusehen.

Die Literatur billigt diese Zurückhaltung des Bundesgerichtshofs überwiegend und nimmt einen „unfreien", „nicht eigenverantwortlichen" Suizid in analoger Anwendung der Exkulpationsregeln (§§ 19, 20, 35 StGB) nur dann an, wenn das Opfer unter Umständen gehandelt hat, die im Falle einer Fremdschädigung seine Verantwortlichkeit *ausschließen* würden.[38] Dies ist z. B. erst der Fall, wenn der Suizidentschluß auf einer „schweren seelischen Störung" im Sinne des § 20 StGB und nicht etwa auf einer bloßen (im umgangssprachlichen Sinne) leicht depressiven Verstimmung[39] beruht; entgegen einer (vom Kieler Strafrechtslehrer Horn[40] vertretenen) Mindermeinung reicht es daher auch nicht aus, daß einer der in § 20 StGB genannten Defekte beim Selbstmörder vorliegt und im Falle einer Fremdverletzung dessen Schuld gemindert hätte.

Einwilligungsregeln nach § 216 StGB? Neuerdings mehren sich im Meinungschor der Literatur Stimmen, die die Frage, wann ein „frei-" und „eigenverantwortlicher" Suizidentschluß anzunehmen ist, „nach den Maßstäben der Einwilligungslehre" in Verbindung mit „der Dogmatik zur Ernstlichkeit des Verlangens im Sinne des § 216 StGB" beantworten wollen: „Freiverantwortlich" sei ein Suizidentschluß „dann und nur dann, wenn es nach diesen Maßstäben Ausdruck eines freien und ernstlichen Verlangens nach dem eigenen Tod ist".[41] An einem solchen Verlangen fehle es z. B., wenn der Suizid den Charakter eines Hilferufes trage oder kurzschlüssiger Verzweiflung entspringe.[42]

Im Ergebnis dehnt diese Lehre den Bereich der Fremdverantwortlichkeit für Suizide aus. Denn anders als die herrschende Meinung, die zwischen strafloser Suizidteilnahme und strafbarer täterschaftlicher Fremdtötung mittels allgemeiner (zu §§ 25 ff. StGB vertretenen) Kriterien unterscheidet, nimmt jene mittelbare Täterschaft schon dann an, wenn der Mitwirkende sich als „Anstifter" oder „Gehilfe" aktiv an einem fremden Suizid beteiligt, der „– nach dem Maßstab der Einwilligungslehre – als nicht ‚freiverantwortlich' erscheint".[43] Oder, um das Gemeinte zu verdeutlichen, weniger abstrakt-esoterisch gesagt: Wegen Totschlags (in mittelbarer Täterschaft) ist danach strafbar, wer dem Suizidenten bei dessen Selbstmord hilft, „ohne vom Lebensmüden in der Form des § 216" StGB, also

---

37 Vgl. etwa Wagner (1975), S. 60: „… man hat einfach übersehen, daß ein nicht kleiner Prozentsatz der Selbstmörder in einem Maße psychisch krank ist, daß er nicht ernsthaft und freiverantwortlich einen Selbstmordentschluß fassen kann, ohne notwendig geisteskrank zu sein." (Vgl. aber auch S. 108 ff.) Entschieden für die „Krankheitsthese" Bringewat (1975), S. 625 ff. Aus empirischer Sicht vgl. ferner: Ringel (1969), S. 9 ff., 45; Flew (1976), S. 95 ff.
38 Lackner (1980), § 211 Anm. 4; Maurach/Schroeder (1977), S. 19; Roxin (1977), S. 346 f.
39 Eine schwere endogene Depression ist natürlich eine „schwere seelische Störung" im Sinne von § 20 StGB analog.
40 Horn (1976) § 212, Rdnr. 13.
41 Krey (1979), S. 38. Vgl. ferner: Herzberg (1977) S. 36 ff.; Geilen (1974), S. 151 f.; Horn (1976), § 212 Rdnr. 7–21, insbes. Rdnr. 16.
42 Krey (1979), S. 38. Vgl. auch Horns Beispiel des Hungerstreiks (Horn, [1976], § 212 Rdnr. 15).
43 Krey (1979), S. 39 im Anschluß an Herzberg (1977), S. 36 ff.

ausdrücklich und ernsthaft, zu der Hilfe „aufgefordert" und bestimmt „worden zu sein",[44] z. B. unverlangt dem Lebensmüden eine Zyankalikapsel reicht.

Es bleibt abzuwarten, ob der Bundesgerichtshof auf diese Linie einschwenken wird. Voraussagen läßt sich eine solche Kurskorrektur nicht: Denn „es gibt kein Beispiel dafür, daß der Gesetzgeber die Verantwortlichkeit für eigenes Handeln jemals nach den – im übrigen auch ungeschriebenen und ungesicherten – Regeln über die Wirksamkeit der Einwilligung behandelt hätte".[45] Zudem würde, wie das Beispiel mit der Zyankalikapsel zeigt, die „analoge" Anwendung der Einwilligungslehre bislang anerkannte Fälle der bloßen Teilnahme zu solchen der mittelbaren Täterschaft umprägen; das widerspräche dem gesetzgeberischen Bekenntnis zur Straflosigkeit der Suizidteilnahme. Diesen Vorentscheid hat der gesetzesunterworfene Interpret de lege lata (also auf der Basis des geltenden Rechts) zu achten; ihn umzustülpen, wäre Sache des Gesetzgebers.[46] Mithin: An den Regeln, die (nach den §§ 25 ff. StGB) allgemein für die Abgrenzung von Täterschaft und Teilnahme gelten, führt kein Weg vorbei; da das Gesetz die Suizidteilnahme (gemäß den §§ 211 ff., 25 ff. StGB) für straflos erklärt, geht es nicht an, diesen Entscheid unter Rekurs auf sachinadäquate Einwilligungsregeln zu unterlaufen, die den Sterbewilligen lediglich vor (vorschneller) *Fremd*tötung bewahren sollen, nicht jedoch dazu dienen, die Verantwortung für eine *Selbst*tötung vom Suizidenten auf Mitwirkende zu verlagern.

Täterwille versus Tatherrschaft? Festen Boden hat die Rechtsprechung durch ihr „Ja" zu den allgemein für die Definition von Täterschaft und Teilnahme geltenden Regeln freilich noch nicht gewonnen. Denn die Gerichte machen – mit vielen Schwankungen im einzelnen – diese Trennung grundsätzlich davon abhängig, ob ein an der Herbeiführung des Erfolges Beteiligter mit Täterwillen („animus auctoris") oder mit Teilnehmerwillen („animus socii") handelt,[47] letztlich also von einem subjektiven Kriterium, das sich forensischer Nachprüfung häufig entzieht und in der Realität keine Entsprechung findet.[48] Das unklare und in sich oftmals widersprüchliche Bild, das die Rechtsprechung bietet, wird noch dadurch verkompliziert, daß der Bundesgerichtshof den Überlebenden eines einseitig fehlgeschlagenen Doppelselbstmordes wegen (täterschaftlicher Fremd-)-Tötung auf Verlangen „nach § 216 StGB ... bestrafen" will, wenn dieser „das zum Tode führende Geschehen (scil.: objektiv) beherrscht hat".[49] Denn: Subjek-

---

44 Horn (1976), § 212 Rdnr. 16.
45 Roxin (1977), S. 344f.
46 Vgl. insges. Roxin (1977), S. 344ff.
47 Vgl. nur RGSt. 74, S. 84ff.; BGH NJW 1951, S. 120, BGHSt. 2, S. 150ff., 156; 2, S. 169f.; 8, S. 70ff., 73; 8, S. 390f.; 8, 393ff.; 9, S. 119ff.; 9, S. 370ff., 380; 11, S. 268ff., 272; 13, S. 162ff., 166f.; 14, S. 123, 128f.; 16, S. 12ff.; 18, S. 87ff.; 19, 135ff., 138f.
48 Zur Kritik vgl. Roxin (1975), S. 51ff.; Roxin (1978b), § 25 Rdnr. 3ff., insbes. Rdnr. 220 BGHSt. 19, S. 138.
49 BGHSt. 19, S. 135ff. (Leitsatz): Der Fall war so gelagert, daß zwei Liebende sich auf Betreiben des 16jährigen Mädchens entschlossen hatten, in den Tod zu gehen. Nachdem sie erfolglos Tabletten eingenommen hatten, wollten sie sich durch Auspuffgase ihres Kraftfahrzeuges vergiften. Der Angeklagte schloß den Schlauch an das Auspuffrohr an, führte ihn durch das Fenster in das Innere des Wagens, drehte das Fenster so weit wie möglich zu und setzte sich auf den Fahrersitz. Seine Freundin setzte sich neben ihn und verriegelte die Tür von innen; darauf ließ der Angeklagte

tiv „bestimmte Kriterien, ob nämlich der Handelnde die Tat als eigene wollte, ob er den Täterwillen, den Willen zur Tatherrschaft oder ein eigenes Interesse an der Tat hatte", seien „jedenfalls für den Sonderfall der tatbestandlichen Abgrenzung des § 216 StGB gegenüber der straflosen Beihilfe zur Selbsttötung . . . nicht geeignet, sinnvolle Ergebnisse zu gewährleisten".[50] Und weil es „schlechterdings ungangbar" ist, „je nach Paragraphen" Täterschaft und Teilnahme abzugrenzen,[51] bleibt zu hoffen, daß die Gerichte in Zukunft jede aktive täterschaftliche Tötung von der aktiven straflosen Suizidteilnahme nach Gesichtspunkten der Tatherrschaft abschichten werden, zumal das Gesetz durch § 25 I 1. Alt. StGB nahelegt, der (extrem) subjektiven Teilnahmekonzeption eine Absage zu erteilen.[52] Immerhin steckt in der Limitierung des „Tatherrschaftsgedankens" auf § 216 StGB apokryph die Einsicht, daß allein dieser eine wertmäßig einsehbare Grenze zwischen strafbarer und straffreier Suizidbeteiligung zu ziehen vermag: Wer einem anderen den Revolver leiht, mit dem dieser sich erschießt, hebt die Entscheidungsmacht des um seinen Tod bittenden Lebensmüden nicht auf; wer den Revolver abdrückt, hält das Geschehen dagegen in seinen Händen und schließt jeden „Rücktritt" des Opfers aus.

Die fahrlässige aktive Suizidbeteiligung

Gemäß § 222 StGB ist wegen fahrlässiger Tötung strafbar, „wer durch Fahrlässigkeit den Tod eines Menschen verursacht". Außer Streit ist, daß diesen Tatbestand erfüllt, wer in vorwerfbarer Weise den Tod eines Suizidenten mitverursacht, der nicht „frei-" bzw. „eigenverantwortlich" handelt. Um nicht mit der prinzipiellen Straflosigkeit der vorsätzlich geleisteten aktiven Suizidteilnahme in einen Wertungswiderspruch zu geraten, hat der BGH darüber hinaus „aus Gründen der Gerechtigkeit" einen Polizisten vom Vorwurf der fahrlässigen Tötung freigesprochen, der seine geladene Dienstpistole auf das Armaturenbrett seines Wagens gelegt und hierdurch seiner alkoholisierten und depressiven Freundin den Suizid ermöglicht hatte.[53]

In der Literatur hat dieses Urteil z. T. lebhafte Kontroversen zur Frage ausgelöst, wie es dogmatisch untergründet werden kann.[54] „Konsensträchtig" verspricht die These zu sein, § 222 StGB bezwecke wie die §§ 211 ff. StGB nicht, vor Selbstschädigungen zu schützen;[55] folgerichtig könne die fahrlässige Suizidbeteiligung nicht (hiernach) strafbar sein, solange sie die Eigenverantwortlichkeit des Sich-Selbst-Schädigenden unangetastet lasse. Sozialpolitisch dürfte dieses

---

den Motor an und trat das Gaspedal solange durch, bis das einströmende Kohlenoxyd ihm die Besinnung raubte. Am folgenden Morgen wurden beide Suizidenten bewußtlos aufgefunden; nur der Angeklagte konnte noch gerettet werden.

50 BGHSt. 19, S. 138.
51 Dreher (1964), S. 337.
52 Vgl. Roxin (1978b), § 25 Rdnr. 25. Vgl. aber auch Baumann (1977), §§ 36, 37, insbes. § 36 I 3, S. 565ff.
53 BGHSt. 24, S. 342ff.
54 Vgl. dazu insbes. die Nachweise in: Schönke/Schröder/Eser (1980), Rdnr. 35 vor §§ 211ff. StGB.
55 Vgl. Roxin (1973), S. 241ff., 243ff.

Resultat auch vernünftig sein: Denn z. B. ein kränkendes Wort ist schnell suizid-stimulierend gesprochen, aber nicht bedacht worden; soll hier das Strafrecht eingreifen und „Zensur" üben wollen? Und selbst wenn nur „handgreifliche" Beiträge haftungsbegründend wirken sollten: Ganze Berufsgruppen, wie z. B. Apotheker, müßten stets sorgfältig prüfen, ob das verkaufte Toxikum als Suizidmittel eingesetzt werden könnte.

Die vorsätzliche Nichthinderung des Suizids eines Schutzempfohlenen durch seinen Garanten

Am tiefsten ist wohl der Graben, der Befürworter und Gegner strafrechtlicher Suizidprophylaxe trennt, auf dem Problemfeld, ob jemand bei Totschlagsstrafe verpflichtet ist, den Freitod eines eigenverantwortlich handelnden Lebensmüden zu verhindern: Während die Rechtsprechung jeden Garanten, der es als „Täter" unterläßt, den Suizid seines Schutzempfohlenen zu hindern, jedenfalls ab Eintritt der Bewußtlosigkeit des Suizidenten mit Totschlagsstrafe bedroht,[56] verneint die im Schrifttum herrschende Lehre, daß wegen Totschlags durch Unterlassen strafbar ist, wer den Suizid eines frei- und eigenverantwortlich Handelnden geschehen läßt – gleichviel, ob er diesem gegenüber bereits vorstrafrechtlich zum Schutz verpflichtet ist oder nicht.[57]

Dogmatische Topoi. Richtig oder wenigstens widerspruchsfrei begründbar ist allein die von der Literatur vertretene Ansicht. Denn wenn sogar straffrei ausgeht, wer aktiv zum Selbstmord anstiftet oder Hilfe leistet, muß erst recht straflos sein, wer gänzlich untätig bleibt: Er stimuliert oder erleichtert nicht einmal den Suizid. Man mag die Prämisse dieses axiologischen Schlusses angreifen und die Conclusio konsequenter Fehlerhaftigkeit zeihen – solange sie vom geltenden Gesetz her unabweisbar ist, geht es nicht an, die Straflosigkeit der aktiven Teilnahme am Selbstmord durch die Konstruktion einer Garantenpflicht „aus den Angeln" zu heben.[58] Zudem läßt die höchstrichterliche Rechtsprechung die Entscheidung über Strafbarkeit oder Straflosigkeit des Garanten zum Lotteriespiel werden, wenn und weil sie die Tatgerichte verpflichtet zu eruieren, ob der Nichthindernde mit „Täterwillen" unterlassen oder sich dem Willen des Suizidenten untergeordnet habe.[59] Und schließlich ist dogmatisch ohnehin bezweifelbar, daß ein Garant (z. B. der Ehegatte oder ein behandelnder Arzt) nicht nur verpflichtet ist,

---

56 Vgl. nur BGHSt. 2, S. 150ff., 6, S. 268; 13, S. 166.
57 Vgl. ausführlich Arzt (1977) T. 2 B. VII 29, S. 72ff.; Dreher/Tröndle (1980), Rdnr. 6 vor § 211; Schönke/Schröder/Eser (1980), Rdnr. 40ff. vor §§ 211ff. StGB mit zahlreichen Nachweisen; Roxin (1977), S. 337ff.; Wagner (1975), S. 25ff. mit ausführlicher Darstellung der Rechtsprechung.
58 Arzt (1977), S. 75.
59 Vgl. nur BGHSt. 2, S. 150ff. einer- und BGHSt. 13, S. 162ff. andererseits: Dort hatte eine Ehefrau ihren Ehemann hängen lassen und wurde wegen Totschlags durch Unterlassen verurteilt, weil sie dem Geschehen „die entscheidende Wendung" hätte geben können und daher mit Täterwillen gehandelt habe. Hier hatte ein Schwiegersohn seine Schwiegermutter nicht gerettet, die sich in einem Teich ertränkte; der BGH sprach den Schwiegersohn vom Vorwurf der Totschlagshaftung frei, weil dieser nicht mit Täterwillen unterlassen habe.

Risiken abzuwenden, die dem Schutzempfohlenen von außen drohen oder die dieser für die Rechtsgüter anderer heraufbeschwört,[60] sondern auch gehalten ist, Gefahren entgegenzutreten, die dieser bewußt und freiwillig aufsucht oder für sich selbst begründet.

Empirische Topoi. Dieses Monitum ließe sich nur dann außer Kraft setzen, wenn *jeder* Suizid „unfrei", weil krankhaft, wäre. Dieser Hypothese widersprechen aber erstens empirisch vermittelte Aussagen.[61] Zweitens ist ihr ein „vorrechtlicher" Charakter des dabei verwandten (und präzisierungsbedürftigen) Krankheitsbegriffs eigen. Und drittens wäre sie mit ihrer „bestrafungsfreundlichen" Konsequenz geradezu ein Musterbeispiel für die „Heterofinalität der Zwecke": Die Pioniere der modernen Suizidforschung, allen voraus Sonneck u. Ringel (1976), beabsichtig(t)en keineswegs, durch die Figur eines „präsuizidalen Syndroms" einer strafrechtlichen Totschlags-Haftung von Eltern, Ehepartnern, behandelnden Ärzten oder anderen Personen das Wort zu reden; vielmehr hielten und halten sie z. B. die Strafbarkeit von Angehörigen wegen unterlassener Selbstmordhinderung „für ganz verfehlt".[62] Daher bleibt es dabei, auch eine Haftung nach den §§ 211 ff. in Verbindung mit § 13 StGB erst in Betracht zu ziehen, wenn der Suizident (straf-)*rechtlich* verantwortungsunfähig ist (§§ 19, 20 StGB, 3 JGG); sie scheidet jedenfalls aus, wenn der Suizident eigenverantwortlich, ungenötigt und irrtumsfrei sein Leben wegwirft, mag er auch vom Standpunkt moderner Suizidprophylaxe aus therapiebedürftig und *in diesem Sinne* „krank" sein.

Die fahrlässige Nichthinderung des Suizids eines Schutzempfohlenen durch seinen Garanten

Da die Rechtsprechung die oben geschilderten Topoi (bislang) nicht anerkennt, kann sie Garanten wegen fahrlässiger Tötung gemäß §§ 222, 13 StGB bestrafen, wenn diese fahrlässig den Suizid eines ihrer „Klienten" geschehen lassen – ohne Rücksicht darauf, ob es sich um einen (rechtlich gesehen:) „Frei-Tod" handelt[63]

---

60 Ob es richtig ist, Garanten für die Straftaten von Schutzbefohlenen als Täter (und nicht nur als Gehilfen) haften zu lassen, ist wertmäßig zweifelhaft, jedoch von „dogmatischer Konsequenz" (Arzt [1977], S. 67). Vgl. dazu auch Roxin (1978 b), § 25 Rdnr. 142 ff. m. Nw.

61 Wenn man dem Zeugnis von Psychiatern und Tiefenpsychologen trauen darf, lehrt die praktische Erfahrung, daß der Selbstmord in der überwiegenden Mehrzahl aller Fälle auf einer seelisch *krankhaften* Verfassung beruht. Zu Recht weist Simson (1976, S. 20) aber auf die Tatsache hin, „daß die Spannweite der Selbstmordquoten in Europa ... von Irland mit 1,8 (auf 100 000 Einwohner) bis zu Ungarn mit 36,1 reicht"; dies „schließt – auch bei Berücksichtigung der statistischen Fehlerquellen – aus, die quantitativ entscheidende Ursache der Suizide nur in psychischer Erkrankung oder Abnormität zu suchen". Denn: „Die in Frage kommenden Krankheiten weisen in den einzelnen Ländern Europas keineswegs so auffällige zahlenmäßige Verschiedenheit wie die Selbstmordraten auf."

62 So Ringel, zitiert nach Roxin (1977), S. 353. Auch Sonneck steht einer solchen Strafdrohung gänzlich ablehnend gegenüber und plädiert, wie er mir auf dem Hamburger Symposium vom 5./6. 12. 1980 eindringlich versicherte, für äußerste Zurückhaltung des Strafrechts.

63 So BayObLG NJW 1973, S. 565. Vgl. dazu Geilen (1973), S. 320; AG Duisburg, MDR 1971, 1027.

oder nicht.[64] In der Praxis hat z. B. das Reichsgericht[64] eine Krankenpflegerin wegen fahrlässiger Tötung bestraft, die die Selbsttötung einer suizidgefährdeten Geisteskranken durch Unachtsamkeit ermöglichte; das Bayerische Oberste Landgericht[63] verurteilte einen Arzt wegen fahrlässiger Tötung, der es auf Drängen der Ehefrau unterließ, ihren nach einer Schlafmittelvergiftung in tiefem Schlaf liegenden Mann in das Krankenhaus einzuweisen. Und das Amtsgericht Duisburg[63] hielt gar einem Laien, der den Suizidversuch seines homosexuellen Lebenspartners nicht ernst genug genommen hatte, vor, er habe sich nach § 222 StGB strafbar gemacht.

Ob sich diese Rechtsprechungslinie nach der Entscheidung des Bundesgerichtshofs im „Polizeipistolenfall" (s. S. 92) fortsetzen wird, bleibt abzuwarten; die Meinung des Bayerischen Obersten Landgerichts, es sei durch die dort ausgesprochene Straflosigkeit der aktiven fahrlässigen Suizidmitwirkung nicht gehindert, Garanten wegen fahrlässig unterlassener Rettung zu bestrafen, läßt eine Umkehr nicht erwarten. Dabei wäre sie, abgesehen von teleologischen Erwägungen, dringend zu wünschen. Denn die Unterscheidung zwischen strafloser, aktiver, fahrlässiger Teilnahme und strafbarem, fahrlässigen Unterlassen eines Garanten ist schwierig und mühsam zu begründen: Hat, um den „Apothekerfall" (s. S. 93) aufzugreifen, der Apotheker fahrlässig (aktiv) „verkauft" oder – seine Garantenstellung unterstellt – es „unterlassen", seinen Kunden nach der Verwendung des Mittels zu befragen?

Die vorsätzliche Nichthinderung eines Suizids durch Nichtgaranten

Gemäß §§ 323 c,[65] 15 StGB macht sich strafbar, wer vorsätzlich „bei Unglücksfällen nicht Hilfe leistet, obwohl dies erforderlich und ihm den Umständen nach zuzumuten … ist". Diese, in § 323 c StGB statuierte Hilfspflicht trifft jeden, mag er dem Hilfsbedürftigen bereits vorstrafrechtlich besonders (z. B. als Ehepartner, naher Angehöriger oder behandelnder Arzt) verpflichtet sein oder nicht. Ihr Eingreifen hängt demnach in „Suizidfällen" in der Regel nur davon ab, ob der Suizid ein „Unglücksfall" ist.

Der Bundesgerichtshof hatte diese Frage zunächst im Anschluß an die Rechtsprechung des Reichsgerichts aus semantischen Gründen verneint:[66] „Ein Unglücksfall ist", so deduzierte er, „ein plötzliches äußeres Ereignis, das erheblichen Schaden an Personen oder Sachen anrichtet und weiteren Schaden zu verursachen droht[67] … Dieses äußere Ereignis ist vom Willen des Verunglückten unabhängig, er kann nur versuchen, es abzuwenden. Ob auch der unerwartete Verlauf einer Selbsttötung unter bestimmten Umständen ein solches äußeres Ereignis sein kann, mag … dahinstehen. Jedenfalls ist ein Unglücksfall begrifflich und sprachlich ausgeschlossen, solange das verantwortliche Handeln des

---

64 RGSt. 7, S. 332.

65 § 323 c StGB entspricht dem bis zum 30. 6. 1980 geltenden § 330 c StGB alter Fassung; er hat durch Art. 1 Nr. 17 des 18. Strafrechtsänderungsgesetzes (Gesetz zur Bekämpfung der Umweltkriminalität) vom 28. 3. 1980 ohne Inhaltsänderung die Bezeichnung § 323 c erhalten.

66 BGHSt. 2, S. 150 ff., 150 f.

67 Unter Hinweis auf RGSt. 75, S. 68, 162; 77, S. 303.

Selbstmörders die Lebensgefahr im wesentlichen so gestaltet, wie er es sich vorgestellt hat, und solange sein Selbsttötungswille fortbesteht".[68] Bereits 26 Monate später verwarf der Große Senat für Strafsachen diese Interpretation.[69] Für ihn ist „Unglücksfall" im Hinblick auf denjenigen zu definieren, „der ... zur Hilfe aufgerufen ist. Dieser wird" durch § 323 c StGB „verpflichtet dann zu helfen, wenn er einer ernsten Gefahrenlage ansichtig wird, die Hilfe verlangt. Betrachtet man die Sache unter diesem Gesichtspunkt, so bestehen sprachlich keine Bedenken dagegen, die durch einen Selbstmordversuch herbeigeführte Gefahrenlage als Unglücksfall ... anzusehen. Denn auch in diesem Fall ist ein Mensch in Not geraten, dem geholfen werden muß".[70]

Man wird sich der *lebens*praktischen Plausibilität dieser Argumentation kaum verschließen können. Denn eine vielleicht zu weite Definition, die auch eine vom Opfer „freiwillig" heraufbeschworene Gefahrenlage als „Unglücksfall" anerkennt,[71] kann korrigiert, ein nicht geretteter Suizident aber nicht mehr zum Leben erweckt werden. Leider ergänzte der Bundesgerichtshof seine „weite" Auslegung nicht durch eine zutreffende Ratiothese, die dem Interpreten des § 323 c StGB eine verläßliche Grundlage böte. Stattdessen geißelte er den Suizidentschluß als sittenwidrig: „Da das Sittengesetz jeden Selbstmord – von äußersten Ausnahmefällen vielleicht abgesehen – streng mißbilligt, da niemand selbstherrlich über sein eigenes Leben verfügen und sich den Tod geben darf, kann das Recht nicht anerkennen, daß die Hilfepflicht des Dritten hinter dem sittlich mißbilligten Willen des Selbstmörders zu seinem eigenen Tode zurückzustehen habe".[72] Ein solches Verdikt ist schon deshalb wenig tragfähig, weil der Suizid keineswegs einhellig als moralwidrig verurteilt wird, wie es der (apodiktische Ton des) Bundesgerichtshof(es) glauben machen will;[73] außerdem bedürfen strafrechtliche Sanktionen einer „prosaisch-nüchterneren" Legitimation als sie die Berufung auf ein (angeblich) gültiges Sittengesetz liefern kann.

Allerdings ist es auch der Literatur bislang kaum gelungen, überzeugungskräftige Gegenmodelle zu entwickeln. Wer etwa jede strafrechtlich sanktionierte Hilfspflicht bei einem frei gewollten Suizid ablehnt,[74] kann zwar darauf verweisen, daß Unterlassen allemal weniger schwer wiegt als die straflose aktive Freitodteilnahme. Er muß aber gleichzeitig die sozialstaatlich geforderte Solidarität mit Hilfsbedürftigen hintanstellen, die allemal *auch* im Interesse der Allgemeinheit geleistet wird und insofern vom „Willen" des Hilfsbedürftigen unabhängig ist. Wer dagegen die Hilfspflicht vermittelnd davon abhängig macht, ob der potentielle Retter Zweifel an der Freiverantwortlichkeit des Suizidenten hegt,[75] verlagert die Problemlösung in ein subjektives Vorstellungsbild, dessen nachträgliche Rekonstruktion in einem etwaigen Strafverfahren wegen unterlassener Hilfeleistung ganz von der willkürlichen Einlassung des Beschuldigten abhängt. Es bleibt abzuwarten, wie die Dogmatik dieses Problemfeld erhellen wird.

---

68 BGHSt. 2, S. 151.
69 BGHSt. 6, S. 147 ff.
70 BGHSt. 6, S. 149.
71 So ausdrücklich BGHSt. 6, S. 152.
72 BGHSt. 6, S. 153.
73 Vgl. i. e. Wagner (1975), S. 46 ff., 94 ff.
74 Vgl. etwa Schönke/Schröder/Cramer (1980), § 330 c, Rdnr. 7 m. Nw.
75 Vgl. etwa Wagner (1975), S. 129 f. i. Vm. S. 127.

Die Suizidhinderung

Theoretisch kann eine Suizidhinderung als Nötigung (gemäß § 240 StGB) oder bei Eingriffen in die körperliche Integrität auch als Körperverletzung (gemäß § 223 StGB) relevant werden. Allerdings sind aus der Rechtsprechung keine Fälle ersichtlich, in denen die Gerichte die Suizidhinderung in diesem Sinne gewertet und geahndet hätten.

Relativ leicht kann dies einsehen, wer mit dem Bundesgerichtshof jedermann bei Suiziden zur Hilfeleistung verpflichtet, „gleichgültig, ob der Wille, der den Selbstmörder zu seiner Tat trieb, gesund oder krank, entschuldbar oder unentschuldbar war, ob der Selbstmörder die durch den Selbstmordversuch entstandene Gefahrenlage noch beherrscht oder ob er sie, etwa weil er inzwischen bewußtlos geworden ist, nicht mehr beherrscht, ob er die Gefahrenlage, d. h. seinen eigenen Tod noch will und das zum Ausdruck bringt, ... ob er sie nicht mehr will oder ob er nicht mehr wollen" kann[76] und gleichgültig, ob die Selbsttötung erst unmittelbar droht oder schon in eine akute Suizidhandlung übergegangen ist.[77] Denn wen die Rechtsordnung bei Strafe zur Hilfeleistung verpflichtet, dem spricht sie zugleich auch ein Hilfsrecht zu.

Schwerer fällt ein „Nein" zu den oben genannten Delikten denen, die dem Suizidenten prinzipiell die Freiheit und das Recht zuerkennen, sich selbst zu töten.[78] Sie werden – sofern sie nicht dennoch Freitodverhinderungsrechte[78a] anerkennen – häufig auf die Grundsätze rekurrieren müssen, die für den Irrtum über die sachlichen Voraussetzungen eines Rechtfertigungsgrundes gelten[79] oder dartun müssen, daß und warum es norm- und strafzweckwidrig ist, wohlmeinende Helfer mit Strafe zu belegen.[80]

Seitenblick und Ausblick

Suizide und die Nichthinderung von Suiziden können selbstverständlich auch auf anderen Rechtsgebieten als denen des Strafrechts thematisiert werden. So hat die zivilrechtliche Judikatur stets ein psychiatrisches Krankenhaus für verpflichtet angesehen, dafür zu sorgen, daß ein suizidgefährdeter Untergebrachter in der erforderlichen Weise beaufsichtigt wird.[81] Das Oberlandesgericht Frankfurt hat durch Urteil vom 5. 5. 1975[82] sogar entschieden, ein psychiatrisches Krankenhaus verletze selbst dann in schadenersatzbegründender Weise seine Aufsichtspflicht gegenüber einer an endogener Depression leidenden Patientin,

---

76 BGHSt. 6, S. 153.

77 Vgl. auch BGHSt. 13, S. 162 ff., 168; krit. Lackner (1980), § 330 c, Anm. 2.

78 Vgl. etwa Arzt (1977), S. 65; Wagner (1975), S. 84 ff.

78a Vgl. etwa § 34 StGB.

79 So Wagner (1975), S. 132 f.

80 So Roxin (1977), S. 339 f.

81 BGHZ 38, S. 49 ff.

82 OLG Frankfurt, Urteil vom 5. 5. 1975 (Az: 1 U 136/74), bestätigt durch Beschluß des BGH vom 6. 12. 1977 (Az: VI 2 R 170/175).

wenn es diese weder in einer geschlossenen noch in einer offenen Abteilung unterbringe, die so organisiert sei, „daß kein Patient ‚unbemerkt' vom Personal seine Station oder gar das Haus verlassen kann".[83]

Wie immer man die Zubilligung eines Schadensersatzes im Einzelfall beurteilen mag – auch psychiatrische Laien werden sich unbehaglich fragen, ob es wirklich im Interesse humaner Suizidprophylaxe liegt, die tradierten Methoden einer „harten" Psychiatrie zu Rechtsregeln zu verkrusten und so die letztlich allein sinnvolle „freiwillige" Annahme der Therapieangebote einer moderne(re)n Psychiatrie zu erschweren: Die Verwahrung in Zwingburgen befähigt an endogenen Depressionen Leidende wohl kaum dazu, zukünftig ein (möglichst) eigenverantwortliches Leben zu führen.

Unabhängig von Einzelfallfragen ist davor zu warnen, die Verantwortung für Suizide Nichtgeisteskranker in einseitiger Weise der Umwelt zuzuschieben. Das Strafrecht ist jedenfalls kaum ein taugliches Mittel der Suizidprophylaxe; daß jemand einen Suizidenten rettet oder nicht rettet, weil das Strafrecht ihn hierzu anhält oder nicht, läßt sich kaum plausibel dartun. Solange die Verantwortlichkeit eines erwachsenen Suizidenten nicht im konkreten Fall gemäß § 20 StGB analog ausgeschlossen ist, ist weder die Teilnahme am Selbstmord noch die unterlassene Selbstmordhinderung als Tötungsdelikt strafbar.[84] Es bleibt freilich abzuwarten, welchen Kurs die Rechtsprechung in Zukunft einschlagen wird.

Literatur

Arzt G (1977) Strafrecht. Besonderer Teil. Ein Lehrbuch in 5 Heften. LH 1: Delikte gegen die Person. Gieseking, Bielefeld

Baumann I (1977) Strafrecht. Allgemeiner Teil, 8. Aufl. Gieseking, Bielefeld

Beling E (1906) Die Lehre vom Verbrechen. Mohr, Tübingen

Bringewat P (1975) Die Strafbarkeit der Beteiligung an fremder Selbsttötung als Grenzproblem der Strafrechtsdogmatik. In: Zeitschrift für die gesamte Strafrechtswissenschaft (= ZStW) 87: 623–649

Cramer P (1980) Kommentierung § 330c StGB. In: Schönke/Schröder, Strafgesetzbuch, Kommentar. Beck, München

Dreher E (1964) Anmerkung zu BGHSt. 19, S. 135ff., Monatsschrift für Deutsches Recht (= MDR) 5:337–338

Dreher E/Tröndle H (1980) Strafgesetzgebung und Nebengesetze, 39. Aufl. Beck, München (neubearb. ab der 38. Aufl von Tröndle H)

Engisch K (1976) Suizid und Euthanasie nach deutschem Recht. In: Eser A (Hrsg), Suizid und Euthanasie als human- und sozialwissenschaftliches Problem. Enke, Stuttgart, S. 312–321

Eser A (Hrsg) (1976) Suizid und Euthanasie als human- und sozialwissenschaftliches Problem. Enke, Stuttgart

Eser A (1978) Juristischer Studienkurs. Strafrecht III. Schwerpunkte: Delikte gegen die Person und Gemeinschaftswerte. Beck, München

Eser A (1980) Kommentierung. In: Schönke A, Schröder H, Strafgesetzbuch. Kommentar, 20. Aufl. Beck, München, Rdnr. 33ff. vor §§ 211ff.

---

83 Für die Überlassung des insoweit einschlägigen Materials, insbesondere der Stellungnahme der Deutschen Gesellschaft für Psychiatrie und Nervenheilkunde (in: Der Nervenarzt 51: 573, 1980), danke ich herzlich Herrn Dr. Reimer.
84 Vgl. Roxin (1978a), S. 98f.

Flew A (1976) Selbsttötung und Geisteskrankheit. In: Eser A (Hrsg) Suizid und Euthanasie als human- und sozialwissenschaftliches Problem. Enke, Stuttgart, S. 95–100
Geilen G (1973) Anmerkung zu BayObLG NJW 1973, S. 565. Juristenzeitung (= JZ): S. 320 ff.
Geilen G (1974) Suizid und Mitverantwortung. JZ: S. 145 ff.
Herzberg RD (1977) Täterschaft und Teilnahme. Beck, München
Horn E (1980) §§ 211 ff. In: Systematischer Kommentar zum Strafgesetzbuch, Bd 2, Besonderer Teil. Metzner, Frankfurt
Kion M (1970) Die Beteiligung am Selbstmord. Jur Dissertation, Universität Frankfurt
Klinkenberg H (1978) Die Rechtspflicht zum Weiterleben und ihre Grenzen. JR:441–445
Klinkenberg H (1979) Die Rechtspflicht zum Weiterleben und ihre Grenzen. JR:183–184
Krey V (1979) Strafrecht, Besonderer Teil, Bd 1. Ohne Vermögensdelikte, 4. Aufl. Kohlhammer, Stuttgart
Lackner K (1980) StGB. Strafgesetzbuch mit Erläuterungen. Beck, München
Maurach R/Schroeder FC (1977) Strafrecht. Besonderer Teil. Teilband 1, 6. Aufl. Müller, Heidelberg
Meurer D (1980) Grundkurs Strafrecht III. Besonderer Teil. Elwert, Marburg
Ringel E (1953) Der Selbstmord. Abschluß einer krankhaften psychischen Entwicklung. Verlag für medizinische Wissenschaften, Wien Düsseldorf
Ringel E (1961) Neue Untersuchungen zum Selbstmordproblem. Hollinek, Wien
Ringel E (Hrsg) (1969) Selbstmordverhütung. Huber, Bern Stuttgart Wien
Ringel E (1974) Selbstmord – Appell an die anderen. Eine Hilfestellung für Gefährdete und ihre Umwelt. Kaiser, München
Ringel E (1978) Das Leben wegwerfen? Reflexionen über Selbstmord. Herder, Wien
Roxin C (1973) Der Schutzzweck der Norm bei Fahrlässigkeitsdelikten. In: Festschrift für Wilhelm Gallas zum 70. Geburtstag. de Gruyter, Berlin New York, S 241–259
Roxin C (1975) Täterschaft und Tatherrschaft, 3. Aufl. De Gruyter, Berlin New York
Roxin C (1977) Die Mitwirkung beim Suizid. In: Festschrift für Dreher zum 70. Geburtstag. de Gruyter, Berlin New York, S 331–355
Roxin C (1978 a) Der Schutz des Lebens aus der Sicht des Juristen. In: Blaha, Grutjahr, Löser, Niebler (Hrsg) Schutz des Lebens – Recht auf Tod. Olzog, München, S 85–109
Roxin C (1978 b) §§ 25 ff. In: Jescheck, Russ, Willms (Hrsg) Strafgesetzbuch. Leipziger Kommentar. 10. völlig neubearbeitete Aufl. de Gruyter, Berlin New York
Schilling G (1979) Abschied vom Teilnahmeargument bei der Mitwirkung zur Selbsttötung. JZ: 159–167
Schmidhäuser E (1974) Selbstmord und Beteiligung am Selbstmord in strafrechtlicher Sicht. In: Festschrift für Welzel zum 70. Geburtstag. de Gruyter, Berlin New York, S 801–822
Schmidhäuser E (1980) Strafrecht. Besonderer Teil. Grundriß. Mohr, Tübingen
Schönke A/Schröder H (1980) Strafgesetzbuch, 20. Aufl. Beck, München (zitiert nach Bearbeiter und Randnummer)
Schünemann B (1978) Nulla poena sine lege? de Gruyter, Berlin New York
Simson G (1976) Die Suizidtat. Eine vergleichende Betrachtung. Beck, München
Sonneck G, Ringel E (1976) Zur Psychopathologie des Sterbewillens. In: Eser A (Hrsg) Suizid und Euthanasie als human- und sozialwissenschaftliches Problem. Enke, Stuttgart, S 77–87
Tröndle H (1980) Dreher E/Tröndle H: Neubearbeitet ab der 38. Aufl. von Tröndle H
Wagner J (1975) Selbstmord und Selbstmordverhinderung. Zugleich ein Beitrag zur Verfassungsmäßigkeit der Zwangsernährung. Müller, Karlsruhe
Wellmann KG (1979) Die Rechtspflicht zum Weiterleben und ihre Grenzen. JR:182–183
Winhold K (1930) Gewaltsame Selbstmordhinderung. Dissertation, Universität Marburg 1928, gedruckt 1930

Beiträge zur Beziehungsproblematik und Therapie von Suizidenten

Betreuungsmodelle für Suizidgefährdete

G. Sonneck

Suizidgefährdung

Als suizidgefährdet sind Personen oder Personengruppen anzusehen, deren Risiko zu suizidalem Verhalten höher bzw. erheblich höher liegt als das der Normalpopulation; unter suizidalem Verhalten sind Suizidankündigungen (direkte oder indirekte Suizidhinweise, Suiziddrohungen), Suizidversuche und Suizide zu verstehen. Suizidgedanken treten wohl bei jedem Menschen im Verlauf seines Lebens auf; daran professionelle Interventionsmaßnahmen zu knüpfen, ist nicht nur von der Quantität her unmöglich, sondern auch schon deshalb, weil sie für den Außenstehenden zumeist nicht evident sind. (Nach einer Untersuchung von Biener u. Bückert (1973) zeigte sich, daß von Mädchen im Alter von 18 – 21 Jahren Suizidgedanken in 51% und bei den Jungen in 29% angegeben werden). Hinsichtlich der Häufigkeit des Auftretens von Suizidankündigungen liegen uns keine sicheren Zahlen vor, wir wissen jedoch, daß Suizidankündigungen häufige Vorläufer von Suizidhandlungen, insbesondere von Suiziden sind (nach einer Untersuchung von Capstick (1960) in 70% vor dem Suizid).

Auch ist uns die Anzahl der Suizidversuche einer bestimmten Region nicht bekannt, sie wird üblicherweise als Verhältniszahl zur Suizidrate angegeben. Sieht man dabei von Extremwerten ab, so ist eine Relation von 1 : 10–1 : 20 realistisch; daß es sich aber um andere Personengruppen als bei den Suiziden handelt, erhellen z. B. die von Kreitman (1980) durchgeführten Untersuchungen in Edinburgh, die zeigten, daß dort pro Jahr etwa 1 von 100 Mädchen im Alter zwischen 15 und 20 Jahren wegen eines Parasuizids stationär aufgenommen wird. Besser bekannt ist die amtlich definierte Suizidrate, auch wenn sie über das tatsächliche Vorkommen der Suizide nichts aussagt, da Untersuchungen dafür sprechen, daß etwa 30 – 100% der Suizide in den amtlichen Statistiken nicht aufgeführt werden (z. B. McCarthy u. Walsh, 1975). Entsprechend diesen zahlenmäßigen Unsicherheiten gibt es auch lediglich in Hinblick auf den Suizid relativ gut umschriebene Risikogruppen.

Hohes Risiko ist nach Beck et al. (1974) eine Suizidanzahl von 1000–10000 auf 100000 einer bestimmten Population, also ab einem Suizidrisiko, das etwa 50mal höher ist als das der Normalpopulation. Aufgrund zahlreicher Untersuchungen, z. B. von Kiev (1970) u. Wilkins (1967), wissen wir, daß die potentielle Risikopopulation nach dem Maß ihrer Suizidgefährdung in folgender Reihenfolge, wenn es dabei natürlich auch Überschneidungen und Mehrfachdeterminierungen gibt, anzusetzen ist:

1. Alkoholiker, Medikamenten- und Drogenabhängige, 2. Depressive aller Arten, 3. Alte und Vereinsamte, 4. Personen, die durch eine Suizidankündigung und 5. solche, die durch einen Suizidversuch (Parasuizid) auffällig wurden. Die ausschließliche Beschäftigung mit der letzten Gruppe, die lange Zeit als primäre Zielgruppe für Suizidprophylaxe angesehen wurde, bedeutete, das größte Augenmerk auf jene mit dem vergleichsweise niedrigsten Suizidrisiko zu richten (demnach bis zu etwa 50mal höher als in der Normalpopulation; Kreitman, 1980). Daß trotzdem die Betreuung nach Suizidversuch so lange die zentrale Stellung in der Suizidprävention innehatte, ist u. a. dadurch erklärbar, daß es in der großen Fülle der Suizidliteratur nur sehr wenige Arbeiten gibt, die sich mit Katamnesen nach Suizidversuch beschäftigen, häufig der Parasuizid als versuchter Suizid diesem gleichgesetzt wurde, und überdies der Suizidversuch alarmierender abläuft als z. B. eine depressive Verstimmung: Rund 10–15% der Bevölkerung kämpfen mit Lebensproblemen und haben darunter erheblich zu leiden. Davon wird $\frac{1}{10}$ ärztlich behandelt, wovon wiederum nur $\frac{1}{5}$ in psychiatrische Behandlung kommt (Katschnig, 1975). Die Depression als Ausdruck eines Leidenszustandes befindet sich also auf einem relativ niedrigen Erkennbarkeitsniveau. Ein Suizidversuch hingegen ist als zumeist dramatisches Ereignis häufig dazu angetan, größere Beachtung zu erreichen. Sehen wir von Extremwerten bei einigen Untersuchern ab, so bestätigt die Mehrzahl, daß etwa 10 Jahre nach dem Suizidversuch 5–10% durch Suizid verstorben sind. Also etwa 1% pro Jahr, wobei unmittelbar nach dem Suizidversuch dieser Prozentsatz höher anzusetzen ist, später etwas niedriger, jedoch konstant weitergeht. Das Suizidrisiko bis zu 6 Monaten nach stationärem psychiatrischen Aufenthalt ist etwa 20mal höher als das der Normalpopulation und die Anzahl jener Suizide, denen ein Suizidversuch vorausging, ist bei dieser Personengruppe bei etwa 50% anzusetzen (Müller, 1978), wobei diesbezüglich v. a. eher Ältere, Alleinstehende und an Psychosen Leidende betroffen sind. Untersuchungen von z. B. Jansson (1962) deuten jedoch darauf hin, daß Wiederholungen von suizidalem Verhalten, die länger als 1 Jahr von dem letzten Ereignis Abstand haben, in keiner Beziehung zur früheren Episode stehen und daher auch nicht in diesem Zusammenhang gesehen werden sollten. Diese Ansicht können wir aus unserer Erfahrung nicht teilen. So konnte z. B. Ciompi (1976) zeigen, daß ehemalige psychiatrische Patienten auch nach einem Intervall von 30 – 40 Jahren ein erhöhtes Suizidrisiko haben, wobei bezogen auf das Vorkommen in der Normalpopulation die Frauen gefährdeter sind als die Männer. Gefolgt von den Alkoholikern, ist die Gruppe der Depressionen mit den meisten Suiziden vertreten und unter den Depressiven insbesondere auch jene, die seinerzeit nicht als phasenhafte Depression, sondern lediglich als erhöht vulnerabel diagnostiziert wurden und offenbar später den sozialen, psychologischen und somatischen Belastungen des Alters nicht gewachsen waren. Es besteht in der Literatur mäßige Übereinstimmung darüber, daß bei lediglich rund 20% der Suizide in der Vorgeschichte Suizidversuche bekannt wurden. In etwa ¾ der Fälle geht also dem Suizid kein Suizidversuch voraus. Die Suizidankündigung scheint diesbezüglich ein besserer Prädiktor zu sein (Wilkins, 1967). In etwa 25% der Suizidversuche handelt es sich um mehrfache Suizidversuche. Man muß annehmen, daß etwa 30% aller Suizide von Depressiven unternommen werden; dieser Prozentsatz ist auf etwa 50 zu erhöhen, wenn man Depres-

sion nicht nur im engen Sinne der psychiatrischen Krankheitslehre versteht, sondern auch als nosologisch unspezifischen affektiven Gefühlszustand (Welz, 1979). Ein weiteres Drittel der Suizide wird von Alkoholikern, Medikamenten- und Drogenabhängigen unternommen, wobei die beiden letzten Gruppen offenbar zahlenmäßig zunehmen. Etwa 40% sind über 60 Jahre, und diese Grenze verschiebt sich in unseren Breiten noch weiter nach oben (Strauss u. Sonneck, 1978). Bedenkt man diese Tatsachen, so wird klar: wirksame Suizidprophylaxe kann nur auf dem Boden eines breiten psychosozialen Ansatzes betrieben werden (Katschnig, 1976). Unter der Voraussetzung von 20 Suiziden auf 100000 der Bevölkerung müssen wir, gestützt auf Erfahrungswerte von Litman (1970), annehmen, daß z. B. in einem Bereich wie Wien mit etwa 1,6 Millionen Einwohnern rund 12000 Personen jährlich gezielt betreut werden müßten, wenn die Suizidrate signifikant gesenkt werden soll. Um diese überwältigende Zahl von potentiell Gefährdeten auf die tatsächlich kritischen Fälle einzuengen, wird in den letzten Jahren die Krise als das die Intervention bestimmende Merkmal herangezogen, da man davon ausgeht, daß die Krise häufig der Vorläufer einer Suizidhandlung ist, die Suizidhandlung also eine der möglichen, vielleicht aber nicht zu praktizierenden Lösungsstrategien der Krise ist. Andererseits ist die Krise doch für die Umwelt so weit erkennbar, daß der Betroffene aus der anonymen Gruppe der Risikopopulation herausgehoben wird.

Versuchen wir, die Risikopopulation der Suizidversuchsgefährdeten festzustellen, so stoßen wir auf erhebliche Schwierigkeiten. Wenn wir sagen, daß es in 1. Linie junge Frauen sind, die aus den unteren sozialen Schichten kommen, in ärmlichen Gebieten mit relativ wohlhabender Nachbarschaft leben, so mag das für Wien zwar zutreffen (Katschnig u. Steinert, 1971), diese Gruppe jedoch als Risikopopulation anzusprechen, ist gerade noch statthaft, weil sie knapp die 1-%-Grenze erreichen dürfte. Eine gewisse Risikogruppe stellen zweifellos Personen nach Suizidversuch dar (ein Mittelwert von etwa 20% erscheint hier durchaus realistisch (Wilkins, 1967). Suizidankündigung wird jedoch nur etwa in ⅓ der Fälle ein Vorläufer des Suizidversuchs sein (Wilkins, 1967).

Risikogruppen im Hinblick auf Suizidankündigungen zu bestimmen erscheint aufgrund der außerordentlichen Häufigkeit des Vorkommens noch schwieriger. Will man versuchen, im Hinblick auf Krisensituationen Gruppen mit erhöhtem Risiko zu bestimmen, so muß man sich ähnlich wie bei dem Vorkommen von Suizidgedanken in der Bevölkerung darüber im klaren sein, daß z. B. die Lebensänderungskrisen praktisch zum normalen Verlauf der menschlichen Entwicklung gehören (Cullberg, 1978), aber auch traumatische Krisen außerordentlich häufig vorkommen (Böhme, 1978). Grenzen wir sie auf jene ein, die mit ihren Krisen nicht ohne organisierte Hilfe fertig werden, werden wir wohl ähnliche Gruppen finden wie bei Suizid und Suizidversuch.

Theoretisches Konzept der Hilfsaktionen

Um gezielte und effektive Hilfe zu gewährleisten, d. h. richtige Hilfe dem richtigen Problem zuzuordnen, ist es notwendig, die Vorstellung zu revidieren, daß Suizidgedanken, Suizidankündigungen und Suizidversuche Entwicklungsstadien einer pathologischen Entwicklung zum Suizid hin sind. In der Verhütung suizidalen Verhaltens kann man erst dort aktiv werden, wo dieses Verhalten auch offenkundig wurde. Suizidgedanken, die angeblich von jährlich etwa 10% der Bevölkerung ernstlich erwogen werden (Lönnqvist et al., 1976) lassen uns, da sie uns nicht bekannt sind, keine Möglichkeit einer Intervention. Es kommen also nur 3 Ereignisse in Betracht: Die Suizidankündigung, der Suizidversuch und der Suizid, die entsprechende Hilfsaktionen zur Folge haben müssen. Wenn auch gewisse Überschneidungen immer wieder möglich sind, spricht doch vieles dafür, daß diese 3 Ereignisse bis zu einem hohen Grad eigenständig und von einander unabhängig sind. Eine weitgehende Gleichsetzung, wie es z. B. im Kap. B 3.9. der deutschen Psychiatrie-Enquête angeführt ist, gibt eine nur wenig differenzierte und verschwommene Sicht des Problems und der Hilfsmöglichkeiten. Es wird für das jeweilige Ereignis zu überlegen sein, was getan werden kann, um dessen Auftreten zu verhindern, was zu tun ist, wenn das Ereignis bereits eingetreten ist und was anschließend unternommen werden muß. Diese Aktivitäten wurden in dem Konzept der Prävention, Intervention und Postvention zusammengefaßt (Shneidman, 1969).

Suizidankündigung

Prävention. Prävention der Suizidankündigung darf nicht heißen, daß Suizidgedanken nicht geäußert werden dürfen, sind sie doch ein wichtiger Hinweis auf Suizidgefährdung. Die Prävention müßte sich auf die Entstehung von Suizidgedanken beziehen. Wie und ob das durchführbar ist, erscheint in hohem Maße fraglich, sofern man sich nicht mit allgemeinen Maßnahmen, wie netter zueinander zu sein, menschlicher und freundlicher, zufrieden geben will. Man muß sich jedoch dabei vor Augen halten, daß jede Änderung im sozialen Gefüge und daher auch diese die Suizidrate (zumindest kurzfristig) erhöhen wird, wie bereits Durkheim (1973) in seiner Anomietheorie zeigen konnte.

Intervention. Bei der Intervention der Suizidankündigung handelt es sich zweifellos um eine wichtige suizidpräventive Maßnahme, da heute mit hoher empirischer Sicherheit gesagt werden kann, daß Leute, die einen Suizid ankündigen, ein höheres Risiko hinsichtlich eines späteren Suizids haben als solche, die es versuchen und überleben. Bei der Frage, wie ernsthaft diese Ankündigung gemeint ist, geht es keinesfalls um eine zwangsweise stationäre Einweisung, sondern um die Abschätzung der Suizidgefährdung (Pöldinger u. Sonneck, 1980). Man sollte keine Anstrengungen scheuen, allen Stellen, die erfahrungsgemäß mit Risikogruppen zu tun haben, eine entsprechende Schulung in der Abschätzung der Suizidalität und in den direkten und weiteren Hilfsmöglichkeiten zu vermitteln.

Die Postvention der Suizidankündigung entspricht weitgehend der postventiven Aktivität nach einem Suizidversuch, sie besteht in der Identifizierung von Untergruppen mit hohem Risiko hinsichtlich eines späteren Suizids. Gerade Personen mit depressiven Erkrankungen äußern häufig Suizidwünsche. Die Fähigkeit, diese Anzeichen auch zu verstehen und ein Grundwissen über Symptome und Behandlung von Depressionen sowie über den Umgang mit depressiven Menschen sollte nicht nur in Fachkreisen bekannt sein. Die Hilfe, die angeboten wird, sollte womöglich Bezugspersonen miteinbeziehen, um zu erkennen, welche Bedeutung der Suizidankündigung in der Kommunikation in diesem Gefüge zukommt.

Suizidversuch

Prävention. Suizidversuche werden in erster Linie von jüngeren und jungen Menschen unternommen. Die Hilfe muß darauf hinzielen, den jungen Menschen zu motivieren, den gefährlichen körperlichen Appell um Hilfe zu vermeiden und andere Lösungsstrategien zur Bewältigung von Krisen zu wählen. Generell wird ein offenerer Kommunikationsstil gefördert werden müssen, wobei ein wesentlicher Schwerpunkt bei Jugendzentren, Schulen und ähnlichen Einrichtungen liegt. Offenbar gibt es lokal identifizierbare Subkulturen, in denen Selbstschädigung ein häufiges Mittel der Krisenbewältigung darstellt (Kreitman, 1970). Daraus ergibt sich eine direkte Arbeitsmöglichkeit im Sinne der Gemeinwesenarbeit.

Intervention. Die Intervention bei Suizidversuch erstreckt sich auf 2 Schritte: 1. körperliche Behandlung, 2. Untersuchung, um allenfalls Fälle mit psychiatrischen Krankheiten ausfindig zu machen bzw. pathologische Milieus aufzudecken. Darüberhinaus ist die Erhebung der sozialen Situation von größter Bedeutung, spielt sie doch gerade bei einem so multifaktoriellen Phänomen wie es ein Parasuizid darstellt, eine ganz erhebliche Rolle. Da es sich bei den Parasuiziden in fast 90% der Fälle um Vergiftungen handelt (Kreitman, 1980), werden Interventionsmaßnahmen an internistisch-anästhesiologischen Einheiten am sinnvollsten sein. Die Angliederung von Entgiftungsstationen an psychiatrische Einheiten scheint heutzutage nicht mehr praktikabel und bringt auch hinsichtlich nachgehender Betreuung eher Nachteile (Böhme, 1980), ist es doch nicht mehr vertretbar, Menschen, die einen Suizidversuch unternehmen, durch ihren Aufenthalt in der psychiatrischen Station als psychisch abnorm zu stigmatisieren. Welche Organisationsform am ehesten kontinuierliche Betreuung jener gewährleistet, die Hilfe am nötigsten haben, wird sehr von den örtlichen Gegeben- und Gepflogenheiten abhängen. Sicherlich ist es ein Vorteil, wenn ein kleines psychiatrisches Team zumeist angeschlossen an eine psychiatrische Ambulanz unmittelbar nach Beendigung der somatischen Therapie, womöglich ohne besonderen zeitlichen Druck, ihre Interventionsmaßnahmen setzen kann (Böhme et al., 1978). Inwieweit dabei eine Art „Postintensiv-Krisenstation" nötig und zweckmäßig ist (Feuerlein, 1978), ist unentschieden, wenn auch diese Lösung insofern für die Betreuer recht angenehm ist, als sie den Druck, daß das Intensivbett bereits für den nächsten wieder benötigt wird, vermeiden können. Eine Konsiliarbetreuung der Entgiftungsstation durch einen einzelnen wird wohl zumeist zu erheblicher gegenseitiger Frustration führen, was letztlich zum Schaden der Betroffenen ist. Zweifellos ist es von Vorteil, bereits in der Aufwachphase des Patienten psychotherapeutisch wirksam zu werden (Götze et al., 1979), was aber keinesfalls nur von einem Krisenteam, sondern ebensogut auch von anderen Betreuern geleistet werden kann. Nach unseren Erfahrungen hat die frühe Betreuung jedoch für die Bereitschaft zur Nachbetreuung keine direkte Implikation.

Postvention. Will man nach einem Suizidversuch weitere Versuche vermeiden, so wird es äußerst schwierig sein, die entsprechende Risikopopulation ausfindig zu machen, wenn auch, wie katamnestische Untersuchungen zeigen, die Rückfallsquote etwa 20% beträgt. Die Einbeziehung der Umwelt des Patienten gibt am ehesten die Chance, pathologische Verhaltensweisen aufzudecken und einer Änderung zuzuführen. Die größte Gruppe der Suizidversuche findet sich unter jungen Frauen, die in einer interpersonellen Konfliktsituation überdosieren. Sie entsprechen am ehesten dem Typus, der durch den Suizidversuch um Hilfe ruft, sie bekommen diese Hilfe auch, aber zumeist in einer falschen Art, und da diese Hilfe gleichsam erzwungen wurde, hält sie meist nicht lange an und macht es ggf. nötig, eine neuerliche dramatische Aktion zu unternehmen. Gerade für diesen Typus der Parasuizide ist Familien- bzw. Partnertherapie von besonderer Bedeutung, um die schwierige Situation bearbeiten zu können, die diesen Menschen dazu gezwungen hat, in solch dramatischer Weise Hilfe zu suchen. Hilfe nach einem Suizidversuch sollte jedoch nicht nur als Handlung gesehen werden, die weiteres suizidales Verhalten vermeiden will, hat doch Hilfe als Antwort auf einen Hilferuf offenbar eigenständigen Wert.

Ist es das Ziel, den Suizid zu verhindern, so muß man jene relativ kleine Untergruppe (5–10%) suchen, die dieses hohe Suizidrisiko hat: Die älteren und psychisch Kranken werden als besonders gefährdet anzusehen sein, wie es überhaupt eine wichtige suizidpräventive Maßnahme ist, primäre, sekundäre und tertiäre Prävention für die langdauernden und rezidivierenden psychiatrischen Erkrankungen durchzuführen, insbesondere bei Alkoholismus und endogenen Depressionen. Für diese Erkrankungen scheint auch z. B. das Lithium eine effektive präventive Maßnahme darzustellen (Schou, 1974). Alle Maßnahmen, die das Los psychisch Kranker erleichtern und bessern, können diesbezüglich hilfreich und wertvoll sein. Die angebotene Hilfe sollte kontinuierlich über eine gewisse Zeitspanne angeboten werden, da viele Untersuchungen dafür sprechen, daß, wenn ein Suizid einem Suizidversuch folgt, dieser häufiger kurze Zeit danach stattfindet als später.

Die Personengruppe nach Suizidversuch wird von uns in Wien brieflich kontaktiert, wobei etwa 20% oft nach einem langen Intervall den Weg zu uns findet. Gegenwärtig ist dieses Vorgehen durch das Datenschutzgesetz etwas erschwert, es zeichnen sich jedoch auch hier Lösungen ab. Man sollte aber nicht außer acht lassen, daß etwa 50% bereits kurz nach dem Suizidversuch ihre Lage als so weit gebessert ansehen, daß sie meinen, keine Hilfe mehr zu brauchen. Blake u. Mitchell (1978) stellten in ihrer Untersuchung fest, daß 51% der nach Suizidversuch aufgenommenen Patienten keine Nachbetreuung erhielten, da es nicht für nötig erachtet wurde. Von jenen, denen ambulante psychiatrische Behandlung vorgeschlagen wurden, ergriffen 43% diese Möglichkeit nicht. Wie Götze et al. (1979) zeigen konnten, stellten sich am Tag des Aufwachens ⅗, am nächsten Tag nur mehr ⅖ als hilfsbedürftig dar, wesentlich mehr Frauen als Männer, die meisten wußten allerdings nicht, wer ihnen helfen könnte. Als häufigste Hilfspersonen wurden die Konfliktpartner genannt, nur in verschwindender Anzahl ein Arzt. In einer von uns durchgeführten Follow-up-Studie zeigte sich, daß etwa ¼ (26,5%) nach dem Suizidversuch weiter betreut wurden, etwa die Hälfte davon auch ärztlich. Im Hinblick auf Rückfälle (neue Krisen bzw. Suizidversuche) war kein besonderer Unterschied zwischen diesen beiden Gruppen feststellbar: etwa die Hälfte kam in neuerliche Krisen, 10% verübten einen Suizidversuch. Die Charakteristika dieser nachbetreuten Gruppen unterscheiden sich jedoch wesentlich von jenen der Gruppe, die im Verlauf von 10 Jahren neuerlich in Krisen inklusive Suizid bzw. Suizidversuch kamen. Gardner et al. (1964) kamen bezüglich der Rückfallshäufigkeit im Verlauf eines Jahres zu ähnlichen Ergebnissen, Ettlinger (1975) konnte ebenfalls feststellen, daß 1 Jahr nach dem Suizidversuch bezüglich weiterer Suizidversuche bzw. Suizide kein Unterschied zwischen der betreuten und nicht betreuten Gruppe bestand. In der oben zitierten eigenen Untersuchung wurde versucht, aus einer Gruppe von 581 stationär aufgenommenen Suizidversuchen eine Prognose hinsichtlich weiterer Suizidversuche bzw. Suizide zu errechnen, was allerdings fehlschlug. Bezogen wir aber noch jene Fälle ein, die erneut in Krisen kamen, so war die Wahrscheinlichkeit bei Zutreffen der 5 Faktoren: 1. keine Religionszugehörigkeit, 2. wiederholter Suizidversuch, 3. Suizidversuch nicht im Rausch und 4. nicht im Affekt sowie 5. andere Diagnose als psychogene Depression bei etwa 50% wiederum in neue Krisen zu kommen und bei Nichtzutreffen dieser 5 Faktoren bei 80% nicht wieder in Krisen zu kommen. Diese Prognosenberechnung konnte nicht mehr wesentlich verbessert werden, wenn man zusätzliche Daten, die 2 bzw. 10 Jahre nach dem seinerzeitigen Suizidversuch erheben konnte, einbrachte. Die Trefferwahrscheinlichkeit ist also nicht besonders hoch, wenn auch eine Einengung der Risikopopulation „nach Suizidversuch" möglich ist. Die Unmöglichkeit, spezifisch suizidales Verhalten vorherzusagen, erstaunt nicht, da letztlich offenbar sehr unterschiedliche Bedingungen im Rahmen einer Krise zu Suizidversuch oder Suizid führen können oder beide verhindern.

Suizid

Prävention. Da die Suizidankündigung also sehr häufig dem Suizid vorhergeht, stellt die adäquate Reaktion auf diese Ankündigung eine 1. wichtige präventive Maßnahme dar. Die Personengruppen, die einen Suizid begehen, sind andere als jene, die einen Parasuizid unternehmen. Es sind dies in erster Linie Alkohol-, Medikamenten- und Drogenabhängige, unter dieser Gruppe sind Jüngere als sonst bei den Suiziden (Murphy u. Robins, 1967) sowie Depressive, insbesondere rezidivierend Depressive, Alte, Vereinsamte, Behinderte, Obdachlose sowie Minderheiten. Gute Sucht-, psychiatrische- und Altenbetreuung wird einen wesentlichen suizidprophylaktischen Effekt haben. Im Hinblick auf die sozialen Probleme dieser Risikogruppe wird man für adäquate Hilfe einen breiten psychosozialen Zugang benötigen, der koordinierter Hilfe und kontinuierlicher Betreuung verschiedener Professionen und Institutionen bedarf, um die soziale Distanz zwischen Helfern und Hilfesuchenden zu verringern. Gruppen mit besonders hohem Risiko können in einem begrenzten Gebiet leichter identifiziert und aktiv aufgesucht werden, damit ihnen direkt am Ort der Krisen Hilfe angeboten wird. All jene Personen, die üblicherweise mit Menschen insbesondere in Krisensituationen zu tun haben, sollten ein gehöriges Wissen über potentielle Suizidgefährdung und den Umgang mit solchen Menschen haben.

Hospitalisierte psychisch Kranke, in 1. Linie solche mit Psychosen, haben ein etwa 10mal höheres Suizidrisiko (Grandel, 1978); da es sich dabei aber häufig um jüngere Menschen handelt (zwischen 20 u. 40 Jahren), ist der Gesamtprozentsatz noch höher anzusetzen, was besonders für hospitalisierte Frauen gilt. Grandel findet weiter, daß bei etwa 40% dieser Gruppe ein Selbstmordversuch der Anlaß der Aufnahme war und etwa 30% während des stationären Aufenthalts einen Suizidversuch unternahmen. Suizidankündigungen dieser Personengruppe scheinen selten zu sein, während Personen nach Suizidversuch erheblich häufiger während des stationären Aufenthalts Suizidhandlungen ankündigten, ohne diese allerdings durchzuführen. Daß Fortschritte in der Liberalisierung des Klinikbetriebs und der Rehabilitation unbedingt eine Zunahme der Suizide zur Folge haben müssen, wie Ernst (1979) meint, wird durch Ergebnisse von Yamamoto et al. (1973) widerlegt, wenn nur entsprechend wachsam und vorsichtig vorgegangen und der Übergang in die Rehabilitation und Nachsorge nach gemeindenahen Prinzipien ausreichend vorbereitet wird.

Postvention. Da Hinterbliebene nach einem Suizid ein möglicherweise erhöhtes Suizidrisiko, sicher aber ein hohes Krisenrisiko haben, wenn sie sich mit dem Suizid des Angehörigen auseinandersetzen müssen, ist es sinnvoll, als postventive Maßnahme die Angehörigen als Zielgruppe zu nehmen. Der Versuch, mit den Hinterbliebenen in Kontakt zu kommen, ist nicht immer einfach. Unsere Erfahrungen haben gezeigt, daß ein obligater Hausbesuch außerordentlich häufig abgelehnt wird und als Eindringen und Einmischung in die Intimsphäre verstanden wird. Die Hinterbliebenen jedoch anzuschreiben, wahrt offenbar doch mehr das Prinzip der Freiwilligkeit und wird daher eher akzeptiert. Etwa 20% treten dann mit uns in Kontakt. Wir bemühen uns derzeit, mittels eines eigenen Programms mehr Informationen über jene zu bekommen, die auf unseren Brief nicht antworten.

Organisation der Krisenintervention

Es gibt das nach Litman (1970) benannte Gesetz, wonach die Kompetenz des Psychiaters umso geringer sei, je höher die Suizidgefährdung eines Menschen ist. Dieses sicher etwas überspitzte Gesetz zeigt jedoch die Notwendigkeit einer gut organisierten Laienhilfe. Wie die Erfahrungen der Samaritans in England gezeigt haben, ist von dieser Art der Laienbetreuung ein hoher psychohygienischer Wert zu erwarten. Ob allerdings dies zu einer Reduktion der Suizidrate führte oder die Entgiftung des CO-Gases, ist gegenwärtig noch unentschieden (Fox, 1976; Kreitman, 1976). Gerade die Krisenarbeit der Laien und Paraprofessionellen vermag einerseits die Distanz zu den professionellen Institutionen zu verkürzen, andererseits jedoch auch Krisen, häufig noch im Anfangsstadium, zu bewältigen. Dazu gehören auch Sonderformen therapeutischer Gemeinschaften wie Selbsthilfegruppen, Anonyme Alkoholiker, Anonyme Depressive und so weiter, Einrichtungen wie die Telefonseelsorge, soziale Notrufdienste, aber auch andere soziale Einrichtungen wie Altenhilfe, Bahnhofsozialdienste und dgl. Sie stellen ein unschätzbares Potential der Krisenbewältigung dar. Besondere Bedeutung erlangen diese Dienste dann, wenn sie 7 Tage in der Woche und 24 h am Tag in Betrieb sein können. Diese ständige Erreichbarkeit ist allerdings keine unabdingbare Forderung für jede Institution; die Betriebszeiten müssen sich in erster Linie nach den tatsächlichen Bedürfnissen, die nicht ohne Aufwand und Experimentierfreudigkeit zu eruieren sind, und nach den örtlichen Gegebenheiten richten. Ein Überangebot vermindert zweifellos das Selbsthilfepotential der Bevölkerung und bringt Erschwernisse in der Hilfe zur Selbsthilfe. Darüber hinaus ist es für die Organisation einer Stelle, die (auch) Krisenintervention betreibt, wesentlich, welche eigenen Bedürfnisse und Erwartungen sie hat und wie ihr Selbstverständnis aussieht: Betrachtet sie sich primär als Vermittlungsstelle zu anderen betreuenden und therapeutischen Einrichtungen, will sie selbst lediglich im aktuellen Kontakt Hilfe vermitteln, alles weitere jedoch anderen überlassen, oder will sie darüber hinaus auch Nachbetreuungsaufgaben übernehmen. Wir selbst konnten z. B. feststellen, daß die Effizienz wesentlich absinkt, wenn die Anzahl der Kontakte unter 5 lag (Sonneck et al., 1978). Um diese therapeutische Aktivität nicht zu gefährden, verzichteten wir lieber auf einen 24-h-Dienst, der uns gezwungen hätte, lediglich zur Auskunfts- und Vermittlungsstelle reduziert zu werden. Wesentlich für diese Entscheidung waren Ergebnisse aus mehrfachen Bedarfserhebungen (Befragungen, Vergleiche mit anderen Institutionen, Angebot von Telefondienst, Samstag-Sonntag-Dienst, Tonbanddienst u. dgl.), die uns davon überzeugten, daß derzeit keine unmittelbare Notwendigkeit für einen Dauerdienst besteht. Da sich jedoch Bedürfnisse ändern können, muß man ständig kontrollieren, ob das zeitliche Angebot noch den Erfordernissen entspricht.

Wie Erfahrungen aus den USA zeigten, ist professionelle Suizidverhütung in eigenen Suizidverhütungszentren nicht in ausreichendem Maße effektiv. Erst der weitergespannte Rahmen der Krisenintervention gewährleistet neben anderen Hilfsmöglichkeiten auch eine Suizidprophylaxe. Ein möglichst enges Netz von leicht erreichbaren Hilfsstellen mit der ständigen Möglichkeit der Supervision, der Hilfe und Unterstützung durch ein professionelles Zentrum, gewährleistet den offenbar größten Wirkungsgrad. Dieses Zentrum, das als Hilfs- und Schlüsselstelle für viele soziale Einrichtungen dienen könnte, ist günstigerweise in den Schwerpunkt eines Sektors zu stellen und von einem Team von Ärzten, Psychologen, Sozialarbeitern, aber auch anderen helfenden Professionen und Freiwilligen zu betreiben. Team heißt, daß in dieser dynamisch zu verstehenden Gruppe von Helfern allen praktisch dieselben Aufgaben zufallen, daß lediglich, entsprechend der Ausbildung, eine jeweils andere Gewichtung zum Tragen kommen wird. Unterschiedliche Gehälter, unterschiedliche Dienstverträge, Sonderverträge für Akademiker und dgl. werden dem Teamgedanken abträglich sein und die Zusammenarbeit erheblich erschweren, in kritischen Fällen immer wieder unmöglich machen: So sehr der einzelne die Verantwortung für „seinen Klienten" hat, so wenig darf er damit im akuten Fall alleingelassen werden. Besonders krisenanfällige Populationen müssen entweder in Eigeninitiative oder über andere Einrichtungen gefunden und aufgesucht werden und womöglich an Ort und Stelle versorgt werden. Der Einbeziehung der Umgebung, der Familie bzw. der Nachbarschaft (Bauer u. Drees, 1980) kommt ganz besonderer Stellenwert zu. Familientherapeutischen Ansätzen ist wohl, wo immer möglich, der Vorzug zu geben (Kulessa, 1980). Einen sehr aufwendigen Ansatz, der aber offenbar imstande ist, sowohl die Suizid- als auch die Suizidversuchsrate zu senken, finden wir in dem von Berggren u. Cullberg (1978) durchgeführten NACKA-Projekt. Ein ähnliches Modell in England (Ratna, 1978), das als Schwerpunkt den älteren Menschen hatte, konnte mit Hilfe eines mobilen psychiatrischen Bereitschaftsdienstes u. a. auch die Rate an Überdosierungen senken, während die Suizidrate konstant blieb (also nicht anstieg, wie man aufgrund der Reduzierung der Aufnahmezahlen und Entlassungen von chronischen Krankenhauspatienten offenbar befürchtet hatte). Gerade für den alten Menschen, der sich häufig in chronischen Krisen befindet, bedarf es besonderer Angebote, um von ihm als Hilfe wahrgenommen zu werden.

Zu den weiteren Aufgaben dieses Zentrums gehören die Koordination mit anderen sozialen Einrichtungen und die Unterstützung anderer Stellen, die durch die Intervention bei schweren Krisen zumeist überfordert sind. Neben der Öffentlichkeitsarbeit und der Schulung von Mitarbeitern ist die Effizienzkontrolle einer der wichtigsten Punkte. So schwierig die evaluative Forschung von Kriseninterventionsprogrammen methodisch und praktisch ist, so notwendig ist sie. Ein gut ausgearbeitetes Dokumentationssystem in einem überschaubaren Sektor kann die technischen Schwierigkeiten, die solchen Untersuchungen im Wege stehen, am besten umgehen, wenn auch, wie z. B. bei Telefonberatungen, nicht völlig überwinden.

Technik der Krisenintervention

Krisenintervention ist also keine Tätigkeit für Spezialisten oder ein Vorgehen, das nur in sog. Kriseninterventionszentren durchgeführt wird, es ist ganz im Gegenteil ein „Verfahren zum Selbermachen". Jeder, der sich mit psychosozialen Krisen befaßt, wird sich wohl auch damit befassen müssen, ganz gleich, ob er betroffenes Familienmitglied, Nachbar, Lehrer, Polizist, Rechtsanwalt, Angehöriger der helfenden Berufe oder was immer ist. Natürlich wird der Anstaltspsychiater anderen Krisen begegnen als der Psychotherapeut, der praktizierende Arzt anderen als der Leiter eines Jugendamts. Allen gemeinsam aber ist: Wie gehe ich mit einer Krise, mit Suizidankündigungen um, wie kann ich die Suizidgefährdung richtig einschätzen, und mit welcher Aktion verhelfe ich am ehesten zur Selbsthilfe? Über die Technik der Krisenintervention gibt es heute eine Reihe von Anleitungen (z. B. Sonneck u. Ringel, 1977), die in folgenden 7 Stufen abläuft (Goll u. Sonneck, 1980):

1. Herstellung einer Beziehung; Wichtigkeit des Erstgesprächs, Vermittlung von Präsenz, Verständnis, Hilfsbereitschaft, Zuversicht, Entängstigung, Beruhigung.

2. Abschätzung des Zustands des Klienten, des Schweregrads der Problematik, der Suizidalität, durch Feststellung

   a) des aktuellen Problems (Beschwerden),
   b) der beteiligten Personen (Umwelt),
   c) der existentiellen Lage,
   d) früherer oder bestehender Krankheiten,
   e) früherer ähnlicher Krisen und deren Bewältigung,
   f) bereits versuchter Lösungsstrategien,
   g) der spezifischen Gefährdung (präsuizidales Syndrom),
   h) der wichtigsten Hilfsmöglichkeiten,
   i) der Aktivität – Selbsthilfemöglichkeit.

3. Klärung der eigenen Fähigkeiten und Möglichkeiten und dementsprechend Bereden und gegebenenfalls Überleiten an geeignetere Organisationen (aber *kein* Wegschicken!).

4. Erstellung des Hilfsplans gemeinsam mit dem Klienten; der Hilfsplan umfaßt oft viele kurze „Etappen", da die Ziele der Intervention *kurzfristig* realisierbar sein müssen, um durch kleine „Erfolge" Erleichterung zu bewirken und der Klient wieder Hoffnung schöpfen und im Selbstvertrauen bestärkt werden kann. Eine Persönlichkeitsveränderung wird nicht angestrebt, sondern das Erreichen eines stabileren Zustands durch „Hilfe zur Selbsthilfe". Dazu ist notwendig:

   a) Entlastung vom emotionalen Druck durch Aus- und Besprechen von Ängsten, Schuldgefühlen, Aggressionen, Traurigkeit, Hoffnungslosigkeit, Selbstmordgedanken u. a., unter Umständen unter Zuhilfenahme von Entspannungsübungen, ggf. auch Psychopharmaka (schwere Depressions- oder Angstzustände).
   b) Distanzierung von der Krisensituation durch Reflexion des auslösenden Ereignisses sowie der damit verbundenen Gefühle, Vorstellungen und möglichen Konsequenzen. Überlegen anderer, vielleicht bereits einmal angewandter Bewältigungs- und Lösungsstrategien. Gleichzeitige Stützung und Förderung des Selbstwertgefühls und der Selbstsicherheit.
   c) Ermutigung und Förderung von Eigeninitiativen und Aktionen,
   d) baldige Reintegration in die Umwelt.

5. Postventive Maßnahmen: z. B. vorbereitende Verhaltensplanung für eventuelle neue Krisenanlässe, Empfehlung von Psychotherapie u. ä.

6. Beendigung der Krisenintervention: gut mit Klienten vorbereiten und besprechen, wobei er *selbst* merken muß, daß er Probleme ohne Betreuung wieder bewältigen kann. Außerdem muß er die Sicherheit haben, sich jederzeit wieder an Betreuer und Institutionen wenden zu können. Darüber hinaus wird der Klient gebeten, den Helfer nach einigen Wochen zu kontaktieren oder zu erlauben, von ihm kontaktiert zu werden zwecks:

7. Nachkontakt (6 – 8 Wochen nach Beendigung der Krisenintervention): hierbei wird gemeinsam versucht, 4 Hauptfragen zu klären:

   a) Wie geht es dem Klienten jetzt gegen über dem Zeitpunkt der Krise?
   b) Welche Wirkung hatte die Hilfeleistung?

c) Falls der Klient an eine andere Stelle geleitet wurde: hat er sie erreicht?
Konnte sie ihm helfen? Steht sie ihm noch zur Verfügung?
d) Was hält der Klient von der Kriseninterventionsstelle und ihren
Betreuungsmöglichkeiten?

Bezogen auf die Phasen der Krise (Schock, Reaktion, Bearbeitung, Neuorientierung; Cullberg, 1978) steht zum Zeitpunkt des Schocks die Präsenz im Vordergrund, das Da-sein und Zur-Seite-Stehen (die „stellvertretende Hoffnung sein"). Wenn man das nicht selbst machen kann, muß man organisieren, daß der Betroffene nicht allein gelassen wird. In der Reaktionsphase erfolgt die Entlastung durch das An-, Be- und Aussprechen von oft widersprüchlichsten Gefühlen und die Ermutigung, diese Gefühle auch zuzulassen und zu zeigen.

Die Reflexion des Krisenanlasses und seiner Konsequenzen, die Konfrontation mit der Realität und die Ermutigung zu Eigeninitiative und Selbsthilfe fallen in die Bearbeitungsphase mit ihrem Übergang zur Neuorientierung und vorbereitenden Planung für einen weniger krisenanfälligen Lebensstil.

Zusammenfassung

Krisenintervention und Suizidprophylaxe werfen mehrdimensionale Probleme auf:

Das Hauptproblem liegt zweifellos in der Identifizierung jener Gruppen, die Hilfe am nötigsten haben und diese von ihrer Umgebung nicht bekommen können. Eine bessere Ausnützung, aber auch Schulung der bereits bestehenden Einrichtungen wäre jedoch imstande, die bisher gemachten Anfänge fortzusetzen. Die Verringerung der sozialen Distanz zwischen Hilfesuchenden und -gebenden und eine bessere Koordination der einzelnen Hilfsstellen muß angestrebt werden. Nur so wird es möglich sein, jenen Hilfe anzubieten, die sie auch benötigen, ohne dadurch der Allgemeinheit eine allzu große Last aufzubürden. Angesichts der beschränkten Hilfsmittel, die eine Gesellschaft zur Verfügung stellen kann, und dem drängenden aktuellen Erfordernis muß also gezielte Hilfe, sich allen Wunschträumen fernhaltend und unspezifische Aktionen vermeidend, einer überschaubaren Region dem jeweiligen Bedürfnis entsprechend angeboten werden.

Literatur

Bauer M, Drees A (1980) Praktische Sozialtherapie in der Psychiatrie. Psychiatr Prax 7:1–8
Beck A, Resnik HLP, Lettieri DJ (1974) The prediction of suicide. Charles, Bowie
Berggren B, Cullberg GJ (1978) Psychiatrie im Wandel (Psykiatri i omvandling) Nacka-Projekt, SPRI-Rapport Nr. 7/78. Stockholm
Bericht über die Lage der Psychiatrie in der Bundesrepublik Deutschland (1975) Zur psychiatrischen und psychotherapeutisch-psychosomatischen Versorgung der Bevölkerung. Deutscher Bundestag, 7. Wahlperiode, Drucksache 7/4200, Bonner Universitäts-Buchdruckerei, Bonn

Biener K, Bückert A (1973) Selbstmordproblem im Urteil von Jugendlichen und Erziehern. Nervenarzt 44:75–79

Blake Dr, Mitchell JRA (1978) Self poisoning. Management of patients in Nottingham 1976. Br Med J I:1032–1035

Böhme K (1978) Krisenintervention im poliklinischen Bereich In: Haase HJ (Hrsg) Krisenintervention in der Psychiatrie. Schattauer, Stuttgart, New York, S. 85–92

Böhme K (1980) Zur praktischen Versorgung von Suizidenten. Nervenarzt 51:152–158

Böhme K, Kulessa K, Reiner A (1978) Suizidenten-Nachbetreuung. Dtsch Ärztebl 75:3045–3047

Capstick A (1960) Recognition of emotional disturbance and the prevention of suicide. Br Med J 1:1179–1182

Ciompi L (1976) Late suicide in former mental patients. Psychiatr Clin (Basel) 9:59–63

Cullberg J (1978) Krisen und Krisentherapie. Psychiatr Prax 5:25–34

Durkheim E (1973) Der Selbstmord. Luchterhand, Neuwied Berlin

Ernst K (1979) Die Zunahme der Suizide in Psychiatrischen Kliniken. Soz Präventivmed 24:34–37

Ettlinger R (1975) Evaluation of suicide prevention after attempted suicide. Acta Psychiatr Scand [Suppl] 260

Feuerlein W (1978) Krisenintervention bei Suizidpatienten. Suizidprophyl 2:94–100

Fox R (1976) Suicide prevention services and their evaluation. In: Suicide and attempted suicide in young people. WHO, Copenhagen, pp 36–40

Gardner Eg, Bahn Ak, Mack M (1964) Suicide and psychiatric care in the aging. Arch Gen Psychiatry 10:547–553

Götze P, Reimer Ch, Dahme B (1979) Zur Phänomenologie und Psychodynamik der Aufwachphase von Suizidpatienten. Psychiatr Clin (Basel) 12:9–22

Goll H, Sonneck G (1980) Umgang mit Suizidgefährdeten. Gemeinden Psychiatr 5:46–47

Grandel S (1978) Selbstmord und psychiatrische Behandlung. I. Werkstattschriften zur Sozialpsychiatrie, 21. Psychiatrie Verlag, Wunstorf/Hann

Jansson B (1962) A catamnestic study of 476 attempted suicides. Acta psychiatr Scand 38:184–185

Katschnig H (1975) Psychotherapiebedarf. Psychiatr Prax 2:28–34

Katschnig H (1976) Prevention, intervention and subsequent action (postvention) in suicidal behaviour: Suicide and attempted suicide in young people. WHO, Copenhagen, pp 29–35

Katschnig H, Steinert H (1971) Ökologie des Selbstmordversuches in Wien. Inst Stadtforsch Wien

Kiev A (1970) New directions for suicide prevention centers. Am J Psychiatry 127:87–88

Kreitman N (1970) Subcultural aspects of attempted suicide. In: Hare EH, Wing JK (eds) Psychiatric epidemiology. Oxford University Press, London

Kreitman N (1976) Some research aspects of suicide and attempted suicide (paracuicide) with special reference to young people. In: Suicide and attempted suicide in young people. WHO, Copenhagen, pp 41–51

Kreitman N (1980) Die Epidemiologie von Suizid und Parasuizid. Nervenarzt 51:131–138

Kulessa C (1980) Family-therapy for self-poisoned patients. Proc W Aigner-Symp (Helsinki)

Litman RE (1970) Suicide prevention center patients. A follow-up study. Bull Suicid 6:12–17

Lönnqvist J, Achte K, Aalberg V (1976) Suicide prevention. In: Lethinen V, Järvi R (eds) Psychiatric prevention and crisis intervention. Acta psychiatr Scand [Suppl] 265:25

McCarthy P, Walsh D (1975) Suicide in Dublin I. The underreporting of suicide and the consequences for national statistic. Br J Psychiatry 126:301–308

Müller D (1978) Selbstmord und psychiatrische Behandlung II. Werkstattschriften zur Sozialpsychiatrie, 22. Psychiatrie Verlag, Wunstorf/Hann

Murphy G, Robins E (1967) Social factors in suicide. JAMA 199:303–308

Pöldinger W, Sonneck G (1980) Die Abschätzung der Suizidalität. Nervenarzt 51:147–151

Ratna L (1978) The practice of psychiatric crisis intervention. The League of Friends, Napsbury Hospital

Schou H (1974) Heutiger Stand der Lithium-Rezidivprophylaxe bei endogenen affektiven Erkrankungen. Nervenarzt 45:397–418

Schneidman ES (1969) Suicide, lethality and the psychological autopsy. Int Psychiatr Clin 6:225–250

Sonneck G, Ringel E (1977) Technik der Krisenintervention. Psychiatr Clin (Basel) 10:85–95

Sonneck G, Till W, Strauss F (1978) Krisenintervention im Rahmen einer psychiatrischen Ambulanz verglichen mit einem extramuralen Kriseninterventionszentrum. In: Haase H (Hrsg) Krisenintervention in der Psychiatrie. Schattauer, Stuttgart, New York, S. 137–156

Strauss F, Sonneck G (1978) Statistische Untersuchungen über die Selbstmorde in Österreich in den Jahren 1970–1975. Mitt Öst San Verw 79:82–90
Welz R (1979) Selbstmordversuche in städtischen Lebensumwelten. Beltz, Weinheim Basel
Wilkins J (1967) Sucidal behaviour. Am Sociol Rev 32:286–298
Yamamoto J, Roath M, Litman R (1973) Suicide in the „New" Community Hospital. Arch Gen Psychiatry 28:101–102

Katamnestische Untersuchungen an Suizidpatienten

C. Reimer und V. Arolt

Die Stellung katamnestischer Untersuchungen in der Suizidforschung

Die anamnestische und die katamnestische Methode sind 2 Sichtweisen in der Untersuchung und Beschreibung des Symptomenkomplexes „Suizidalität". Beide Methoden dienen, neben anderem, einem wichtigen Ziel: Sie sollen Rückschlüsse ermöglichen auf die Ätiologie und Pathogenese suizidaler Handlungen und damit letztlich ein Verständnis der zugrundeliegenden psychischen Störung sowie gesellschaftlich bedingter Einflußgrößen herbeiführen. Es handelt sich um 2 unterschiedliche Methoden zur Beschreibung der Phänomenologie, die aber im Hinblick auf das Wesen der dahinterstehenden Erkrankung unauflösbar zusammengehören und die Beschreibung einer umfassenden Krankengeschichte gewährleisten. Sie finden in der Suizidforschung ihre Anwendung in der Untersuchung der Phänomenologie und äußeren Struktur der Lebensentwicklung eines Menschen.

Obwohl beide Methoden hinsichtlich der Frage nach einer der Suizidhandlung zugrundeliegenden Störung von ähnlicher Bedeutung sind, überwiegen die anamnestisch orientierten Arbeiten bei weitem. Eine an den Umständen der Konfliktverschärfung zur Suizidhandlung hin orientierte Untersuchungsweise kann im Zusammenhang gesehen werden mit therapeutischen Bemühungen, die einen tödlichen Ausgang der suizidalen Krise verhindern sollen. Außerdem ist u. U. der für anamnestische Arbeiten erforderliche Aufwand geringer, und zwar in bezug sowohl auf die einfachere Materialsammlung als auch auf die zumeist klarere Methodik. Mit der Erkenntnis, daß bei Menschen, die bereits einen Suizidversuch unternommen haben, häufig eine erneute Suizidhandlung erfolgt (nach Angaben der Literatur in 20 – 30% der Fälle, s. a. WHO, 1968), gerieten die Katamnesen zunehmend ins Blickfeld der Suizidforschung. Entsprechend widmeten sich katamnestische Untersuchungen überwiegend der Frage nach weiteren Suizidhandlungen. Zusätzlich rückten aber 2 weitere, umfassendere Aspekte in den Vordergrund. Katamnestische Untersuchungen befassen sich heute auch mit der weiteren psychosozialen Entwicklung eines Menschen nach einem Suizidversuch und mit den Ergebnissen einer Therapie, die die Verhinderung weiterer Suizidversuche zum Ziel hat. Die Aufgaben einer katamnestisch orientierten Forschung an Suizidpatienten lassen sich heute klar umreißen. Im Hinblick auf die Symptombildung stellt sich die Frage nach weiteren suizidalen Krisen und Handlungen sowie nach den konkreten Lebensbedingungen, unter denen diese Entwicklungen stattgefunden haben. In bezug auf die Erkrankung selbst muß sich die Untersuchung der Entwicklung der besonderen psychosozialen Problematik des Patienten widmen. Neben der Frage nach dem psychiatrischen Befund und dem Charakter der interpersonellen Beziehungen ist auch das soziale Umfeld mit der Erfassung von sozialer Integration und sozialem Status von erheblicher Bedeutung. Jede dieser Aufgaben läßt sich nicht nur aus der Perspektive des Untersuchers angehen, mit Hilfe gleichsam „von außen" beobachtbarer Befunde, sondern *auch unter dem Aspekt des eigenen Erlebens* der Patienten. Diese, in der psychiatrischen Diagnostik unzertrennbaren Sichtweisen, können in sinnvoller Weise ebenfalls im Rahmen katamnestischer Untersuchungen an Suizidpatienten ihre Anwendung finden.

Die wichtigsten Befunde katamnestischer Untersuchungen an Suizidpatienten

Die bereits durchgeführten katamnestischen Untersuchungen an Suizidpatienten haben sowohl weitgehend gesicherte als auch nicht gesicherte und eher umstrittene Befunde erbracht. Zunächst werden die wichtigsten der gesicherten Ergebnisse in einer Übersicht zusammengestellt. Im Anschluß daran erfolgt eine kurze Erörterung theoretisch und praktisch wichtiger, aber dennoch im einzelnen eher ungeklärter Befunde.

Weitgehend gesicherte Befunde

Diejenigen Befunde, die von einer Mehrzahl von Autoren mit guter Übereinstimmung angegeben werden, beziehen sich überwiegend auf Merkmale, die der epidemiologischen Forschung gut zugänglich sind. Derartige Merkmale sind relativ präzise beschrieben und abgegrenzt. Hinsichtlich ihrer Definition besteht bei den Untersuchern eine hohe Übereinstimmung. Z. Z. können etwa 7 Einzelbefunde als relativ gesichert angesehen werden:

1. Im Anschluß an einen Suizidversuch unternehmen innerhalb eines Zeitraums von 10 Jahren ungefähr 20–30% aller Patienten eine erneute Suizidhandlung (Ergebnisse bis 1968 zusammengestellt in WHO, 1968; neuere Ergebnisse u. a. bei Buglass u. Horton, 1974b; Greer u. Bagley, 1971; Pino et al., 1979; Siani et al, 1979).
2. Nach einem Suizidversuch kommt es im gleichen Zeitraum von 10 Jahren bei etwa 10% der Patienten zu einer Suizidhandlung mit tödlichem Ausgang (Böhme et al., im Druck; Ettlinger, 1975; WHO, 1968).
3. Die weitere Suizidgefährdung eines Menschen ist im 1. halben Jahr nach seinem Suizidversuch am größten (z. B. Bancroft u. Marsack, 1977; Böhme et al., im Druck; Marten, im Druck).
4. Der Grad der objektiven, vitalen Lebensbedrohung durch einen Suizidversuch ist kein Maß für eine weitere Suizidgefährdung (z. B. Buglass u. Horton, 1974b; Greer u. Lee, 1967; Greer u. Bagley, 1971; Kessel u. McCulloch, 1966; Pino et al., 1979).

5. Eine erhöhte Suizidgefährdung liegt vor bei Patienten mit einem, besonders aber mit mehreren Suizidversuchen in der Anamnese (z. B. Bancroft u. Marsack, 1977; Buglass u. Horton, 1974a; Garzotto et al., 1976; Morgan et al., 1976; Siani et al., 1979).
6. Nach einem Suizidversuch besteht eine erhöhte weitere Gefährdung bei Patienten, die in ihrem Leben bereits in psychiatrischer Behandlung waren sowie bei Patienten, die manifest psychiatrisch erkrankt sind, nämlich an einer Alkohol- und/oder Drogensucht oder einer manisch-depressiven Erkrankung (z. B. Buglass u. Horton, 1974a; Feuerlein, 1975; Henseler, 1971; Morgan et al., 1976; Pino et al., 1979; Pohlmeier, 1978; Ringel, 1969).
7. Bei Patienten, die in allgemeinen Krankenhäusern behandelt wurden, beträgt die Prävalenz von psychotischen Erkrankungen ungefähr 10% (Zusammenstellungen von Ergebnissen verschiedener Autoren z. B. in Henseler, 1974, und WHO, 1968; entsprechende Ergebnisse auch bei Marten, im Druck).

Nicht gesicherte Befunde

In 3 wesentlichen Bereichen der katamnestischen Forschung an Suizidpatienten konnten lediglich Befunde erhoben werden, die relativ wenig gesichert und damit umstritten sind. Die genannten Kriterien für die Merkmale gesicherter Befunde treffen hier i. allg. nicht zu. Zu den umstrittenen Befunden gehören insbesondere Aussagen 1. zur Diagnose einer der Suizidhandlung zugrundeliegenden psychischen Störung, 2. zur weiteren psychosozialen Entwicklung und 3. zur Therapie des Suizidpatienten. Alle 3 Bereiche sind in der Suizidforschung von großer theoretischer und praktischer Bedeutung.

1. Nur ungefähr ⅓ aller katamnestischen Untersuchungen befaßt sich neben anderem mit einer diagnostischen Einteilung der Patienten. Abhängig von der Auswahl des Kollektivs werden zwischen 70 und 90% Nichtpsychotiker gefunden. Eine befriedigende weitere diagnostische Zuordnung gelingt selten (s. a. Ettlinger, 1975). In nur sehr wenigen Arbeiten (z. B. Ettlinger, 1975) werden Kriterien für eine Diagnosestellung genannt, was um so mehr ins Gewicht fällt, wenn der unterschiedliche Nomenklaturgebrauch in verschiedenen Ländern bedacht wird. In Amerika und Frankreich setzen sich z. B. zunehmend von der ICD abweichende diagnostische Einteilungen durch. Auch die unterschiedliche Ausbildung und Fähigkeit der Diagnostiker stellt ein sicher nicht zu unterschätzendes Problem dar.

2. Auch über die weitere psychosoziale Entwicklung lassen sich nur wenig genaue und abgesicherte Angaben machen. Eine Durchsicht der katamnestischen Arbeiten, die sich mit dieser Problematik beschäftigen (z. B. Greer u. Lee, 1967; Morgan et al., 1976; Rüegsegger, 1963; Wedler, 1975b), führt zu der Einschätzung, daß ungefähr die Hälfte aller Patienten eine i. allg. eher günstige Weiterentwicklung erfährt, die allerdings in den wenigsten Fällen von den Untersuchern genauer beschrieben wird. Die andere Hälfte der Patienten leidet unter einer unverändert schweren Problematik oder gar einer Verschlechterung ihres Zustands. Zunehmend setzt sich die Auffassung durch, daß etwa 20% aller Suizidpatienten „chronisch suizidal" sind, also bei ständig vorhandenen suizidalen

Tendenzen immer wieder einen Suizidversuch unternehmen (s. a. Bancroft u. Marsack, 1977). Fast alle Autoren, die eine weitere Lebensentwicklung untersuchen (Zusammenstellung in Marten, im Druck), beschreiben kaum detailliert und orientieren sich fast ausschließlich an phänomenologischen Kriterien, wie z. B. dem Auftreten weiterer suizidaler Krisen, der Entwicklung neurotischer Symptome und den äußeren Familienverhältnissen. Wodurch und in welcher Weise bei den Suizidpatienten günstige oder ungünstige Weiterentwicklungen bewirkt werden, bleibt überwiegend unklar. Es wurden allerdings in diesem Zusammenhang verschiedene Beobachtungen gemacht.

So kann z. B. ein Suizidversuch als Indikator für eine dahinterstehende seelische oder auch körperliche Erkrankung dienen, die nach ihrer Aufdeckung medizinisch behandelt werden kann (Stengel, 1964). Der Suizidversuch kann zur Erhöhung der menschlichen Zuwendung durch die Umgebung führen und zu einer Verbesserung der persönlichen Beziehungen (s. a. Hoffmann, 1971; Stengel u. Cook, 1958). Auch wurde beobachtet, daß der Patient selbst vermehrte Anstrengungen unternimmt, seine zwischenmenschliche und soziale Situation zu verändern (s. a. Wedler, 1975b). Zu fragen bleibt, ob alle diese Bemühungen – sowohl des Patienten selbst, als auch seiner Umgebung – die zugrundeliegende, in den meisten Fällen überwiegend seelische, Problematik überhaupt berühren. Es wird nicht deutlich, in welcher Weise sich diese Anstrengungen auf die weitere Lebensentwicklung des Patienten auswirken und wie umfassend und nachhaltig diese Wirkung ist. Eine neuere Untersuchung stimmt gerade in dieser Hinsicht kritisch (Weiss u. Scott, 1974).

Besonderes Interesse fand in jüngerer Zeit der Versuch, eine weitere Suizidgefährdung anhand phänomenologisch orientierter Risikolisten abzuschätzen (zunächst Pöldinger 1968; dann Buglass u. Horton, 1974a; Buglass u. McCulloch, 1970; Garzotto et al., 1976; Siani et al., 1979). Zwar wurden in diesen neueren Arbeiten aufgrund einer Häufung von bestimmten Merkmalen die Wiederholer eines Suizidversuchs zu 80% richtig identifiziert, die Nichtwiederholer aber auch zu 60 – 70% fälschlich als Wiederholer prognostiziert. Die Wahrscheinlichkeit, bei einem Patienten mit entsprechender Merkmalhäufung auch tatsächlich einen Wiederholer vor sich haben, beträgt also schon fast 50%. An dieser Stelle wird deutlich, wie schwierig eine Aussage zur weiteren psychosozialen Entwicklung aufgrund rein phänomenologischer Gesichtspunkte zu treffen ist. Es erscheint problematisch, anhand einer Anzahl von Symptomen, nämlich den sog. „Risikofaktoren" für eine weitere Suizidgefährdung, die Wahrscheinlichkeit eines weiteren Symptoms, des Suizidversuchs oder gar Suizids, schematisch abzuleiten. Auch kann die einfache Summation einzelner Risikofaktoren kein alleiniger Gradmesser für die Suizidgefährdung eines Patienten sein, da die entsprechenden Faktoren bei verschiedenen Patienten ganz unterschiedliches Gewicht haben können. Der individuelle Stellenwert des Einzelsymptoms, der besonders durch das Selbsterleben der Patienten bestimmt wird, kann nur im Gesamtrahmen der Persönlichkeit und ihrer psychopathologischen Veränderungen gewertet werden. Ein solches, mehr ätiologisch orientiertes Vorgehen kann nicht nur dem Verständnis der Suizidproblematik an sich, sondern auch der Abschätzung einer weiteren Suizidalität des Patienten dienen. An dieser Stelle zeigt sich, wie eng die Unsicherheiten bezüglich der weiteren psychosozialen Entwicklung der

Suizidpatienten mit der bereits besprochenen Problematik der überwiegend schwierigen und oft uneinheitlichen Diagnostik zusammenhängen.

3. Mit Hilfe katamnestischer Untersuchungen können die Ergebnisse therapeutischer Bemühungen an Suizidpatienten erforscht werden. Allerdings liegen nur relativ wenige Arbeiten zu diesem Thema vor (Zusammenstellung z. B. bei Marten, im Druck). Der zur Durchführung erforderliche Aufwand ist erheblich, besonders dann, wenn Art und Ausmaß einer Persönlichkeitsveränderung möglichst eingehend und umfassend beurteilt werden sollen (sog. „outcome studies" nach Zusman u. Ross, 1969). Obwohl sie eine relativ hohe methodische Komplexität aufweisen, sind derartige Untersuchungen wohl am besten geeignet, den Erfolg einer Therapie an Suizidpatienten zu beurteilen. Eine besondere Schwierigkeit ergibt sich aus der Notwendigkeit, sowohl die Veränderungen auf der phänomenologischen Ebene, wie z. B. weitere Suizidversuche oder bestimmte soziale Charakteristika (z. B. Partnerwechsel, Arbeitsplatzwechsel), als auch die Entwicklung auf der ätiologischen Ebene, also der intrapsychischen und intrapersonellen Problematik, in einem Gesamtprozeß zu verbinden.

„Outcome studies" wurden durchgeführt sowohl ohne die Wahl einer Kontrollgruppe (Bagley, 1968; Nielsen u. Videbech, 1973; Ringel, 1953) als auch im direkten Vergleich mit einer, dem Patientenkollektiv möglichst ähnlich strukturierten, unbehandelten Gruppe (Barraclough et al., 1977; Chowdhury et al., 1973; Ettlinger, 1975; Greer u. Bagley, 1971; Wulliemier et al., 1979). Die Ergebnisse der vorliegenden Studien sind allerdings widersprüchlich. Die letztlich entscheidende Frage nach der Verminderung suizidaler Handlungen bei therapierten Patienten konnte bisher nicht schlüssig beantwortet werden. Neben vielfältigen methodischen Schwierigkeiten, z. B. der Auswahl einer geeigneten Kontrollgruppe, gibt es auch zahlreiche Probleme, die mit der Konkretisierung des therapeutischen Einsatzes verbunden sind. In kaum einer Arbeit werden beispielsweise überhaupt Kriterien für die Indikationsstellung zu einer Psychotherapie genannt. Auch über deren jeweilige Orientierung und Intensität werden nur spärliche Angaben gemacht. Die Art und Qualität der Ausbildung des Psychotherapeuten bleibt zudem völlig unberücksichtigt. Ein methodisch problematischer Aspekt ergibt sich auch aus dem Umstand, daß der Therapeut häufig gleichzeitig Initiator und Ausführender der katamnestischen Untersuchung ist.

Die weitere psychosoziale Entwicklung und die Therapie des Suizidpatienten sind Themenkreise, die einen hohen Grad an Komplexität aufweisen und damit methodische Probleme bedingen, die noch zu einer erheblichen Unsicherheit in bezug auf das weitere Schicksal von Suizidpatienten führen. Während äußere Umstände einer Lebensentwicklung die phänomenologische Ebene bilden, repräsentiert das eigene Erleben der Patienten eher einen Teil der ätiologischen Ebene der psychischen Störung. Prinzipiell stellt sich die Frage, ob es überhaupt sinnvoll ist, die weitere Lebensentwicklung eines Menschen überwiegend an „von außen" beobachtbaren, vermeintlich objektiven Lebensumständen zu messen, oder ob nicht gerade das Erleben dieser Umstände, ihre jeweilige individuelle Wertigkeit, von ganz entscheidender Bedeutung ist. Ist es verschiedenen Autoren (z. B. Ettlinger, 1975) nicht gelungen, trotz eines vergleichsweise hohen Aufwands an Psychotherapie und sozialer Hilfeleistung, die Frequenz weiterer suizidaler Handlungen in einem Patientenkollektiv zu senken, so mag das u. a. auch daran liegen, daß die gemachten Anstrengungen dem Beobachter zwar wie eine Therapie erscheinen mögen, aber vom Patienten selbst nicht oder nur vorübergehend als hilfreich empfunden werden und ihm im Falle einer erneuten suizidalen Krise keine Möglichkeit zur Bewältigung verschaffen. Dieser Umstand tritt natürlich besonders dann auf, wenn die therapeutischen Bemühungen die psychische und soziale Problematik im Hintergrund der Suizidalität nicht wirklich berühren. In diesem Zusammenhang erscheint es sinnvoll und notwendig, den Aspekt des eigenen Erlebens einer Psychotherapie und ihres Nutzens für das weitere Leben des Patienten in katamnestischen Arbeiten noch mehr zu betonen, als es bisher ansatzweise geschehen ist.

Stationäre psychiatrische Therapie im Erleben von Suizidpatienten: Eigene Ergebnisse

Das Erlebnis der stationären Behandlung in der Psychiatrischen Klinik des Universitätskrankenhauses Hamburg-Eppendorf war Gegenstand einer Untersuchung an Suizidpatienten, die 1978 von den Autoren durchgeführt wurde. Sie stellt den Versuch dar, einen 1. Überblick darüber zu erhalten, wie Suizidpatienten die Intensität und den Nutzen einer psychiatrischen Therapie an sich selbst erleben. Besondere Berücksichtigung fand dabei das Arzt-Patient-Verhältnis.

In der Klinik standen für die Behandlung von Suizidpatienten 4 geschlossene und 2 offene Stationen zur Verfügung, außerdem eine Psychotherapiestation und eine Tagesklinik. Es existierte kein, im ganzen Hause einheitliches, therapeutisches Konzept. Ehemalige Suizidpatienten wurden 6–18 Monate nach ihrer Entlassung angeschrieben und um die Beantwortung eines ausführlichen Fragebogens gebeten. Von den insgesamt 95 Patienten, denen der Fragebogen postalisch zugestellt werden konnte, antworteten etwa 50%, nämlich 47 Patienten, 25 Frauen und 22 Männer (Tabelle 1).

Dieses Kollektiv zeichnete sich gegenüber vergleichbaren Untersuchungsgruppen aus der Literatur durch einige Besonderheiten aus: Der Anteil von Patienten mit anamnestisch 2 oder mehr Suizidversuchen war mit 27% deutlich erhöht, ebenso der Anteil von 59% der untersuchten Patienten, die angaben, im Zusammenhang mit dem Suizidversuch Alkohol getrunken zu haben. Auch hatte ein hoher Anteil von 66% der Patienten nach ihrer Entlassung aus der Klinik weiterhin im gesamten katamnestischen Intervall Suizidgedanken.

Im Hauptteil des Fragebogens wurden die ehemaligen Patienten gebeten, ihren subjektiven Eindruck von dem Aufenthalt auf der Station und von der erfolgten Therapie wiederzugeben. Merkmalunterschiede zwischen einzelnen Grup-

Tabelle 1. Stichprobe

Frauen	Männer	Gesamt
25	22	47

pen des Gesamtkollektivs der untersuchten Patienten wurden mit Hilfe des Chi-Quadrat-Tests auf Signifikanz geprüft.

Die Suizidpatienten führten im Durchschnitt mit dem behandelnden Arzt 3 Gespräche von etwa 25 min. Dauer. Mit dem jeweiligen Inhalt der Gespräche waren 24 Patienten (ca. 53%) überwiegend zufrieden, die andere Hälfte war teilweise oder sogar überwiegend unzufrieden (Tabelle 2). Den persönlichen Kontakt zum Arzt bezeichneten 23 Patienten (ca. 52% der Antworten) als insgesamt gut, 13 Patienten (ca. 30%) als weder besonders gut noch schlecht und 8 Patienten (ca. 18%) als überwiegend schlecht.

Überwiegend Vertrauen zum Arzt hatten 32 Patienten (71% der Antworten), während 13 Patienten (29%) überwiegend kein Vertrauen aufbringen konnten (Tabelle 3). Etwa die Hälfte der Patienten (48%) konnte dem Arzt nicht alles sagen, was sie bedrückte. Als Ursachen hierfür wurden am häufigsten Vertrauensmangel, am zweithäufigsten Desinteresse des Arztes angegeben.

Ganz vom Arzt in ihrer persönlichen Problematik verstanden fühlten sich 16 Patienten (ca. 35% der Antworten), überhaupt nicht verstanden fühlten sich 8 Patienten (ca. 18%). Die übrigen fühlten sich nur teilweise verstanden oder waren sich hierin unsicher.

Insgesamt waren ungefähr ⅔ der Patienten (28) überwiegend zufrieden mit dem Arzt, ⅓ (17 Patienten) war teilweise oder überwiegend unzufrieden.

Die Zufriedenheit mit dem Arzt war auf einem Signifikanzniveau von 1% positiv korreliert mit der Zufriedenheit mit den Gesprächen, dem Vertrauen zum Arzt, der Möglichkeit, ihm alles Bedrückende sagen zu können und der Beurteilung des Kontaktes zu ihm. Die weiblichen Patienten waren auf einem Signifikanzniveau von 1% unzufriedener mit dem Arzt und den geführten Gesprächen, ebenso konnten sie weniger Vertrauen entwickeln.

Tabelle 2. Zufriedenheit mit den Arztgesprächen

Urteil der Patienten	Frauen n = 24	Männer n = 21	Gesamt n = 45	Gesamt [%] 100
1 Überwiegend zufrieden	10	14	24	53,3
2 Teils zufrieden, teils unzufrieden	3	6	9	20,0
3 Überwiegend unzufrieden	11	1	12	26,7

Signifikanz nach Chi-Quadrat-Test: p < 0,01

Tabelle 3. Vertrauen der Patienten zum Arzt

Vertrauen zum Arzt	Frauen n = 24	Männer n = 21	Gesamt n = 45	Gesamt [%] 100,0
1 Überwiegend Vertrauen	12	20	32	71,1
2 Überwiegend kein Vertrauen	12	1	13	28,9

Signifikanz nach Chi-Quadrat-Test: p < 0,01

Tabelle 4. Verhalten des Arztes im Erleben der Suizidpatienten

Verhalten des Arztes	Frauen n = 23	Männer n = 21	Gesamt n = 44	Gesamt [%] 100,0
1 Freundlich zugewandt und menschlich interessiert	8	15	23	52,3
2 Interessiert, aber auch distanziert	7	5	12	27,2
3 Sehr zurückhaltend, eher abweisend	8	1	9	20,5

Auch das Verhalten des Arztes den Patienten gegenüber sollte von den Patienten beurteilt werden. Dabei gaben 23 Patienten (52% der Antworten) an, der Arzt habe sich ihnen gegenüber freundlich zugewandt und menschlich interessiert gezeigt. In dieser Gruppe waren mehr Männer als Frauen. 12 Patienten (27%) erlebten den Arzt als zwar interessiert, aber auch distanziert. 9 Patienten (21%) fanden den Arzt sogar sehr zurückhaltend und dabei abweisend (Tabelle 4).

Das als freundlich zugewandt und menschlich interessiert erlebte Verhalten zeigte sich auf einem Signifikanzniveau von 1% positiv korreliert mit der Beschreibung guter Zufriedenheit mit dem Arzt und den geführten Gesprächen, mit dem guten Kontakt zum Arzt, mit dem Vertrauen zu ihm und mit dem Gefühl, verstanden und mit dem Suizidversuch ernstgenommen zu werden. Das Gefühl, mit dem Suizidversuch ernstgenommen zu werden, war signifikant positiv (1-%- oder 5-%-Niveau) korreliert mit guter Zufriedenheit mit dem Arzt und den bereits erwähnten, entsprechenden Merkmalen.

Im Rahmen der Untersuchung wurden die Patienten weiterhin gebeten, ein Gesamturteil über das Ergebnis ihres Aufenthalts in der psychiatrischen Klinik abzugeben. Dabei gab nur etwa ⅓ der Patienten (17) an, der Aufenthalt sei für sie sinnvoll gewesen und habe ihnen geholfen. Sie beschrieben, im Vergleich mit den übrigen Patienten ein signifikant (1%- und 5%-Niveau) besseres Arzt-Patient-Verhältnis und hatten zum Zeitpunkt der Untersuchung, also durchschnittlich 1 Jahr nach ihrem Aufenthalt, signifikant (5%) weniger häufig einen erneuten Suizidversuch unternommen.

In Hinblick auf den Erfolg der psychiatrischen Behandlung meinten 14 Patienten (ca. 31%), der Aufenthalt habe es ihnen ermöglicht, eine zumindest teilweise Veränderung der sie bedrückenden Lebensumstände herbeizuführen.

Auch etwa ⅓ der Patienten (16) gab an, der Aufenthalt habe ihnen Erleichterung verschafft, die von 10 Patienten als lediglich vorübergehend, von 6 Patienten aber als anhaltend empfunden wurde.

Im weiteren wurden die Patienten gefragt, ob sie bei einem, dem vorangegangenen ähnlichen Konflikt erneut einen Suizidversuch unternehmen würden. Etwa die Hälfte der Patienten (25) gab an, daß dies wahrscheinlich nicht der Fall sein würde. 16 Patienten (34% der Antworten) waren sich hierin unsicher, und 6 Patienten (13%) sagten, sie würden erneut suizidal reagieren.

Im katamnestischen Intervall von durchschnittlich 1 Jahr unternahmen 7 Pa-

Tabelle 5. Suizidversuch im katamnestischen Intervall

Suizidversuch	Frauen n = 25	Männer n = 22	Gesamt n = 47	Gesamt [%] 100,0
1 Ja	4	3	7	14,9
2 Nein	21	19	40	85,1

Tabelle 6. Suizidgedanken im katamnestischen Intervall

Suizidgedanken	Frauen n = 24	Männer n = 21	Gesamt n = 45	Gesamt [%] 100,0
1 Oft oder manchmal Suizidgedanken	13	5	18	40,0
2 Selten oder nie Suizidgedanken	11	16	27	60,0

Signifikanz nach Chi-Quadrat-Test: p < 0,05

tienten (15%) einen erneuten Suizidversuch (Tabelle 5). Es zeigte sich eine deutliche Tendenz dieser Patienten, wenn auch wegen der geringen Fallzahl nicht immer signifikant, die Zufriedenheit mit dem Arzt und alle anderen, entsprechenden Merkmale deutlich schlechter zu beurteilen, als die übrigen Patienten dies taten.

Im gesamten katamnestischen Intervall hatten ⅔ aller Patienten (30) weiterhin Suizidgedanken. Oft oder manchmal Suizidgedanken hatten 18 Patienten (40% der Antworten), selten oder nie Suizidgedanken (Tabelle 6) hatten 27 Patienten (60%).

Auf dem 1%- und 5%-Niveau signifikant ist der Unterschied zwischen Patienten, die oft oder manchmal Suizidgedanken hatten und den übrigen Patienten hinsichtlich der Beschreibung des Arzt-Patient-Verhältnisses. Die Patienten mit häufigen Suizidgedanken bejahen ebenso die Frage nach der Möglichkeit eines erneuten Suizidversuchs bei ähnlich gelagertem Konflikt signifikant (5%) häufiger. Der Anteil der weiblichen Patienten ist bei dieser Gruppe signifikant (5%) erhöht.

Diskussion der Ergebnisse und Schlußfolgerungen

Bei der Interpretation der dargestellten Ergebnisse fällt zunächst die institutionelle Problematik auf. Vor dem Hintergrund differenzierter therapeutischer Vorstellungen für Suizidpatienten, wie sie von verschiedenen Autoren (z. B. Henseler, 1974; Riebel, 1977; Ringel, 1969; Wedler, 1975a) entwickelt wurden, erscheint die Behandlung, die der großen Mehrheit der untersuchten Patienten zuteil geworden ist, eher ungenügend. Die in den meisten Fällen sehr kurz dauernde therapeutische Intervention mag zwar dazu dienen, ein Vertrauensverhältnis zwischen Arzt und Patient anzubahnen, sie dürfte andererseits aber wohl kaum ausreichen, um eine tragfähige therapeutische Beziehung zu ermöglichen. Die Erfahrung mit der Arbeit auf einer allgemeinpsychiatrischen Station zeigt auch, daß wegen der täglichen Belastung des Therapeuten kaum mehr persönliches Engagement erwartet werden kann. Neben diesem, überwiegend institutionell bedingten Aspekt, steht das Problem einer z. T. erheblich belasteten Arzt-Patient-Beziehung. Bei ungefähr der Hälfte der untersuchten Patienten kam es zu Störungen, bei ¼ nahmen sie ein ganz erhebliches Ausmaß an. Diese Problematik stand fast regelhaft im Zusammenhang mit einem als abweisend erlebten Verhalten des Arztes und darüber hinaus mit dem Gefühl, daß der Arzt auf den Suizidversuch nicht näher eingegangen ist oder ihn sogar verurteilt hat.

Die Zurückweisung von Suizidpatienten durch Ärzte und umgekehrt ist ein in der Suizidliteratur bekanntes Phänomen. Es liegen einige Untersuchungen verschiedener Autoren zu diesem Problem vor (z. B. Dressler et al., 1975; Maltsberger u. Buie, 1974; Ramon et al., 1975; Reimer, 1981; Tabachnick, 1961). Auch eine psychiatrische Klinik wird hier nicht a priori eine Ausnahme bilden. Der suizidale Patient kann, ebenso wie der nach einem Suizidversuch noch nicht distanzierte Patient, bei seinem Therapeuten eigene depressive, aggressive und auch suizidale Probleme berühren, die beim Arzt offenbar häufig einer Abwehr unterliegen. In diesem Zusammenhang ist auch zu beachten, welcher Belastung eine Arzt-Patient-Beziehung durch die narzißtisch gestörte Kommunikationsstruktur vieler Suizidpatienten ausgesetzt sein kann. Wie Henseler (1974) beschreibt, sieht sich der Arzt einer auf Entfaltung drängenden narzißtischen Übertragung gegenübergestellt, die gekennzeichnet ist durch eine Ambivalenz von äußerer, bereitwilliger Solidarisierung und hintergründiger, versteckter Entwertung. Besonders dem in seinem eigenen Selbstwertgefühl verletzbaren Therapeuten wird es schwerfallen, auf diese Übertragung einzugehen und sie als gute therapeutische Möglichkeit zu sehen.

In Hinblick auf die Arzt-Patient-Beziehung der untersuchten Patienten waren verschiedene Geschlechtsdifferenzen auffällig. Als Ursache können neben klinikinternen Gründen auch allgemeine Sozialisationsdifferenzen der Geschlechter in Frage kommen. Neigen Männer unter dem Druck ihrer Geschlechterrolle eher dazu, Gefühle von Trauer und Minderwertigkeit zu verleugnen und mit dem Arzt eine Art „gentlemen's agreement" einzugehen, das für beide Seiten bequem ist und bei dem der Suizidversuch als „Ausrutscher" abgetan werden kann, so scheinen Frauen hingegen viel eher in der Lage, den Therapeuten mit Gefühlen zu konfrontieren, die er als schmerzhaft empfindet und abwehrt.

Die Unsicherheit im Umgang mit Suizidpatienten steht schließlich im Zusammenhang mit einer weiteren Suizidgefährdung. Hierfür ließen sich auch im untersuchten Patientenkollektiv einige Anhalte finden. So weist das deutlich schlechtere Arzt-Patient-Verhältnis bei Patienten, die im katamnestischen Intervall häufig Suizidgedanken gehabt oder sogar einen weiteren Suizidversuch unternommen haben, darauf hin, daß die erlebte Qualität der therapeutischen Beziehung in vielen Fällen ein theoretisch und praktisch wichtiger Hinweis auf eine weitere Suizidgefährdung sein kann. Dieses Kriterium findet aber wohl eher im konkreten Einzelfall als in einer stark schematisierten, abstrakten Untersuchung seine sinnvolle Anwendung.

Die über die rein phänomenologische Orientierung hinausgehende Miteinbeziehung des subjektiven Erlebens der Patienten in katamnestischen Untersuchungen erscheint besonders geeignet, Wirkungsweisen und Problematiken eines therapeutischen Eingreifens zu verdeutlichen. Auch die weitere Lebensentwicklung eines Patienten kann hierdurch in einer Weise gesehen werden, die einen unmittelbareren Zugang zu seiner individuellen Problematik und eventuellen weiteren Suizidgefährdung möglich macht.

Literatur

Bagley C (1968) The evaluation of a suicide prevention scheme by an ecological method. Soc Sci Med 2:1–14

Bancroft J, Marsack P (1977) The repititiveness of self-poisoning and self-injury. Br J Psychiatry 131:394–399

Barraclough BM, Jennings C, Moss JR (1977) Suicide prevention by the Samaritans: A controlled study of effectiveness. Lancet 2:237–239

Böhme K, Schönfeld H, Weltzien v. J (to be published) Life expectancy and causes of death after suicidal attempts. Psychiatr Fenn

Buglass D, Horton J (1974a) A scale for predicting subsequent suicidal behaviour. Br J Psychiatry 124:573–578

Buglass D, Horton J (1974b) The repitition of parasuicide: a comparison of three cohorts. Br J Psychiatry 125:168–174

Buglass D, McCulloch JW (1970) Further suicidal behaviour. The development and validation of predictive scales. Br J Psychiatry 116:483–491

Chowdhury N, Hicks RC, Kreitman N (1973) Evaluation of an after-care service for parasuicide (attempted suicide) patients. Soc Psychiatr 8:67–81

Dressler DM, Prusoff B, Mark H, Shapiro D (1975) Clinician attitudes toward the suicide attempter. J Nerv Ment Dis 160:146–155

Ettlinger R (1975) Evaluation of suicide prevention after attempted suicide. Acta Psychiatr Scand [Suppl] 260

Feuerlein W (1975) Sucht und Suizidhandlungen. Munch Med Wochenschr 117:197–200

Garzotto N, Siani R, Zimmermann-Tansella C, Tansella M (1976) Cross-validation of a predictive scale for subsequent suicidal behaviour in an Italian sample. Br J Psychiatry 128:137–140

Greer S, Bagley C (1971) Effect of psychiatric intervention in attempted suicide: a controlled study. Br Med J I:310–312

Greer S, Lee HA (1967) Subsequent progress of potentially lethal attempted suicides. Acta Psychiatr Scand 43:361–371

Henseler H (1971) Selbstmord und Selbstmordversuche: Voruteile und Tatsachen. Dtsch Ärztebl 68:789–791

Henseler H (1974) Narzißtische Krisen – Zur Psychodynamik des Selbstmordes. Rowohlt, Reinbek

Hoffmann T (1971) Katamnesen nach Suizidversuch – Hinweise für die Behandlung. Schweiz Rundschau Med (Praxis) 60:433–444

Kessel N, McCulloch W (1966) Repeated acts of self-poisoning and self-injury. Proc R Soc Med 59:89–92

Maltsberger JT, Buie DH (1974) Countertransference hate in the treatment of suicidal patients. Arch Gen Psychiatry 30:625–633

Marten RF (im Druck) Katamnestische Befunde zum weiteren Schicksal von Patienten nach Suizidversuchen. Nervenarzt

Morgan HG, Barton J, Pottle S, Pocock H, Burns-Cox CJ (1976) Deliberate self-harm: a follow-up study of 279 patients. Br J Psychiatry 128:137–140

Nielsen E, Videbech T (1973) Suicide frequency before and after introduction of community psychiatry in a Danish island. Br J Psychiatry 123:35–39

Pino R, Kockott G, Feuerlein W (1979) Sechs – Jahres-Katamnese an hundert Patienten mit Suizid-versuchen durch Tabletteneinnahme. Arch Psychiatr Nervenkr 227:213–226

Pöldinger W (1968) Die Abschätzung der Suizidalität. Huber, Bern

Pohlmeier H (1978) Selbstmord und Selbstmordverhütung. Urban & Schwarzenberg, München

Ramon S, Bancroft JHJ, Skrimshire AM (1975) Attitudes towards self-poisoning amoung physicians and nurses in a general hospital. Br J Psychiatry 127:257–264

Reimer C (1981) Interaktionsprobleme mit Suizidanten. In: Reimer C (Hrsg) Suizid – Ergebnisse und Therapie. Springer, Berlin Heidelberg New York

Riebel U (1977) Was tun Sie im akuten Krisenfall? Ärztl Prax 94:3859–3861

Ringel E (1953) Der Selbstmord – Abschluß einer krankhaften psychischen Entwicklung. Maudrich, Wien

Ringel E (Hrsg) (1969) Selbstmordverhütung. Huber, Bern

Rüegsegger P (1963) Selbstmordversuche. Klinische, statistische und katamnestische Untersuchun-gen an 132 Suizidversuch-Patienten der Baseler Psychiatrischen Universitätsklinik. Psychiatr Neurol 146:81–104

Siani R, Garzotto N, Zimmermann-Tansella C, Tansella M (1979) Predictive scales for parasuicide repetition: further results. Acta Psychiatr Scand 59:17–23

Stengel E (1964) Suicide and attempted suicide. Penguin, Harmondsworth

Stengel E, Cook NG (1958) Attempted suicide. Its social significance and effects. Chapman & Hall, London

Tabachnick N (1961) Countertransference crisis in suicidal attempts. Arch Gen Psychiatry 4:572–578

Wedler HL (1975a) Betreuung Suizidgefährdeter in der medizinischen Klinik. Suizidprophyl 2:76–81

Wedler HL (1975b) Änderung sozialer Risikofaktoren nach Suizidversuchen. Suizidprophyl 2:126–132

Weiss JMA, Scott KF (1974) Suicide attempters ten years later. Compr Psychiatry 15:165–171

World Health Organisation (WHO) (1968) Prevention of suicide. Public Health Papers No. 35, Geneva

Wulliemier F, Bovet J, Meylan D (1979) Le devenir les suicidants admis à l hôspital général. Etude comperative des deux formes des prévention des récidives et des suicides. Méd Soc Prévent 24:73–88

Zusman J, Ross ERR (1969) Evaluation of mental health services. Arch Gen Psychiatry 20:352–357

Das Problem der Inanspruchnahme von Betreuungseinrichtungen für Suizidgefährdete –

unter besonderer Berücksichtigung der Bedeutung niedergelassener Ärzte
bei der Versorgung von Patienten in suizidalen Krisen

H.-J. Möller

Einleitung

Etwa alle 4 min führt in der BRD ein Mensch einen Selbstmordversuch durch (Henseler 1974). Absolute und relative Häufigkeit von Selbstmordversuchen zeigen steigende Tendenz (Welz 1978). Die Tatsache, daß ein Großteil der Selbstmordversuche nicht primär aus suizidalen, sondern parasuizidalen Motiven (Appell an die Umwelt, Bedürfnis nach Ruhe u. a.) durchgeführt wird (Feuerlein, 1971), kann über dieses brennende gesundheitspolitische Problem nicht hinwegtrösten.

Seit Jahren wird versucht, durch Einrichtung von psychosozialen Diensten oder speziellen Selbstmordverhütungsinstitutionen diese Problematik anzugehen (Reimer, 1973; Heinrich, 1974). Über die Inanspruchnahme solcher Einrichtungen und deren suizidprophylaktischen Effekt bestehen allerdings unter den Experten erhebliche Meinungsunterschiede (Sainsbury, 1975). Bedenkt man, daß der niedergelassene Arzt, insbesondere auch der Hausarzt, durch den evtl. bereits bei früheren Behandlungen gebahnten Kontakt zum Patienten eine besonders günstige Ausgangsbasis besitzt, um ein problemorientiertes Gespräch zu führen, so stellt sich die Frage nach der Bedeutung niedergelassener Ärzte im Angebot ambulanter Betreuungseinrichtungen für Patienten in suizidalen Krisen.

Empirische Befunde über die Bedeutung niedergelassener Ärzte in der Betreuung suizidgefährdeter Patienten

In München stehen einem suizidgefährdeten Patienten mehrere Hilfsmöglichkeiten offen. Neben Ärzten, Psychologen, Geistlichen, psychosozialen Beratungsstellen und verwandten Institutionen gibt es 2 Einrichtungen, die sich speziell der Betreuung von Suizidgefährdeten widmen. Neben der schon länger, auch in anderen Städten der Bundesrepublik eingerichteten, vorwiegend auf der Basis von ehrenamtlich tätigen Laienhelfern arbeitenden Telefonseelsorge, die einen 24-h-Service unterhält, existiert seit 1969 die „Arche", eine mit Fachkräften (Ärzte, Psychologen, Sozialarbeiter) verschiedener Disziplinen besetzte Institution, die ein professionelles psychotherapeutisches Betreuungsangebot für Suizidgefährdete macht, im Unterschied zur Telefonseelsorge aber nur tagsüber erreichbar ist.

Der obigen Frage wurde nachgegangen im Rahmen einer Studie über 150 von der Poliklinik des Max-Planck-Instituts für Psychiatrie konsiliarisch untersuchte Patienten, die wegen Selbstmordversuchs durch Tabletten in das Krankenhaus München-Schwabing eingeliefert worden waren (Möller u. Werner, 1979). Bei jedem Patienten wurde eine etwa 1stündige semistrukturierte Exploration durchgeführt (einschließlich kurzer Fremdanamnese), die durch eine Fragebogenerhebung zu versorgungsrelevanten Daten ergänzt wurde. Außerdem wurde telefonisch ein semistrukturiertes Kurzinterview mit den behandelnden Ärzten durchgeführt. Die untersuchte Patientenstichprobe wurde an anderer Stelle ausführlich beschrieben (Möller et al., 1978); einige wichtige diesbezügliche Informationen sind aus dem in Abb. 1 dargestellten Verteilungsmuster sozialer und psychiatrischer Merkmale zu entnehmen. Ähnliche Stichprobenzusammensetzungen wurden auch von anderen Autoren beschrieben (Rüegsegger, 1963; Kockott et al., 1970; Böcker, 1973 u. a.), was für eine gewisse Repräsentativität der Stichprobe für die Gesamtpopulation klinisch versorgter Patienten mit Suizidversuch durch Tabletten spricht.

78 Patienten (52%) kannten die Telefonseelsorge, nur 9 (6%) die „Arche". Von 51 Patienten (34%) wurden Ärzte, von 47 (31%) Psychologen, von 29 (19%) Geistliche als mögliche Gesprächspartner bei Suizidgefährdung angesehen. 15 (10%) nannten andere Beratungsmöglichkeiten, z. B. andere Institutionen, aber auch Freunde und Bekannte. Der mit 52% relativ hohe Bekanntheitsgrad der Telefonseelsorge in München liegt deutlich über den von Böcker (1973) für die Kölner Telefonseelsorge und den von Kreitman (1977) für die Edinburger „Samariter" ermittelten Verhältnissen: Nur etwa 30% kannten die jeweilige Institution. Ärzte und Psychologen wurden von den in unserer Studie untersuchten Patienten erheblich seltener als mögliche Helfer in einer suizidalen Krise genannt als die Telefonseelsorge. Der Bekanntheitsgrad der „Arche" ist äußerst gering. Das könnte einerseits mit der relativen Neuheit dieser Einrichtung zusammenhängen, andererseits mit einer ungenügenden Öffentlichkeitsarbeit. Die Bedeutung von Öffentlichkeitsarbeit für die Bekanntheit einer Selbstmordverhütungsinstitution hat Kreitman (1977) empirisch belegt.

Von 55 Patienten, die bereits früher einen Selbstmordversuch durchgeführt hatten, hatten 5 vor dem damaligen Selbstmordversuch Kontakt mit einer Beratungsstelle aufgenommen, während 4 einen Arzt aufgesucht hatten. Vor dem jetzigen Selbstmordversuch nahmen 3 Patienten (2%) Kontakt mit einer Selbstmordverhütungsinstitution auf, während 24 (16%) wegen ihrer Lebensmüdigkeit einen Arzt aufsuchten. Diese Zahlen stehen in eigenartiger Diskrepanz zu den obigen Angaben über die Bekanntheit von Beratungsmöglichkeiten für Suizidgefährdete bei der untersuchten Stichprobe. Obwohl die Telefonseelsorge als Gesprächspartner in suizidalen Krisen wesentlich bekannter war, wurde doch die Hilfe durch niedergelassene Ärzte wesentlich häufiger in Anspruch genommen. Das könnte damit zusammenhängen, daß die Schwellenangst gegenüber Ärzten geringer ist als die gegenüber anonymen Institutionen, zumal häufig der Kontakt zum Arzt bereits durch frühere, ggf. nur somatische Behandlungen gebahnt ist. Das Resultat entspricht der auch in der Literatur beschriebenen quantitativen Bedeutung ärztlicher Intervention in suizidalen Krisen (Motto u. Greene, 1958; Vail, 1959; Pörksen, 1970).

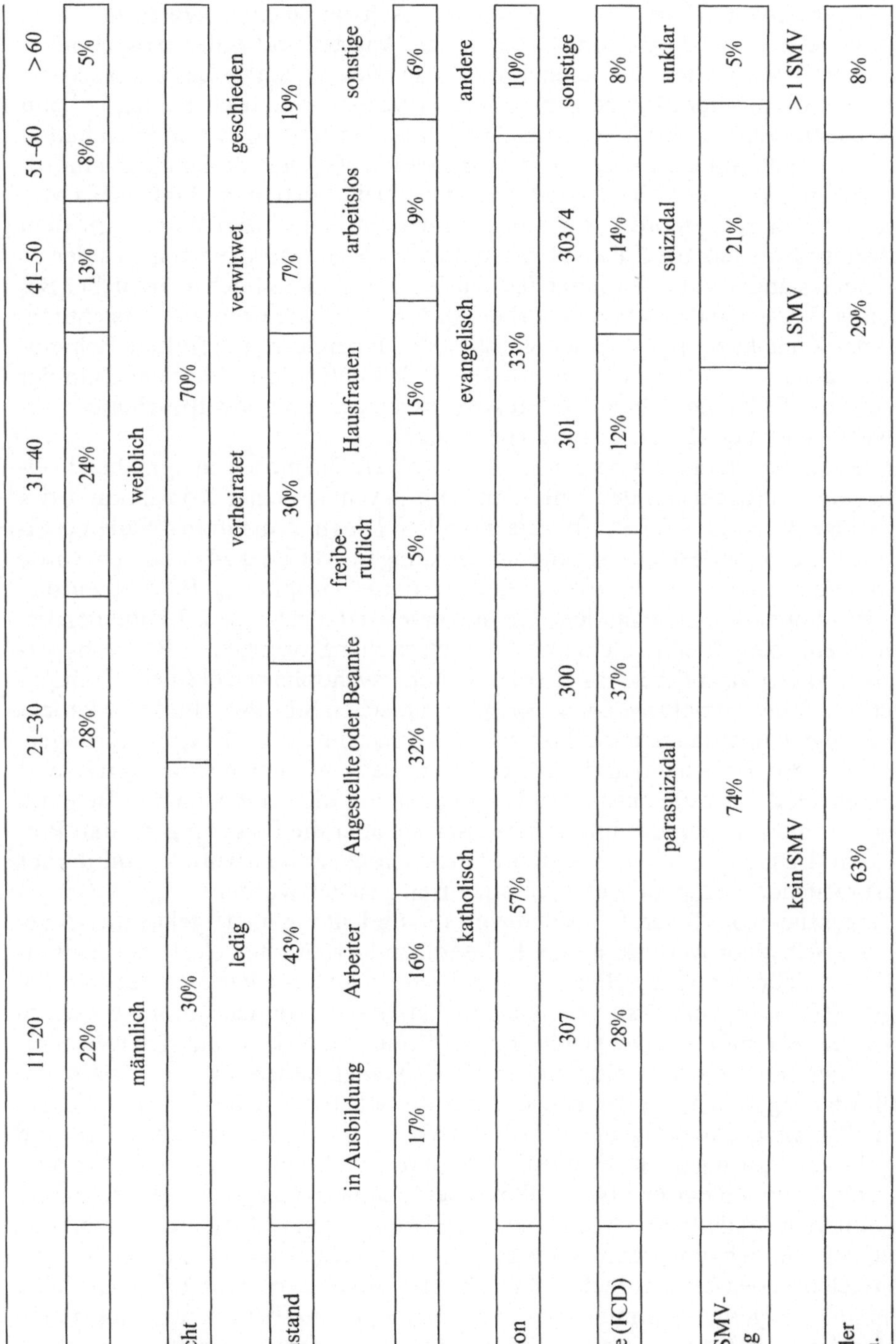

Abb. 1. Charakteristika der untersuchten Stichproben von Patienten mit Suizidversuch

7 der 24 Patienten kamen, um sich in Lebensschwierigkeiten beraten zu lassen, 10 erwarteten die Therapie von Depressionen, Ängsten und anderen psychoneurotischen Beschwerden, 7 wollten körperliche oder vegetative Beschwerden behandeln lassen. 9 der 24 Patienten suchten Hilfe beim praktischen Arzt, 12 beim Nervenarzt oder Psychotherapeuten, 3 bei anderen Ärzten. 21 Patienten hatten den 1. Kontakt mit dem Arzt bereits Wochen bis Monate vor dem Selbstmordversuch aufgenommen. Der letzte Kontakt war bei 13 Patienten Wochen bis Monate vor dem Selbstmordversuch, bei 8 innerhalb der letzten Woche vor dem Selbstmordversuch, bei 2 Patienten am Tag des Selbstmordversuchs. 19 der 24 Patienten standen zum Zeitpunkt des Selbstmordversuchs noch in ärztlicher Betreuung, 5 brachen den Kontakt vorher ab. Aus den Daten wird u. a. ersichtlich, daß der Kontakt zum Arzt in den meisten Fällen bereits durch frühere Behandlungen gebahnt war. Etwa die Hälfte der 24 Patienten konsultierte noch in der Woche des Selbstmordversuchs den Arzt. Psychiater und Nichtpsychiater wurden etwa gleich häufig in Anspruch genommen.

Die von den niedergelassenen Ärzten gestellten Diagnosen entsprachen in einem hohen Prozentsatz der Fälle den vom psychiatrischen Konsiliararzt des Max-Planck-Instituts für Psychiatrie gestellten Diagnosen, nur in 4 Fällen ergaben sich gravierende diagnostische Abweichungen. Mit 7 der 24 Patienten wurde vom niedergelassenen Arzt ein konfliktzentriertes Gespräch geführt. 4 wurden mit Psychopharmaka behandelt, 2 zum Nervenarzt überwiesen. 7 Patienten bekamen einerseits Medikamente wegen somatischer Störungen, z. B. Antihypertonika, Antacida, andererseits aber zusätzlich Psychopharmaka (meist Tranquilizer) unter der Hypothese einer psychosomatischen Störung. Nur bei 4 Patienten erfolgten überhaupt keine Maßnahmen hinsichtlich psychischer Störungen. Bei ihnen sah der behandelnde Arzt offenbar die somatischen Störungen als wesentlich an. Zwar kann aus diesen Daten nicht auf die Effektivität der Behandlung geschlossen werden; immerhin lassen sie aber die Folgerung zu, daß Problem und Diagnose in den meisten Fällen richtig erkannt wurden und daraus entsprechende therapeutische Konsequenzen gezogen wurden.

Abgesehen von diesen Befunden wird die Bedeutung niedergelassener Ärzte bei der Selbstmordverhütung durch die folgende Tatsache belegt: die eben erwähnten Patienten eingeschlossen, stand etwa die Hälfte der untersuchten Patienten (78) innerhalb des letzten halben Jahres vor dem Selbstmordversuch in ärztlicher Behandlung. Der größte Teil von ihnen (67%) kam, um sich wegen organischer oder vegetativer Störungen behandeln zu lassen. Für die behandelnden Ärzte ergab sich damit aber prinzipiell die Möglichkeit, bei der Therapie der vom Patienten vorgetragenen Beschwerden auch Lebensschwierigkeiten und psychische Störungen zu diagnostizieren und durch klärende Gespräche oder psychopharmakologische Behandlung therapeutisch anzugehen. Wie aus einer detaillierten Analyse der Daten über diese Gruppe von 78 Patienten hervorgeht, machten die behandelnden Ärzte vielfach von dieser Möglichkeit Gebrauch, nämlich bei etwa der Hälfte der 78 Patienten (Möller u. Werner, 1979). Die letztgenannten Ergebnisse stimmen mit den einzigen uns aus der Literatur bekannten Befunden von Motto u. Greene (1958) überein: 40% der von ihnen untersuchten Suizidenten und 60% der Patienten mit Selbstmordversuch standen zum Zeitpunkt der suizidalen Krise in ärztlicher Behandlung bzw. waren innerhalb der letzten 6 Monate vorher behandelt worden. Sie gingen unter anderem wegen Nervosität, Schlafstörungen, Bauchbeschwerden, Kopfschmerzen, depressiver Stimmungslage oder anderer unspezifischer Symptome in ärztliche Behandlung. 16% suchten innerhalb der letzten Woche vor der Selbstmordhandlung, 4% noch am Tag des Selbstmordversuchs den Arzt auf.

Trotz der ärztlichen Intervention führten alle untersuchten Patienten einen Selbstmordversuch durch. Dieses ungünstige Ergebnis könnte man als Hinweis für eine mangelnde therapeutische Effizienz der ärztlichen Intervention interpretieren. Eine solche Interpretation ist aber aufgrund der Patientenselektion nicht zulässig. Es wurden ja nur solche Patienten untersucht, die trotz ärztlicher Behandlung einen Selbstmordversuch ausführten, nicht aber die Gesamtgruppe der von Ärzten betreuten suizidgefährdeten Patienten. Bezüglich der Effizienz ärztlicher Maßnahmen ergibt sich damit eine negative Selektion. Die Effizienz der ärztlichen Intervention kann aufgrund unserer Studie nicht beurteilt werden. Dies wäre nur im Rahmen einer prospektiven Untersuchung an einer unselektierten Stichprobe suizidgefährdeter Patienten, die durch niedergelassene Ärzte betreut werden, möglich. Aus analogen Gründen darf aus den beschriebenen Daten nicht auf eine mangelnde Inanspruchnahme und Effektivität der Betreuungseinrichtungen für Suizidgefährdete geschlossen werden. Es könnte ja sein, daß deren Intervention oft oder meist so erfolgreich ist, daß die von ihnen betreuten Patienten keinen Selbstmordversuch begehen und somit nicht in die Stichprobe klinisch versorgter Patienten mit Selbstmordversuch eingehen. Allerdings ist letztere Hypothese nach allem, was man über die suizidprophylaktische Wirksamkeit von Betreuungsmaßnahmen weiß, in dieser extremen Form sehr unwahrscheinlich (Sainsbury, 1975).

Auch bei der Nachbetreuung von Patienten mit Selbstmordversuch (Parasuizidenten) spielt der niedergelassene Arzt eine wichtige Rolle. Dazu sei nur folgender Befund (Tabelle 1) aus einer katamnestischen Untersuchung erwähnt: Von 106 (71%) im Rahmen einer Dreijahreskatamnese nachuntersuchten Patienten der oben beschriebenen Ausgangsstichprobe von 150 Patienten wurden 9% durch die „Arche", 20% aber durch niedergelassene Ärzte nachbetreut (Bothge

Tabelle 1. Vorgeschlagene (Krankengeschichtsdaten) und in Anspruch genommene (Daten aus einer Dreijahreskatamnese) Nachbetreuung

Nachbetreuungsmöglichkeiten	Vorgeschlagen		In Anspruch genommen	
	n	[%]	n	[%]
Niedergelassener Psychiater/Psychotherapeut	42	28	16	15
„Arche"	29	19	10	9
Hausarzt, sonstiges, Kombinationen	37	25	5	5
Keine Nachbetr. (nicht erforderl., unzureichende Kooperativität u. a.)	41	28	65	61
Unbekannt	1	1	10	9
Insgesamt	150	101	106	99

u. Möller, in Vorb.). Die Nachbetreuung fand größtenteils durch Psychiater bzw. Psychotherapeuten statt. Das bedeutet aber nicht, daß die Nachbetreuung von Parasuizidenten eine ausschließliche Domäne dieser Berufsgruppen ist. Obwohl sie wahrscheinlich von ihrer Ausbildung her bessere Voraussetzungen für diese Betreuungsaufgabe bieten, muß in vielen Fällen einem entsprechend motivierten Allgemeinmediziner der Vorzug gegeben werden, insbesondere, wenn der Patient aus Angst vor „Psychiatrisierung" den Kontakt mit den entsprechenden Fachdisziplinen meidet.

Empirische Befunde zur Compliance bei Parasuizidenten und zur Notwendigkeit der Nachbetreuung

Beim Umgang mit suizidgefährdeten Patienten muß der behandelnde Arzt einem Phänomen besondere Beachtung schenken, dem der mangelnden Compliance. Suizidgefährdete Patienten haben offenbar eine besonders starke Tendenz, dem vorgeschlagenen Betreuungsangebot auszuweichen, insbesondere, wenn durch das Einlenken des Konfliktpartners eine oberflächliche Scheinlösung der Krise erreicht worden ist. So geht z. B aus der Jahresstatistik der „Arche" (1979, unveröffentl. Manuskript) hervor, daß 43% der Patienten nur 1–2 Therapiesitzungen hatten und somit fast alle als Therapie-Abbrecher angesehen werden mußten. Complianceprobleme treten v. a. auf bei der Überweisung von der erstversorgenden Instanz (Klinik, niedergelassener Arzt) zur nachbetreuenden Instanz (niedergelassener Arzt, Nachbetreuungsinstitution). Wie aus diesbezüglichen Untersuchungen zu entnehmen ist, ergeben sich dabei unter den derzeit üblichen Versorgungsbedingungen Inanspruchnahmequoten in der Größenordnung von lediglich 30–40% (Häfner 1979; Möller et al., 1978). Diese unzureichende Quote führt wahrscheinlich – das kann man aus entsprechenden Ergebnissen der Psychotherapieforschung schließen (Graupe, 1975; Möller, im Druck) – zu einer Unterversorgung gerade der behandlungsbedürftigsten, schwerer gestörten Patienten. Es muß deshalb alles getan werden, um diese unbefriedigende Situation durch einfache, nicht zeitaufwendige Verfahren zu verbessern. Daß häufig bereits einfache Methoden ausreichen, die „Compliance" zu erhöhen, ist aus der diesbezüglichen Forschung bekannt (Linden, 1979). Im speziellen Fall der Patienten mit Selbstmordversuch konnten wir zeigen, daß allein durch die feste Vereinbarung des 1. Termins bei der Nachbetreuungseinrichtung die Inanspruchnahmerate erheblich gesteigert wird (Möller u. Geiger, im Druck). Wichtig ist auch der in der gleichen Untersuchung erhobene Befund, daß die klinisch intuitive Motivationseinschätzung keinen ausreichenden Prädiktor für die Inanspruchnahme abgibt. Man sollte also bei entsprechender Indikation auch dann, wenn ein Patient nicht ausreichend motiviert erscheint, alles tun, um ein Nachbetreuungsarrangement zu treffen. Derzeit erproben wir, ob darüber hinausgehend, durch gezielte, auf individuelle Motivationsdefizite zugeschnittene Motivationsarbeit eine weitere Verbesserung der Inanspruchnahmequote zu erreichen ist. Motivation wird dabei als komplexes, mehrdimensionales Geschehen verstanden (Tabelle 2), das u. a. durch die Kategorien Krank-

Tabelle 2. Kategorien der Motivation für die Inanspruchnahme psychotherapeutischer Maßnahmen

Soziales:	Schichtzugehörigkeit, Zivilstand u. a.
Persönlichkeit:	Depressive Struktur, schizoide Struktur, zwanghafte Struktur u. a.
Krankheitseinsicht:	Krankheitssymptome hängen mit eigenen Problemen zusammen.
Leidensdruck:	Leiden unter Symptomen und deren sozialen Konsequenzen
Art der Störung:	Symptomneurose, Persönlichkeitsstörung u. a.
Information über Psychotherapie:	Lektüre, Erfahrungen anderer, eigene Erfahrungen u. a.
Erwartungen gegenüber der Psychotherapie:	Aktive/passive Problemlösung; realistische/unrealistische Wünsche; Hoffnung auf „Heilung" u. a.
Erleben der Therapiesituation und des Therapeuten:	Angst, Aggression, Vertrauen u. a.
Erleben von Wirkungen und Nebenwirkungen:	Katharsis, Problemlösung, Symptomverschlechterung
Äußere Faktoren:	Entfernung zum Therapieort, Relation der eigenen finanziellen Mittel zu den Therapiekosten, Vereinbarkeit der Therapiezeiten mit sonstigen Verpflichtungen u. a.

heitseinsicht, Leidensdruck, Art der Störung, Information über und Erwartungen gegenüber Psychotherapie charakterisiert werden kann.

Wie erforderlich die Nachbetreuung bei Patienten mit Suizidversuch ist, geht aus den zahlreichen in katamnestischen Untersuchungen erhobenen Suizid- und Selbstmordversuchsrezidivquoten hervor (vgl. die Zusammenstellung bei Wolf et al., 1979). In einer Dreijahreskatamnese (Tabelle 3) der anfangs beschriebenen 150 Patienten führten 17 der 106 nachuntersuchten Patienten erneut einen Selbstmordversuch durch, davon 6 mehrmals. In 5 Fällen fand dieser Selbstmordversuch im 1. Jahr nach dem Suizidversuch im Indexzeitraum statt. 4 Patienten starben durch Suizid (Bothge u. Möller, in Vorb.). 40 von 78 ausführlich nachuntersuchten Patienten gaben bei Katamnese an, unter Problemen zu leiden. Bei 21 waren es die gleichen Probleme, die bereits zum Suizidversuch im Indexzeitraum geführt hatten. 22 äußerten bei Katamnese, unter Lebensunlust zu leiden; 14 gaben Selbstmordgedanken zu. 29 wiesen in einem standardisierten Selbstbeurteilungsverfahren, der Paranoid-Depressivitäts-Skala (v. Zerssen, 1976), pathologisch erhöhte Depressivitätsscores auf. In einer anderen, noch nicht voll abgeschlossenen Dreijahreskatamnese an 100 Patienten mit Selbstmordversuch (Breucha u. Möller, in Vorb.) zeigen sich ähnliche Tendenzen. 15 der 50 bisher nachuntersuchten Patienten hatten zwischenzeitlich einen erneuten Selbstmordversuch durchgeführt, davon 3 mehrmals. In 9 Fällen wurde dieser Selbstmordversuch im 1. Jahr nach dem Selbstmordversuchindexzeitraum durchgeführt. Bei Katamnese klagten 21% der Patienten über die gleichen Probleme, die auch Anlaß für den früheren Selbstmordversuch waren. 16 litten unter Lebensunlust, 7 gaben Selbstmordgedanken an. Zusammengenommen sprechen diese katamnestischen Informationen für eine Chronifizierung suizidaler

Tabelle 3. Dreijahreskatamnesen an Patienten mit Selbstmordversuch

Ausgangsstichprobe	150 Patienten	100 Patienten
Ausführlich nachuntersucht:	78	50
Bei Katamnese:	78 = 100%	50 = 100%
Belastende Probleme:	40 (51%)	43 (86%)
Probleme wie bei früheren SMV:	21 (27%)	21 (42%)
Lebensunlust etwas – mäßig stark – sehr stark	17 5 22 (28%)	13 3 16 (32%)
Selbstmordgedanken selten – manchmal häufig – sehr oft	10 4 14 (18%)	4 3 7 (14%)
erhöhter Depressivitätsfaktor (PDS)	29 (37%)	Noch nicht ausgewertet.
SMV-Rezidiv einmal mehrmals	11 6 17 (von 106)	12 3 15 (von 50)
Suizid	4	Noch nicht ausgewertet

Tendenzen sowie eine Chronifizierung bestimmter Probleme und Konflikte bei einem beträchtlichen Teil der Patienten, die deshalb dringend einer intensiven Betreuung bedürfen.

Zusammenfassung und Schlußfolgerungen für die Praxis

Wenn die dargestellten Untersuchungsergebnisse auch keine Schlüsse auf die Effizienz der Betreuung suizidgefährdeter Patienten durch niedergelassene Ärzte zulassen, so weisen sie doch zumindest auf die quantitative Bedeutung niedergelassener Ärzte bei der Betreuung suizidgefährdeter Patienten hin: Ärzte wurden von ⅓ der untersuchten Patienten als Helfer bei Suizidgefährdung angesehen und von ⅙ der Patienten wegen Lebensunlust aufgesucht. Letztere eingeschlossen, stand etwa die Hälfte der untersuchten Patienten innerhalb des letzten halben Jahrs vor dem Selbstmordversuch in ärztlicher Behandlung. In der Nachbetreuung wurden Ärzte in 20% der Fälle in Anspruch genommen. Diese, im Vergleich zu anderen Nachbetreuungseinrichtungen relativ hohe Quote spricht ebenfalls für die Bedeutung niedergelassener Ärzte bei der Betreuung Suizidgefährdeter.

Der niedergelassene Arzt hat in der akuten Krisensituation des Einzelfalls oft die Möglichkeit zu intervenieren, indem er auch bei Patienten, die nicht primär wegen einer psychischen Problematik kommen, gezielt nach Konflikten und evtl. bestehenden Suizidabsichten fragt. Nach Diagnostizierung einer suizidalen Krise sollte er sich nicht scheuen – falls seine eigenen gesprächspsychotherapeutischen und psychopharmakologischen Bemühungen nicht genügen oder er sich in der diagnostischen Zuordnung nicht sicher ist – andere Institutionen des Versorgungssystems für den Patienten in Anspruch zu nehmen: Überweisung zum Nervenarzt, zu Selbstmordverhütungsinstitutionen, zu sonstigen Institutionen der psychosozialen Versorgung. Im Ernstfall, bei ambulant nicht angehbarer akuter Suizidgefahr sollte er den Patienten in eine psychiatrische Klinik einweisen, falls erforderlich auch gegen dessen erklärten Willen. Suizidgefahr ist grundsätzlich bei allen depressiven Zuständen so lange zu unterstellen und die Behandlung ist so lange danach auszurichten, bis diese Gefahr ausgeschlossen scheint. Dazu sind wiederholte gezielte Explorationen und die genaue Überwachung des Verlaufs notwendig. Die Tatsache, daß ein Großteil der Selbstmordversuche nicht aus suizidalen sondern aus parasuizidalen Momenten (Appell an die Umwelt, Bedürfnis nach Ruhe u. a.) durchgeführt wird, darf nicht dazu führen, Andeutungen über geplante Selbsttötungsversuche leichtfertig zu ignorieren. Vielmehr müssen in jedem Fall die Hintergründe der geäußerten Suizidabsichten exploriert und adäquate Behandlungsmaßnahmen eingeleitet werden. Gewinnt der Arzt den Eindruck, daß die geäußerten Suizidabsichten nicht als Mitteilung einer ernsthaften Suizidgefährdung zu verstehen sind, sondern als Ausdruck neurotischen Agierens, sollte er sich trotzdem nicht frustriert vom Patienten abwenden, sondern auch dies als Folge psychischer Störung begreifen und die für das Verhalten des Patienten auslösende Belastungssituation im Gespräch klären bzw. weitergehende psychotherapeutische Maßnahmen einleiten. Größte Zurückhaltung sollte sich der Arzt bei der Verschreibung von wirksamen Hypnotika oder Sedativa an suizidgefährdete Patienten auferlegen, da der Besitz dieser Medikamente impulsiven Selbstmordhandlungen Vorschub leisten kann.

Auch in der Nachbetreuung von Patienten, die bereits einen Suizidversuch durchgeführt haben, spielen niedergelassene Ärzte eine wichtige Rolle. Gegenüber den üblichen Selbstmordverhütungsinstitutionen haben sie in vielen Fällen den Vorteil, daß die Patienten sie ggf. schon von früheren Kontakten her kennen und daß der Patient dieser Zweierbeziehung eher Vertrauen schenkt als einer anonymen Institution. Obwohl psychiatrisch bzw. psychotherapeutisch ausgebildete Ärzte für eine solche Nachbetreuung bessere Voraussetzungen bieten als Allgemeinmediziner, wird trotzdem häufig einem entsprechend motiviertem Allgemeinmediziner der Vorzug zu geben sein, weil viele Patienten ihm gegenüber weniger Befürchtungen haben „psychiatrisiert" zu werden. Um so mehr verpflichtet das den Allgemeinmediziner, sich ausreichend für diese Aufgabe vorzubilden. Die Betreuung von suizidgefährdeten Patienten wird durch das Problem mangelnder „Compliance" erschwert. Es besteht bei diesen Patienten eine starke Tendenz, dem vorgeschlagenen Betreuungsangebot auszuweichen, insbesondere wenn durch das Einlenken des Konfliktpartners eine oberflächliche Scheinlösung der Krise erreicht worden ist. „Compliance"-Probleme treten v. a. auf bei der Überweisung von der erstversorgenden Instanz (Klinik, niedergelassener Arzt) zur nachbetreuenden Instanz (niedergelassener Arzt, Nachbetreuungsinstitution). Es muß deshalb versucht werden, durch einfache Verfahren zur Verbesserung der „Compliance" dafür zu sorgen, daß Patienten, bei denen eine Nachbetreuung indiziert erscheint, auch wirklich dieses Angebot in Anspruch nehmen. Als einfaches Verfahren zur Erhöhung der Inanspruchnahmequote hat sich die feste Terminvereinbarung mit der zweitversorgenden Instanz erwiesen. Ein Nachbetreuungsarrangement sollte, bei entsprechender Indikation, auch dann getroffen werden, wenn der Patient klinisch intuitiv als unzureichend motiviert eingeschätzt wird. Es hat sich nämlich gezeigt, daß diese Motivationseinschätzung wahrscheinlich keinen ausreichenden Prädiktor für die Inanspruchnahme abgibt. Sollte ein Patient alle Nachbetreuungsangebote mißachtet haben, bietet sich vielleicht von seiten des Hausarztes, der den Patienten wegen anderer Beschwerden betreut, noch einmal die Chance, ihn zu einer Nachbetreuung zu motivieren.

Wie wichtig intensive Nachbetreuungsmaßnahmen für Patienten mit Suizidversuch sind, wird aus den Ergebnissen von Katamnesestudien deutlich, die darauf hinweisen, daß bei einem beträchtlichen Teil der Patienten eine Chronifizierung der Problematik sowie eine Chronifizierung suizidaler Tendenzen erfolgt. Es sollte deshalb bei allen Patienten, bei denen der Suizidversuch nicht lediglich als abnorme Erlebnisreaktion aufzufassen ist, eine ausreichende Nachbetreuung durchgeführt werden.

Literatur

Böcker F (1973) Suizide und Suizidversuche in der Großstadt, dargestellt am Beispiel Köln. Thieme, Stuttgart

Bothge C, Möller H-J (in Vorbereitung) 3-Jahres-Katamnese an 150 Patienten mit Selbstmordversuch durch Tabletten.

Breucha HP, Möller H-J (in Vorbereitung) 3-Jahres-Katamnese an 100 von der „Arche" nachbetreuten Parasuizidenten.

Feuerlein W (1971) Selbstmordversuch oder parasuizidale Handlung. Nervenarzt 42:127–130

Graupe SR (1975) Ergebnisse und Probleme der quantitativen Erforschung traditioneller Psychotherapieverfahren. In: Strotzka H (Hrsg) Grundlagen, Verfahren, Indikationen. Urban & Schwarzenberg, München Berlin Wien, S 32–85

Häfner H (1979) Therapeutische Ansätze zur Verbesserung von „Compliance". Nervenarzt 50:109–114

Heinrich M (1974) Sozialpsychiatrie und Suizidprophylaxe in der BRD. In: Speyer N (Hrsg) Proceedings 7th International Congress on Suicide Prevention. Elsevier, Amsterdam, S 605–609

Henseler H (1974) Narzißtische Krisen. Zur Psychodynamik des Selbstmords. Rowohlt, Reinbek

Kockott G, Heyse H, Feuerlein W (1970) Der Selbstmordversuch durch Intoxikation. Fortschr Neurol Psychiatr 18:441–465

Kreitman N (Hrsg) (1977) Parasuicide. Wiley, London New York Syndney Toronto

Linden M (1979) Therapeutische Ansätze zur Verbesserung von „Compliance". Nervenarzt 50:109–114

Möller H-J (im Druck) Spontanselektion und gezielte Selektion bei der Inanspruchnahme von Psychotherapie. In: Möller H-J (Hrsg) Kritische Stichwörter zur Psychotherapie. Fink, München

Möller H-J, Geiger V (im Druck) Möglichkeiten zur „Compliance"-Verbesserung bei Parasuizidenten. In: Crisis. International Journal of Suicide- and Crisis-Studies.

Möller H-J, Werner V (1979) Betreuung suizidgefährdeter Patienten durch niedergelassene Ärzte. Münch Med Wochenschr 121:213–217

Möller H-J, Werner V, Feuerlein W (1978) Beschreibung von 150 Patienten mit Selbstmordversuch durch Tabletten – unter besonderer Berücksichtigung des Selbstmordverhaltens und der Inanspruchnahme von Beratungsmöglichkeiten für Suizidgefährdete. Arch Psychiatr Nervenkr 222:113–135

Motto JA, Greene C (1958) Suicide and the medical community. Arch Neurol 80:776–781

Pörksen N (1970) Über Krisenintervention. Z Psychother Med Psychol 20:85–95

Reimer F (1973) Die spezielle Suizidprophylaxe und die Psychiatrie. Das öff Gesundh-Wesen 35:240–241
Rüegsegger P (1963) Selbstmordversuche. Psychiatr Neurol Med Psychol (Leipz) 146:81–104
Sainsbury P (1975) Suicide and attempted suicide. In: Kisker KP, Meyer JE, Müller C, Strömgren E (Hrsg) Psychiatrie der Gegenwart, 2. Aufl Bd II. Springer, Berlin Heidelberg New York, S 559–606
Vail DJ (1959) Suicide and medical responsibility. Am J Psychiatry 115:1007–1010
Welz R (1978) Gesellschaftliche Einflußgrößen auf die Selbstmordhandlung. In: Pohlmeier H (Hrsg) Selbstmordverhütung. Anmaßung oder Verpflichtung? Keil, Bonn, S 51–79
Wolf R, Gräf T, Wedler HL (1979) Über die Änderung der Lebenssituation nach Suizidversuchen. Med Welt 30:1431–1435
Zerssen D v, unter Mitarbeit von Koeller DM (1976) Klinische Selbstbeurteilungsskalen (KSb-S) aus dem Münchner Psychiatrischen Informationssystem. Beltz, Weinheim

Ehepartnerverlust als Risikofaktor für den Selbstmord

J. Bojanovsky

Eine mögliche Strategie zur Vorbeugung von Selbstmorden orientiert sich auf die Erkenntnis und Milderung der Risikofaktoren für den Selbstmord und auf die Risikogruppen, bei denen diese Faktoren am häufigsten auftreten. Einen der wichtigsten Faktoren stellt der Ehepartnerverlust dar. Die Geschiedenen und Verwitweten weisen auch nach der Altersstandardisierung wesentlich höhere Selbstmordraten als die Verheirateten auf. Auf die Beziehung zwischen Selbstmordraten und Familienstand hat schon Bertillon (1879, zit. in Durkheim, 1973) aufmerksam gemacht und mit verschiedenen persönlichen Faktoren erklärt. Durkheim (1973) hat dann die Statistiken einer umfangreichen Analyse unterzogen. Aus dem Verhältnis der höheren Selbstmordraten der Verwitweten und Ledigen zu denen der Verheirateten hat er einen Erhaltungsquotienten für Verheiratete errechnet. Die Selbstmordrate der Verwitweten war ungefähr doppelt so hoch wie die der Verheirateten, sowohl bei Männern als auch bei Frauen. Am auffälligsten waren die erhöhten Selbstmordraten Verwitweter der jüngeren Altersgruppen. Die Selbstmordrate der Geschiedenen erwies sich als noch höher als die der Verwitweten und Ledigen. Durkheim konnte aber zeigen, daß bei einem höheren Anteil der Geschiedenen in der Bevölkerung auch die Selbstmordrate der Verheirateten steigt. Das bedeutet, daß die Scheidungshäufigkeit einen bestimmten Indikator des Zustands der Bevölkerung darstellt, der die Selbstmordhäufigkeit aller Menschen beeinflußt. Diesen Zustand der Gesellschaft hat er als Anomie bezeichnet. Darunter verstand er die Schwächung der gesellschaftlichen Zwänge, d. h. der herrschenden Werte und Normen, verbunden mit steigenden Ansprüchen der Menschen. Deshalb hat er auch die Selbstmorde, die durch Frustrationen aus Unsicherheiten und unerfüllten, hohen Ansprüchen motiviert sind, als anomisch bezeichnet.

Diese Ergebnisse wurden auch in anderen Staaten, die eine Statistik der Selbstmorde führen, weitgehend bestätigt (Dublin, 1963; Maris, 1969). Bei geschiedenen Männern liegt die Selbstmordrate nach der Altersstandardisierung 5- bis 7mal höher als die der verheirateten, bei geschiedenen Frauen ist sie nur 3- bis 4mal häufiger als bei verheirateten. Die geschiedenen Männer verüben 3- bis 7mal häufiger Selbstmord als die geschiedenen Frauen.

Bei Verwitweten steigt das Selbstmordrisiko nicht so stark an, jedoch sind Verwitwete viel zahlreicher als Geschiedene – die Verwitwung betrifft fast die Hälfte der Menschen. Die Selbstmordrate der verwitweten Männer liegt 2- bis 9mal höher als die der verheirateten derselben Altersgruppe. Diese 9mal höhere Rate der verwitweten Suizidenten ist im jungen Alter zu finden, in dem ein höheres Selbstmordrisiko als bei Geschiedenen besteht. Bei den verwitweten Frauen sind die

Selbstmordraten nur um die Hälfte bis 3mal erhöht im Vergleich zu denen der verheirateten.

Aus diesen Statistiken zeigt sich: 1. die erhöhte Selbstmordbereitschaft im jungen Alter bei Verwitweten, obwohl hier die Wiederverheiratungschancen viel größer sind. Das kann man damit erklären, daß hier der Tod des Ehepartners als außerordentlicher, oft unerwarteter Schicksalsschlag erlebt wird. Außerdem ist die Rolle der jungen Verwitweten in der Gesellschaft noch unklarer als die der älteren, und sie finden auch schwerer ähnlich Betroffene in ihrer Umgebung. 2. ist die Zahl der Selbstmorde bei verheirateten Männern im Verhältnis zu denen der verheirateten Frauen kleiner als das der geschiedenen und verwitweten Männer zu geschiedenen und verwitweten Frauen. Das kann man dem größeren Schutzeffekt der Ehe für die Männer zuschreiben. Dies erklärt Gove (1972) mit der ungünstigeren Rolle einer verheirateten Frau, z. B. im Haushalt, aber auch im Beruf.

Man muß jetzt berücksichtigen, inwieweit die Statistiken durch eine Selektion verzerrt werden. Die wichtigste Selektion entsteht durch die Wiederheirat, wobei es als wahrscheinlich angesehen werden kann, daß die „Schwächeren, Kränklicheren" häufiger verwitwetet und geschieden bleiben, und daß die, die nicht wieder heiraten, mehr Traumen im Leben erleiden. Es zeigt sich allerdings auch, daß die Wiederverheiratungsquote nicht ganz die unterschiedlichen Selbstmordraten erklären kann. Außerdem heiraten Witwer viel häufiger wieder als Witwen, und trotzdem ist die Selbstmordhäufigkeit der Witwer im Vergleich zum Geschlechtsunterschied unter den Verheirateten höher. Junge Verwitwete haben auch größere Wiederverheiratungschancen als ältere und trotzdem ist ihre Gefährdung relativ größer. Dasselbe kann man im Verhältnis der Geschiedenen zu den Verwitweten beobachten. Ähnlich zeigen auch die Analysen der Zeit des Selbstmords, nämlich die Anhäufung in der 1. Zeit nach dem Partnerverlust, daß diese Selektion sich nicht so eindeutig auswirkt. Auf der anderen Seite werden in den meisten Statistiken die Getrennten unter den Verheirateten geführt, obwohl nach der Trennung eine noch höhere Selbstmordhäufigkeit auftritt als nach der Scheidung, was die Rate der Verheirateten wieder verschlechtert.

Die Statistiken sagen auch wenig darüber aus, ob sich der Ehepartnerverlust eher als ein „life event", ein vorübergehendes Trauma oder eine belastende soziale Rolle der Geschiedenen und Verwitweten in der Gesellschaft auswirkt. Da diese Frage auch aus praktischen Erwägungen zur Abschätzung wichtig ist, wann das Risiko am größten ist oder wann eventuelle präventive Maßnahmen einsetzen sollten, haben wir die Risikozeit für beide Gruppen näher untersucht. Dabei haben wir die Zeit zwischen dem Selbstmord und der Scheidung bzw. Verwitwung festgestellt und sie mit der Zeit zwischen der Scheidung bzw. Verwitwung und dem Tod aus anderen Ursachen bei einer Kontrollgruppe verglichen (Bojanovsky, 1977, 1979, 1980). Es sind ähnliche Ergebnisse sowohl bei den Geschiedenen als auch bei den Verwitweten – obwohl beide Gruppen psychosozial manche Unterschiede aufweisen – im Vergleich der Suizidenten mit den an anderen Ursachen Verstorbenen herausgekommen (Tabelle 1 u. 2).

Selbstmord wird also häufiger nach Ehepartnerverlust verübt, und zwar bei Männern bis zum 5. bzw. 2. Jahr, bei den Frauen bis zum 10. Jahr. Der Unterschied zwischen der Gruppe der Suizidenten und der an anderen Ursachen Ver-

Tabelle 1. Zeit zwischen der Verwitwung und dem Tod bei Suizidenten (SM) und Verstorbenen an anderen Todesursachen (andere)

		n	$-\frac{1}{2}$ Jahr	$\frac{1}{2}$–1 Jahr	1–2 Jahre	2–5 Jahre	5–10 Jahre	10–20 Jahre	mehr als 20 Jahre	Σ
♂	SM	58	29,3%	5,2%	13,8%	13,8%	12,0%	19,0%	6,9%	100%
	Andere	110	7,3%	4,5%	7,3%	20,0%	30,0%	22,7%	8,2%	100%
♀	SM	91	9,9%	5,5%	10,9%	13,2%	22,0%	13,2%	25,3%	100%
	Andere	210	2,4%	2,4%	3,3%	9,5%	18,1%	31,9%	32,4%	100%

Tabelle 2. Zeit zwischen der Scheidung und dem Tod bei Suizidenten (SM) und Verstorbenen an anderen Todesursachen (andere)

		n	$-\frac{1}{2}$ Jahr	$\frac{1}{2}$–1 Jahr	1–2 Jahre	2–5 Jahre	5–10 Jahre	10–20 Jahre	mehr als 20J.	Σ
♂	SM	66	25,6%	7,6%	14,7%	28,8%	6,0%	10,6%	7,6%	100%
	Andere	87	1,1%	3,4%	5,7%	12,6%	24,1%	20,7%	32,2%	100%
♀	SM	42	2,4%	2,4%	16,7%	23,8%	19,0%	14,3%	21,4%	100%
	Andere	93	1,1%	1,1%	1,1%	5,3%	9,6%	20,4%	61,0%	100%

storbener – berechnet nach der 2 × 2 Matrix (bis zum 5. und nach dem 5. Jahr nach dem Verlust) – bei Geschiedenen wie bei Verwitweten sowohl bei den Männern als auch bei den Frauen ist signifikant (alle P sind < 0,01). Eindeutige statistisch bedeutsame Unterschiede zeigten sich bei beiden Gruppen zwischen Männern und Frauen. Männer verüben häufiger nach einer kürzeren Zeitspanne Selbstmord, Frauen entschließen sich dazu eher nach einer längeren Frist. Am auffälligsten ist die Häufigkeit der Selbstmorde bei geschiedenen und verwitweten Männern im 1. halben Jahr nach dem Partnerverlust – in dieser Zeitspanne werden zwischen 25% und 30% der Suizide durchgeführt. Den Einfluß des Alters auf diese Ergebnisse konnten wir ausschließen. Im Vergleich beider Gruppen deutet sich an, daß nach der Verwitwung auch Todesfälle durch andere Ursachen im 1. halben Jahr – wieder mehr bei Männern – etwas häufiger sind, was Parkes et al. (1969) dazu veranlaßt hat, über das „gebrochene Herz" der Verwitweten zu sprechen. Daneben verüben die verwitweten Frauen in dieser kurzen Zeitspanne auch häufiger Selbstmord als geschiedene Frauen. Bei den Verwitweten konnten wir unsere Ergebnisse mit einer anderen Arbeit aus Massachusetts vergleichen. Auch dort zeigte sich eine Häufung der Selbstmorde in den ersten Jahren nach der Verwitwung, wobei die Männer das Maximum im ersten Jahr erreichten (die Aufteilung auf das erste halbe Jahr wurde nicht durchgeführt), während dies bei den Frauen erst im zweiten Jahr der Fall war (McMahon u. Pugh, 1965).

Die geschlechtlichen Unterschiede deuten darauf hin, daß bei den Männern der Partnerverlust eher ein „life event", bei den Frauen dagegen mehr eine neue soziale Rolle bedeutet. Es ist auch möglich, daß die Männer nach dem Verlust ihrer Frauen den täglichen Belastungen zunächst ratlos gegenüber stehen, dies aber später in Beruf und partnerschaftlichen Beziehungen kompensieren können. Einen bestimmten Einfluß könnte auch die größere Aggressivität der Männer als Reaktion auf die akuten Frustrationen spielen.

Auch diese Statistiken sagen wenig darüber aus, wer nach dem Partnerverlust mehr vom Selbstmord bedroht ist. Bei einer Analyse der Polizeiakten geschiedener und verwitweter Suizidenten deutete sich an, daß bald nach dem Verlust besonders labil veranlagte Menschen, die alkoholabhängig sind und bereits früher straffällig wurden (wenn auch wegen Banalitäten), gefährdet sind. Daneben spielte eine formale Isolation eine kleinere Rolle – relativ selten lebten die Suizidenten allein. Es zeichneten sich 2 Gruppen ab, die gefährdet sind: In erster Linie junge, meist geschiedene Männer mit der bereits erwähnten Instabilität, und als 2. Gruppe v. a. verwitwete Frauen, die den Selbstmord erst nach längerer Zeit unter objektiv schweren Bedingungen – körperliche Krankheiten mit chronischen Schmerzen, Schlaflosigkeit, drohende Isolation u. ä. – verübt haben (Bojanovsky, 1979).

Ein paar Worte noch zur Prävention der Selbstmorde bei Verwitweten und Geschiedenen: Man kann die Prävention mehr individuell vornehmen, indem man sich direkt um die bedrohten Personen kümmert, oder eher sozial, auf die allgemeinen Bedingungen gerichtet, die zu dem Selbstmord führen. Außerdem kann man in der Prävention zwischen einer unspezifischen und einer spezifischen unterscheiden, wobei die unspezifische vorwiegend die Lebenskrisen vermeiden oder meistern helfen soll, während die spezifische verhindern sollte, daß Menschen in einer Krise den Selbstmord als Lösung wählen. Zu der sozialen unspezifischen Prävention gehört die Wirkung gegen die Anomie, gegen die soziokulturelle Desintegration, v. a. durch eine bessere Sozialisationsarbeit, die allerdings vorwiegend von Eltern, Lehrern, den Verantwortlichen der Massenmedien und Künstlern abhängt. Die soziale Prävention kann auch von Juristen getragen werden, die in Kontakt stehen mit sich in Scheidung befindenden Personen. Die Art der Durchführung der Scheidung kann eine bedeutende Wirkung haben. Das neue Scheidungsgesetz scheint bestimmte Vorteile durch weniger traumatisierende Einflüsse mit sich zu bringen. Die Gesetzesänderung bietet ein „natürliches Experiment", bei dem man die Wirkung des Scheidungsprozesses auf die psychische Morbidität genauer untersuchen könnte. Auf der anderen Seite bedürfen solche sozialen Eingriffe wesentlich mehr einer wissenschaftlichen Kontrolle, auch unter Berücksichtigung der gesundheitlichen Folgen. Leider werden solche Untersuchungen finanziell nur unzureichend unterstützt. Die Vermeidung der Berichte über die Selbstmorde mit potentieller suggestiver Wirkung in den Kommunikationsmedien gehört zu den sozialen spezifischen Maßnahmen.

Zu der mehr individuellen unspezifischen Prävention kann man verschiedene Eheberatungseinrichtungen, die sich an einigen Stellen der Bundesrepublik intensiv mit der Konfliktsituation der Betroffenen beschäftigen, zählen. Als eine eher spezifische Prävention gilt die psychotherapeutische Arbeit, insbesondere die Gruppenarbeit mit depressiven Geschiedenen und Verwitweten, die z. T. als

Selbsthilfegruppen mit einer Supervision funktionieren können. Um die Personen zu erfassen, die nicht spontan Hilfe suchen, bemühen wir uns um bestimmte Methoden für ein „Screening", die auch von Anwälten und Richtern benutzt werden könnten, und die die gefährdeten Personen identifizieren würden. Da aber Verwitwete und Geschiedene nach dem Partnerverlust häufig einen Arzt aufsuchen, geht es auch darum, daß hier das Erkennen einer Depression und der Selbstmordgefährdung intensiviert wird. Die Ärzte sollten sich noch mehr mit der Problematik der betroffenen Personen, mit ihren schweren Verlustreaktionen, Ängsten, Frustrationen, mit ihrer Aggressivität beim Kampf um eine neue Integrität und befriedigende soziale Rolle bekannt machen. Das spezielle Problem ist dabei auch die notwendige medikamentöse Behandlung, z. B. bei chronischer Schlaflosigkeit oder chronischen Schmerzen, die aber die Gefahr der Problematikvertiefung und des Mißbrauchs mit sich bringt.

Literatur

Bojanovsky J (1977) Suizidalität bei Geschiedenen und Verwitweten. Fortschr Med 93:714–717
Bojanovsky J (1979) Wann droht der Selbstmord bei Geschiedenen? Schweiz Arch Neurol Neurochir Psychiatr 125:73–78
Bojanovsky J (1980) Wann droht der Selbstmord bei Verwitweten? Schweiz Arch Neurol Neurochir Psychiatr 127:99–103
Dublin LJ (1963) Suicide. Ronald, New York
Durkheim E (1973) Der Selbstmord. Luchterhand, Neuwied Berlin
Gove WR (1972) Sex, marital status and suicide. J Health Soc Behav 13:204–213
McMahon B, Pugh TF (1965) Suicide in the widowed. Am J Epidemiol 81:23–31
Maris RW (1969) Social forces in urban suicide. Dorsay, Homewood
Parkes CM, Benjamin B, Fitzgerald RG (1969) Broken heart: A statistical study of increased mortality among widowers. Br Med J I:740–743

Zur Problematik von Suizidversuchen bei Kindern und Jugendlichen

K.-U. Nöhring

Die Wirkungen und Reaktionen eines Suizidenten auf seine Umwelt sind sehr unterschiedlich; sie reichen von Tolerierung des Suizids oder Suizidversuchs bis zu Ablehnung oder sogar Verurteilung. Die Reaktionen der Erwachsenen auf solche Versuche durch Kinder und Jugendliche sind besonders heftig, weil man erwartet, daß Kinder und Jugendliche Unlustzustände schnell verarbeiten oder vergessen. Es besteht auch häufig die Meinung, daß mißliche Familienverhältnisse von den Kindern nicht bemerkt oder nicht problematisiert werden. – Ein Jugendlicher darf zwar pubertätsbedingt stimmungslabil sein, es werden aber doch aktive Betätigungen für seine Lebensbewältigung erwartet: Er soll seine Berufswahl treffen, seine Lehre, seine Schulausbildung, sein Studium bewältigen, und er soll Schicksalsschläge nicht so tragisch nehmen. In der Regel reagieren Eltern und Angehörige auf einen Suizidversuch zunächst völlig verständnislos.

Im folgenden sollen einige Hintergründe und Motive aufgezeigt werden, die zu Suizidversuchen führen können. Eine anschauliche Schilderung findet sich in dem klassischen Jugendroman Mark Twains (1949), in seinem „Tom Sawyer". Tom, ein Knabe in der Präpubertät, begeht zwar keinen Suizidversuch, in seinen Phantasien spiegeln sich jedoch viele Probleme, wie sie bei suizidalen Kindern und Jugendlichen anzutreffen sind.

Tom wächst gemeinsam mit seinem Bruder Sid bei seiner Tante Polly auf. Diese Tante Polly – eine rechtschaffene, energische, ordentliche Frau – macht einen etwas zwiespältigen Eindruck, wenn man ihre Beziehungen zu den beiden Neffen betrachtet. Beiden ist sie zugetan, um beide bemüht sie sich nach besten Kräften. Sie selbst ist über jeden Zweifel erhaben und gibt sich äußerst tugendhaft. Sie findet ihre moralischen Wertvorstellungen bestätigt in dem Verhalten des Musterknaben Sid: Er lebt nach ihren Normen. Tom verkörpert ihre negative Seite, die sie bei sich nicht zulassen kann. Tom ist der Sündenbock der Familie. Er buhlt wie der Bruder um Zuwendung von der Tante; er ist um so eifersüchtiger auf diesen, als er nur negative Zuwendung von der Tante erfährt. So läßt er keine Gelegenheit verstreichen, dem Bruder aufzulauern und ihm eins „auszuwischen".

In dem hier zitierten Kapitel bekommt Tom im Beisein Sids von der Tante „eins auf die Pfoten, als er vor ihrer Nase ganz ungeniert versucht, Zucker zu grapsen." Er beklagt sich, daß „Sid nie Haue kriegt, wenn er sich selber etwas nimmt", worauf die Tante erwidert, daß „Sid es auch lange nicht so wie er treibe". Als die Tante in die Küche geht, greift der „Musterknabe" im sicheren Gefühl seiner Unbestrafbarkeit nach der Zuckerdose, die darauf zu Boden fällt, was

Tom in triumphierende Erwartung versetzt. „Er konnte sich nichts Schöneres vorstellen, als zu sehen, wie der geliebte Musterknabe auch mal was abkriegte." Aber die Rollenverteilung in dieser Familie ist schon so gefestigt, daß es für die Tante gar keinen Zweifel gibt über den Urheber dieser Missetat und Tom eine Tracht Prügel bekommt.

> „Halt! Laß doch los! Warum haust Du mich denn? Sid hat's doch getan!" Tante Pollys erhobene Faust sank noch einmal mechanisch klatschend auf sein Rückenende, dann hielt sie inne, erstaunt, verwirrt, während Tom in der Erwartung, daß jetzt ein selbstanklagender tröstender Mitleidsausbruch erfolgen müsse, vorwurfsvoll zu ihr emporstarrte. Aber als sie endlich wieder zu Atem kam, war alles, was sie sagte: Schadet nichts, wenn Du auch mal einen Schlag zu viel kriegst. Bist dafür schon manchmal leer ausgegangen, wenn Du was Ordentliches verdient hättest. Aber sie fühlte doch Gewissensbisse und hätte ihm gern etwas Liebes und Freundliches gesagt. Sie fürchtete jedoch, es könnte als Zugeständnis ihres Unrechts aufgefaßt werden, und so etwas verbot die Disziplin. So schwieg sie und ging bekümmerten Herzens ihrer Arbeit nach. Tom aber zog sich in einen Winkel zurück und wühlte in seinem Schmerz ob der ungerechten Behandlung. Er wußte, daß die Tante in Gedanken vor ihm auf den Knien lag, und dieser Gedanke erfüllte ihn mit grimmiger Genugtuung. Er spürte, wie ihn hin und wieder ein liebevoller Blick aus tränenverschleierten Augen traf, aber er tat, als merke er es nicht. Er sah sich krank, sterbend auf seinem Bette; die Tante beugte sich händeringend über ihn und flehte um ein einziges Wort der Verzeihung. Er aber kehrte sein Gesicht der Wand zu ohne das Wort zu sprechen und starb. Oh, welche Reue sie dann hätte! – Und wieder sah er sich, wie man ihn vom Flusse nach Hause brachte, tot, mit triefenden Haaren, die armen Glieder starr und steif, und Friede in seinem wunden Herzen – Friede für immer. Wie würde sie sich dann über ihn werfen und unter Strömen von Tränen zu Gott flehen, er möchte ihr doch ihren Jungen wiedergeben, sie wollte ihm auch nie, nie wieder Unrecht tun. Er aber läge da – kalt, weiß und starr – ein armer Dulder, dessen Leiden nun ein Ende hatten. – So schwelgte er in den schauerlichsten Vorstellungen, bis er schließlich vor lauter Mitleid mit sich selbst kaum das Schluchzen unterdrücken konnte. Seine Augen standen voll Wasser und wenn er blinzelte, floß es über, lief vorn die Nase herunter und fiel an ihrer Spitze in einem Tröpfchen zu Boden. Und doch empfand er bei diesem Wühlen in seinem Elend eine solche Wollust, daß er sich in seinem Schmerz nicht stören lassen wollte durch irgendeinen Laut irdischer Lust oder brutaler Freude – denn er war viel zu heilig für eine Berührung mit der profanen Welt..."

In dieser Episode findet sich als Ausgangssituation der benachteiligte Knabe, der durch eine ungerechte Bestrafung zutiefst gekränkt wird und Zuflucht in Todesphantasien sucht. In diese Phantasien fließen aggressive Impulse gegenüber der Tante ein. Gegen diese übermächtige Frau kann er sich in der Realität nicht behaupten; er kann und darf ihr gegenüber seine Wut nicht zum Ausdruck bringen. Durch seine Phantasien vom Gestorbensein erlebt er nun Genugtuung für die erlittene Schmach und Kränkung. Die Tante wird bestraft, sie muß nun leiden, wenn er tot ist, sie würde um ihn trauern, wäre verzweifelt über seinen Tod.

Diese Geschichte verdeutlicht die kindliche Vorstellung vom Tod und den Umgang mit der Aggressivität. Sie zeigt v. a. die Bedeutung der Phantasietätigkeit zur Wiederaufrichtung und Regulation des Selbstwertgefühls nach einer narzißtischen Kränkung.

Um Suizidversuche bei Kindern zu verstehen, ist die kindliche Einstellung zum Tod zu berücksichtigen. Der Tod wird von Kindern nicht als etwas Endgültiges angesehen; diese Vorstellung prägt sich langsam und wird erst in der Pubertät erreicht. Deshalb erleben Kinder den Tod, z. B. den der Mutter, als ein Fortgehen und Verlassenwerden (Hendin, 1964). Sie reagieren darauf mit Enttäuschung und machen der Mutter heftige Vorwürfe, sie im Stich gelassen zu haben. – Kinder fragen nach dem Tod der Mutter, wann sie denn nun wiederkomme. In ihren Phantasien über den Tod herrscht dann häufig der Wunsch nach Wiedervereinigung mit dem geliebten Menschen vor.

Ein 6jähriger Knabe will aus dem Fenster springen. Er gibt an, er wolle zum Großvater. Dieser ist vor wenigen Wochen verstorben. In den folgenden Tagen irrt der Knabe nach dem Kindergartenbesuch stundenlang durch die Straßen. In beiden Handlungen drückt sich lediglich der Wunsch aus, den geliebten Großvater wiederzufinden. Von Suizid als einer entschlossenen Abkehr vom Leben kann hier nicht gesprochen werden, vielmehr muß hier die altersgemäße Unfähigkeit gesehen werden, den Verlust einer Bezugsperson durch den Tod akzeptieren zu können.

Henseler (1974) wies darauf hin, daß der zur Selbstmordhandlung neigende Mensch eine in seinem Selbstwertgefühl stark verunsicherte Persönlichkeit ist. Beim Jugendlichen ist zu berücksichtigen, daß er ohnehin in besonderem Maße in seinem Selbstwertgefühl äußerst störanfällig und irritierbar ist. Das ist auf die spezifischen Aufgaben zurückzuführen, die sich dem Jugendlichen in dieser Lebensphase stellen. Er soll sich von seinen primären Bezugspersonen lösen und schließlich neue Partnerbeziehungen finden. Hiermit ist weniger eine äußere Trennung, sondern ein innerseelischer Vorgang gemeint. Dabei kommt es immer zu einer stärkeren Betonung des Narzißmus, wobei die Psychoanalyse hierunter die verschiedenen Zustände des Selbstwertgefühls, der affektiven Einstellung des Menschen zu sich selbst versteht. Äußerlich ist dies die Phase, in der der Jugendliche zwischen Hochgefühl und Niedergeschlagenheit schwebt, sich mit der Frage „wer bin ich?" auseinandersetzt. Er neigt zu einer erhöhten Selbstwahrnehmung auf Kosten der Realitätsprüfung, zu extremer Empfindlichkeit und Selbstbezogenheit, ganz allgemein zu Egozentrik und Selbstvergrößerung (Blos, 1962).

Schon der bis zur Pubertät psychisch gesund entwickelte Jugendliche ist leicht kränkbar und kann in bedrohende Krisen geraten. Besonders auffällig sind jedoch jene Jugendlichen, bei denen es bereits in früher Kindheit zu einer Störung in der Entwicklung des Selbstwertgefühls gekommen ist. Die Gründe können vielfältiges emotionales Versagen der Umwelt in der 1. Kindheitsperiode sein. Verfügt der Jugendliche über keine Kompensationsmöglichkeiten wie sie z. B. Hobbies und andere Interessen darstellen können, wird leicht eine narzißtische Krise heraufbeschworen, die zu Kurzschlußreaktionen führen kann.

Ein 15jähriger Jugendlicher kommt nach einem Suizidversuch mit Schlaftabletten in die Sprechstunde. Der Umzug eines Freundes ist auslösend für diesen Versuch. Die Freundschaft besteht seit mehreren Jahren. In den letzten Monaten lockert sich die Beziehung von Seiten des Freundes, während der Patient unvermindert an der Bindung festhält. Der Freund möchte sich zurückziehen, wendet sich Mädchen zu, er erlebt diese Beziehung offensichtlich als zu eng und einengend. Vom Patienten wird dies nicht wahrgenommen. Der Freund wechselt den Wohnort, was bei dem Patienten eine schwere Krise auslöst. Er spricht viel vom Suizid, das Leben habe keinen Sinn mehr, wenn der Freund fortgehe. Er unternimmt einen Suizidversuch mit Tabletten, spricht in der Folgezeit weiter vom Suizid, wird zunehmend depressiv, je näher der Zeitpunkt der Trennung rückt.

Zum Arzt stellt sich im Erstgespräch kein emotionaler Kontakt her. Der Patient läßt sich willig zu einer Klinikeinweisung bewegen. An den Klinikaufenthalt schließt sich eine ambulante Betreuung an.

Zur familiären Situation: Der Patient ist als Einzelkind in geordneten familiären Verhältnissen aufgewachsen. Die frühkindliche Entwicklung war belastet durch längerfristige Erkrankung der Mutter, wodurch der Patient in den beiden ersten Lebensjahren durch wechselnde Bezugspersonen betreut werden mußte. Bis zu seinem 10. Lebensjahr hängt er stark an der Mutter und reagiert auffallend ängstlich auf jede Art von Trennung von ihr. Er ist hochgewachsen, das äußere Erscheinungsbild gepflegt, betont modisch: im maßgeschneiderten Dunkelblauen, seidenes Halstuch, Handschuhe, die affektiert abgezogen werden. Er spricht geziert von oben herab. In einem Atemzug idealisiert und entwertet er. Er äußert sich abschätzig über die Schule, um im nächsten Satz unverhohlen Stolz darüber erkennen zu lassen, dieses altehrwürdige Institut besuchen zu können. Er ergeht sich breit über die Blütezeit seiner Schule in früheren Jahren; über seine schlechten Schulleistungen spricht er nicht. Er spiele gern Klavier, am liebsten improvisiere er, selbstverständlich nur in Moll, zu üben müsse er ablehnen. Diese Darstellung eigener Grandiosität findet vor allem Niederschlag in verschiedenen selbstverfaßten Gedichten und Geschichten, die einen aufgebauschten Eindruck hinterlassen. Neben diesen Größenphantasien steht die enorme Verkennung der Realität; Kontaktstörung, Einzelgängertum, Schulschwierigkeiten werden verleugnet. Die Beziehung zum Freund ist eine narzißtische Beziehung, geprägt durch Anklammern und Wünsche nach Verschmelzen, ohne Berücksichtigung der Bedürfnisse seines Freundes. Die Vorstellung, diesen Freund mit seinen Suizidäußerungen auch nur im entferntesten unter Druck zu setzen, liegt ihm fern. Nach dem Fortgang des Freundes hält er die Beziehung weiterhin aufrecht, ohne dessen Rückzug zu registrieren.

Im Lauf der Behandlung wird ein Teil dieser Ansprüche auf den Therapeuten übertragen; er überschüttet diesen mit seinen Größenphantasien, idealisiert und entwertet ihn. In dem Maß, wie dies akzeptiert wird, stabilisiert er sich; so bessern sich z. B. die Schulleistungen. Es wird versucht, die Enttäuschung über den Freund mit ihm zu bearbeiten. Es kommt zu einer neuen Krise, als der Freund zu Besuch in die Stadt kommt, ohne mit ihm Kontakt aufzunehmen. Er klettert in schwindelnder Höhe auf einem Sims herum und wird von einem Passanten heruntergeholt. Er genießt die dadurch entstehende Extrastunde bei seinem Therapeuten. Er gibt an, er wolle tot sein, weil er dann endlich seine Ruhe habe. Er malt sich seine Beerdigung grandios friedlich aus, ganze Heerscharen würden an seinem Grabe stehen, auch sein Therapeut. Als dieser ihm entgegnet, daß er mit ihm reden wolle und dies mit einem Toten nicht könne, er auch nicht auf seine Beerdigung gehen wolle, bricht der Jugendliche wutschnaubend mit den Worten: „Und so etwas will Psychiater sein!" die Stunde ab, um am nächsten Tag pünktlich und ruhig wiederzukommen.

Bei der Beurteilung der Psychodynamik der Suizidhandlung ergibt sich bei dem genannten Patienten in Anlehnung an Henseler (1974) folgendes: Der Jugendliche hat ein äußerst schwaches Selbstwertgefühl, das er durch ein grandioses Gehabe zu überspielen sucht. Zur Stabilisierung geht er narzißtische Beziehungen ein; er gebraucht diese Personen, kann sie beliebig austauschen. Auf sich allein gestellt, fühlt er sich bedroht und verlassen. Die Realität kann er nicht anerkennen, sie würde ihn in diesem Selbstwertgefühl zu stark belasten. Im Zustand der akuten Bedrohung sucht er Zuflucht in Phantasien vom Rückzug in einen harmonischen Primärzustand und will diese Phantasien schließlich in Handlungen umsetzen, um sein Selbstwertgefühl zu schützen und vor dem Zusammenbruch zu bewahren.

Bei der therapeutischen Betreuung Jugendlicher mit diesen Problemen steht man vor enormen Schwierigkeiten. Es ist wichtig, Größenphantasien, Realitätsverkennung, Idealisierung und Entwertung entgegenzunehmen und zunächst als gegeben zu akzeptieren. Man kommt andererseits nicht um die Notwendigkeit herum, möglichst frühzeitig Enttäuschungen anzusprechen und zu bearbeiten. Tut man dies nicht, bauscht sich das System Idealisierung mit entsprechend hohen Erwartungen gegenüber dem Therapeuten weiter auf und die unvermeidliche Enttäuschung wird um so größer.

Ein besonderes Problem bei Jugendlichen besteht in dem Umstand, daß schon die Tatsache, zu einem Erwachsenen und einem Psychiater zu gehen, als eine Kränkung erlebt wird. Es empfiehlt sich, dieses Problem möglichst in den ersten Stunden anzusprechen.

Längere Behandlungen werden oft als Bedrohung für die Autonomiebestrebungen erlebt; die Jugendlichen wollen dann die Behandlung abbrechen. Hier steht man vor dem Dilemma, dem Jugendlichen nichts recht machen zu können. Beharrt man auf weiteren Stunden, wird dies als Infantilisierung und damit Kränkung aufgefaßt, gibt man dem Wunsch voreilig nach, wird es als Interesselosigkeit und mangelnde Wertschätzung seitens des Therapeuten und damit ebenfalls als Kränkung erlebt. Beides stört den therapeutischen Prozeß und kann sich nachteilig auf die Entwicklung auswirken. In solchen Situationen ist es wichtig, die genaueren Hintergründe für den Wunsch aufzuhören, zu ergründen und mit dem Patienten durchzuarbeiten. Man sollte sich in seinem Vorgehen dabei v. a. an den Autonomiebestrebungen orientieren und sie anerkennen. Bricht der Patient dann die Behandlung ab, wird ihm eine spätere Wiederaufnahme der Therapie ermöglicht. Wird das nicht berücksichtigt und versucht man, den Patienten zum weiteren Kommen zu überreden, schlägt die bis dahin positive Beziehung in eine negative um; der Patient bricht die Behandlung gekränkt ab und eine Wiederaufnahme des Kontaktes zu einem späteren Zeitpunkt ist nicht mehr möglich.

Literatur

Blos P (1962) Adoleszenz. Eine psychoanalytische Interpretation. Klett, Stuttgart
Hendin H (1964) Suicide and Scandinavia. Grune & Stratton, New York
Henseler H (1974) Narzißtische Krisen/Zur Psychodynamik des Selbstmords. Rowohlt, Reinbek
Twain M (1949) Tom Sawyers Abenteuer. Ensslin u. Laiblin, Reutlingen

Zur Alterssuizidalität. Literaturergebnisse und psychotherapeutische Behandlungsansätze

H. Radebold und G. Schlesinger

Vorbemerkung

Bei der herangezogenen Literatur handelt es sich fast ausschließlich um gerontologische und gerontopsychiatrische Publikationen unter Berücksichtigung von Vergleichsuntersuchungen von jüngeren mit älteren Patienten. Bewußt wurde darauf verzichtet, Untersuchungsbefunde, theoretische Konzepte und Behandlungsempfehlungen für Patienten im jüngeren und mittleren Lebensalter auf das höhere und hohe Lebensalter zu übertragen, da die bisherigen Forschungsergebnisse aus dem Altersbereich diese Fortschreibung als nicht gerechtfertigt erscheinen lassen.

Als charakteristisch für das wissenschaftliche Bemühen um den Bereich Suizidalität, Suizidversuch und Selbstmord im Alter kann die Art angesehen werden, in welcher das *Journal of Geriatric Psychiatry,* das sich im Spektrum der wissenschaftlichen Publikationen zum Altersbereich am intensivsten psychotherapeutischen Fragestellungen widmet, diese Thematik bisher behandelt hat.

1973 stellte Lettieri eine empirische Untersuchung zur Erfassung des Suizidrisikos mit Hilfe eines Fragebogens vor. Die dabei geführte heftige und polemische Diskussion setzte sich kritisch mit der Problematik und dem Nutzwert derartiger Untersuchungen, ebenso wie mit der analytisch-statistischen Betrachtungsweise auseinander. Haggerty (1973) stellte anschließend die Betreuung eines 70jährigen Mannes (mit einem 3. Suizidversuch) durch einen psychiatrisch weitergebildeten Sozialarbeiter vor, der sich erfolgreich um die Integration in eine neue Bezugsgruppe unter Bearbeitung familiärer Konflikte bemühte. Auch hierbei wurde deutlich, in welch geringem Umfang Kenntnisse und Erfahrungen über die so häufig geforderte psychotherapeutische Hilfestellung für diese Patientengruppe vorhanden sind.

Dementsprechend befassen sich die meisten Publikationen mit der Untersuchung, Beschreibung und statistischen Analyse erfolgter Suizidversuche und Suizide im Alter und kaum mit therapeutischen Ansätzen. Der psychotherapeutisch Tätige behandelt in Übereinstimmung mit der von vielen Psychotherapeuten gesetzten Altersbegrenzung einer psychoanalytischen Behandlungsmöglichkeit bis zum 50. Lebensjahr kaum Patienten im höheren und hohen Lebensalter und kann sich über diesen Bereich weder in der Literatur noch aus Fortbildungsveranstaltungen ausreichend informieren (Radebold, 1979a, b, 1980). Außerdem begegnet er – wenn überhaupt – eher älteren und alten Patienten mit suizidalen Neigungen, sehr viel seltener Patienten nach einem durchgeführten Suizidversuch.

Ebenso scheinen Beratungsstellen, psychotherapeutische Polikliniken und diesbezügliche stationäre Einrichtungen diese Patienten kaum zur Behandlung anzunehmen. Ebenso groß erscheinen die Schwellenangst der älteren und alten Patienten und die Überweisungsvorbehalte der erstbehandelnden Ärzte.

Miller (1977) stellte später die psychologische Rekonstruktion eines Alterssuizids vor.

Bisherige Untersuchungen

Suizidneigung, Suizidversuch und durchgeführter Suizid

Wie allgemein bekannt, weisen die zur Verfügung stehenden statistischen Angaben darauf hin, daß die Häufigkeit von durchgeführten Suiziden mit zunehmendem Alter ansteigt mit deutlichen geschlechtsspezifischen Unterschieden und Verschiebung in der Wahl der Mittel (s. S. 156). Tews (1979) diskutiert umfassend, ob diese zur Verfügung stehenden statistischen Angaben wirklich das ganze Ausmaß der Suizide und insbesondere der Suizidversuche erfassen können und ob die Dunkelziffer nicht noch höher anzusetzen ist. Gründe dafür seien in der eher akzeptierenden Einstellung Jüngerer, in Vertuschungstendenzen der Familienangehörigen, im Nichterkennen von einen langen Zeitraum umfassenden, verschleierten oder vorbewußt oder unbewußt ablaufenden Suizidversuchen zu sehen. Weitere Schwierigkeiten in der Forschung bestehen in der Zuordnung zu psychiatrischen Krankheitsbildern (s. S. 160 f.), bei der Untersuchung von Anlässen, Motiven und Ursachen (s. S. 157 ff.), da die sog. Residual- oder Rekonstruktionsmethode, d. h. die Befragung von Angehörigen, zurückgelassenen Tagebüchern und Aufzeichnungen gerade häufig bei Älteren nicht genügend Auskunft gibt. Kastenbaum u. Mishara (1971) definieren Selbstmord als die offensichtlichste Form selbstschädigenden Verhaltens. Ihrer Meinung nach liegt die wahre Inzidenzrate mindestens doppelt so hoch. Sie definieren daher alles Verhalten, das früher als medizinisch notwendig zum Tode führt, als lebensgefährdendes Verhalten und finden in ihrer beobachtenden Untersuchung aus 6 geriatrischen Stationen erschreckend häufig lebensgefährdende Verhaltensweisen bei den alten Patienten (z. B. Verletzungen durch Hinfallen oder beim achtlosen Rauchen, Ersticken durch zu rasches Essen, handgreifliche Streitigkeiten mit anderen). Auch Jeffers u. Verwoerdt (1969) beziehen ihre Untersuchung der „coping styles" bezüglich der Todesangst den Selbstmord und v. a. den nicht erfaßbaren, verdeckten oder „Slow" Selbstmord in Form von Depression, Essensverweigerung etc. mit ein. Für sie bedeutet diese Form im Gegensatz zur Verleugnung des Todes den Rückzug von der Angstquelle. Ebenso erhebt sich die Frage, ob nicht pathologische Regressionsformen (Radebold, 1979 a, b) wie die von Cath bereits 1965 geschilderte „Depletion" bei älteren Patienten, die sich wie ein „Nacheinander-Ausschalten von Lebensfunktionen" äußert, in die Reihe der unbewußten Selbstmordhandlungen einzuordnen ist. Häufig sind auch hier die Ärzte und Therapeuten ebenso ohnmächtig, den Tod zu verhindern, wie bei dem Selbstmord eines Älteren.

Weitere methodische Schwierigkeiten ergeben sich für die Forschung dadurch, daß zu fragen ist, ob die für das jüngere und mittlere Erwachsenenalter vorgenommene scharfe Trennung zwischen Suizidversuch und Suizid als ein qualitativ anderes Phänomen ebenso für den Altersbereich aufrecht zu erhalten ist (Wiendieck, 1970).

Für den psychotherapeutisch Tätigen scheint einerseits die Frage nach Anlässen, Motiven und Ursachen (s. S. 157 ff.) und andererseits nach der Suizidneigung von „normalen" Älteren wichtiger zu sein. Wiendieck (1972) fand bei einer, allerdings kleinen, Stichprobe unter älteren Menschen, daß von insgesamt 56 unauffälligen älteren Personen im Rahmen eines standardisierten Interviews 20% auf direkte Befragung hin Suizidgedanken zugaben. Beim Einsatz von projektiven Testverfahren wurde der Suizid bei höherer Lebenszufriedenheit eher als Lösungsmöglichkeit bei einer ausweglosen Situation der Testgeschichte akzeptiert als bei niedriger Lebenszufriedenheit. Dieses Ergebnis wird damit erklärt, daß diejenigen Älteren, die selbst häufig an Suizid denken, in den projektiven Testgeschichten diese Lösung abwehren müssen. Bungard (1977) untersucht ebenfalls die Suizidgedanken von 406 älteren Menschen im Zusammenhang mit verschiedenen Isolationsaspekten. 74,6% der Befragten zeigten keinerlei suizidale Tendenzen. Bei einer Minorität (5%) der Älteren ist eine relativ starke latente, verbal bekundete Suizidneigung zu registrieren. Nicht die objektive, quantitative Isolation (Häufigkeit der Sozialkontakte), sondern eher die subjektiv empfundene und erlebte Isolation, die mit der absoluten Kontakthäufigkeit nicht notwendigerweise zusammenhängt, steht in direkter Verbindung mit dem Suizidgedanken.

Unter Hinzuziehung der Angaben der Psychiatrie-Enquête (Bericht über die Lage der Psychiatrie in der Bundesrepublik Deutschland, 1975) über die Häufigkeit psychischer Alterskrankheiten mit Vorhandensein von psychischen Auffälligkeiten und Erkrankungen im weitesten Sinne bei 25–30% der über 65jährigen in der Bundesrepublik Deutschland ist anzunehmen, daß suizidale Gedanken zumindest zeitweilig häufig bei älteren und alten Menschen auftreten. Dabei müssen allerdings zur Beurteilung eines suizidalen Risikos zusätzliche Aspekte, insbesondere die biographische Entwicklung, frühere psychiatrische Krankheiten, die jetzige Lebenssituation und die potentiellen Zukunftsaussichten mit herangezogen werden.

Zur Häufigkeit und den Unterschieden gegenüber dem jüngeren und mittleren Erwachsenenalter

Übereinstimmend wird die Gruppe der älteren und alten Menschen als besonders suizidgefährdet angesehen. Nach den Angaben des Statistischen Bundesamts (Venzlaff 1980) verstarben in der BRD 1977 8838 männliche und 5088 weibliche, d.h. insgesamt fast 14 000 Menschen durch Selbsttötungshandlungen. Dies entspricht einer Selbsttötungsfrequenz von 19,4 auf 100 000 Einwohner. 57,5% aller Selbsttötungshandlungen wurden von Menschen über 45 Jahre begangen, wobei die Häufigkeit mit zunehmendem Alter noch ansteigt. Für die Altersgruppe der 45- bis 64jährigen konnte eine Suizidrate von 33,5 auf 100 000 und für die

Altersgruppe der über 65jährigen eine Rate von 37,5 auf 100000 errechnet werden. Die Zahl der Selbsttötungen, die ohnehin beim männlichen Geschlecht höher liegt, ist bei den über 65jährigen Männern doppelt so hoch wie bei den Frauen. Demgegenüber ist die Überrepräsentation im Alter beim weiblichen Geschlecht noch eindeutiger als beim männlichen, da 69% aller Selbsttötungen von Frauen jenseits des 55. Lebensjahrs begangen werden. Von 10 Frauen, die Suizid begehen, sind also 7 über 54 Jahre alt.

Trotz der prinzipiellen Kritik von Tews (1979) an statistischen Aussagen sollen noch einige weitere Ergebnisse erwähnt werden: Beckmann (1958) untersuchte den Rentnerstaat Florida und fand dort die Selbstmordrate der 65- bis 74jährigen um 30% höher als im nationalen Vergleich (bekannt ist, daß in Westberlin mit seiner überalterten Bevölkerung doppelt so viel Selbstmorde wie im übrigen Bundesgebiet geschehen). Sainsbury (1963) wertete Statistiken aus England, Wales und 23 Ländern der WHO aus und kam zu dem Ergebnis, daß zwar die Selbstmordrate für Männer i. allg. seit 1922 fast in allen Ländern abnimmt, dies jedoch für die älteren Männer nicht zutrifft. Die Selbstmordrate der Frau nimmt dagegen seit 1902 zu mit dem Höhepunkt im mittleren Lebensalter im Gegensatz zu dem Höhepunkt bei den Männern jenseits des 60. Lebensjahrs. Eine einzige Untersuchung stellt die Gruppe der 46-bis 65jährigen als am meisten suizidgefährdet dar: Pieper (1977) untersuchte in Tübingen 256 Selbstmorde in 9 Jahren mit dem Ergebnis, daß das Suizidrisiko in dieser Altersgruppe um 23% höher als bei den über 65jährigen liegt.

Besonders auffallend ist, so berichten die Autoren wiederum einstimmig, daß insbesondere die Selbstmorde im Alter gegenüber den Selbstmordversuchen sehr stark zunehmen. Nach Ringel (1969) sind über ⅘ der Selbstmorde über 70 Jahre tödlich. Nach Busse u. Pfeiffer (1969) geschehen Selbstmordversuche bei älteren Männern genauso häufig wie bei jüngeren, die Selbstmorde sind jedoch 5mal so häufig. Böcker (1975) weist darauf hin, daß bis zum 25. Lebensjahr auf einen Selbstmordversuch 0,05 Selbstmorde, hingegen bei den über 65jährigen auf einen Selbstmordversuch 2 geglückte Selbstmorde kommen. Damit zusammenhängend ist die Wahl anderer Mittel für den Selbstmord auffällig: Grüneberg (1977) fand bei Männern mehr „harte" Methoden (z. B. Erhängen, Erdrosseln, aus dem Fenster stürzen usw.), bei Frauen mehr „weiche" Methoden (Benutzung von Gas und Schlaftabletten). Hagenbuchner (1967) betont die Traditionalität der häufigsten Mittel bei über 65jährigen, wie die Einnahme von Schlafmitteln, das Erhängen, die Benutzung von Gas oder das Sich-Ertränken.

Auffallend wenig wird in den genannten Untersuchungen auf früher ausgeübte Berufe oder auf die soziale Schichtung hingewiesen. Hagenbuchner (1967) fand in seiner Untersuchung in einer ländlichen Umgebung (Tirol) besonders viele Bauern und Selbständige. Payne (1975) erwähnt, daß Selbstmordhandlungen in priviligierten Schichten häufiger vorkommen als in den unteren Schichten, daß sie jedoch v. a. bei Statusveränderungen eintreten. Dagegen steht die Aussage von Sainsbury (1963), der im internationalen Vergleich mehr Selbstmordhandlungen in unteren Schichten fand. Neben der auffallend großen Zahl von durchgeführten Selbstmorden und der anderen Mittelwahl bestehen noch andere Unterschiede zum Selbstmord im jüngeren und mittleren Lebensalter.

1. Die Gesellschaft unterstützt die Suizidalität der Alten, indem sie sie in eine nutzlose, unwichtige Rolle drängt sowie zunehmend isoliert. Hagenbuchner (1967) und Schadewaldt (1977) stellen als Unterschied v. a. die kulturanthropologische Tatsache heraus, daß es in vielen Kulturen früher üblich war, die Alten umzubringen oder daß diese es selbst für natürlich hielten, sich umzubringen, um die letzte Pflicht an ihrer Gemeinschaft – den anderen nicht zur Last zu fallen – zu erfüllen. Hagenbuchner (1967) meint, daß diese Vorstellung auch heute noch, verbunden mit der mystischen Vorstellung vom Tod als Ruhe und Geborgenheit, in vielen Fällen für den Suizid ausschlaggebend ist. Wiendieck (1973) weist darauf hin, daß im Alter die suizidhemmende Wirkung der sozialen Norm fehlt, der Selbstmord daher verständlich und akzeptabel erscheint, und daß außerdem nur eine geringe Hilfsbereitschaft der Umwelt zu erwarten ist.
2. Besonders die älteren Männer erleiden durch die „rollenlose" Phase einen Identitätsverlust, der nicht korrigierbar zu sein scheint (Lenzer, 1961; Ciompi, 1970).
3. Die Auseinandersetzung mit körperlicher Krankheit, Einschränkung und Altersveränderungen nimmt einen bedeutend größeren Anteil als in früheren Jahren ein, und die Hoffnungslosigkeit (Payne, 1975) ist sehr viel größer, Wutäußerungen gibt es jedoch seltener, d.h. der Wunsch zu sterben ist stärker als der Wunsch ermordet zu werden oder jemanden zu ermorden, und
4. können sich die Ehepartner der Selbstmordpatienten häufig aus Altersgründen nicht mehr auf deren Probleme umstellen, so daß Prophylaxe und Nachbehandlung deutlich erschwert sind (Grüneberg, 1977).

Motive, Anlässe und Ursachen

Zunächst muß an dieser Stelle noch einmal auf die banale Aussage verwiesen werden, daß es immer eine Reihe von miteinander verknüpften Ursachen ist, die den Selbstmord bedingen, und daß letztlich das angegebene Motiv nicht die eigentliche Ursache darstellen muß (Tews, 1979). Dennoch muß gefragt werden, ob es nicht für den Selbstmord im Alter bestimmte Einflüsse gibt, die, miteinander verbunden, den Altersselbstmord erklärbar oder zumindest erklärbarer machen. Auch hierbei erhebt sich sofort die Frage nach der generellen Unterscheidung zwischen dem Suizidversuch und dem Suizid, da dieser nur auf dem Wege der Rekonstruktion zugänglich ist.

Immer wieder genannte Ursachen sind chronisch unheilbare und sich häufende Krankheiten, eigene körperliche und geistige Veränderungen wie auch Isolation und Vereinsamung (Tews, 1979).

Frühere Untersuchungen, wie z.B. von Sainsbury (1955), beschäftigen sich mehr mit der Erfassung äußerer Faktoren. Sainsbury fand eine signifikante Korrelation von Alterssuizid und Einsamkeit, Störungen im menschlichen Kontakt und zu körperlichen Krankheiten. Hedri (1967) sieht aufgrund einer Analyse von Selbstmordfällen in Zürich zwischen 1961 und 1965 ein Überwiegen somatischer Einflüsse. Immerhin erwähnt er auch für 17,5% der Fälle die „soziale Isolation".

Neuere Untersuchungen zu Motivation und zu Ursachen stammen u.a. von

Hagenbuchner (1967), der in Tirol von 1946 bis 1964 65 Selbstmordversuche sowie 200 durchgeführte Selbstmorde mit Hilfe der Rekonstruktionsmethode untersucht. Als vorrangiges Motiv nennt er den Verlust der Geborgenheit, sowohl z. B. den Verlust der Geborgenheit in der eigenen Gesundheit als auch in einer Partnerschaft durch Verlust des Partners. Hinzugehörig dominiert das Gefühl der Hilf- und Nutzlosigkeit. Jedoch führen auch Gefühle der Gewißheit des Todes als Ruhe, als bessere Welt mit größerer Geborgenheit zunehmend im Alter zum Selbstmord. Streitigkeiten und sexuelle Konflikte treten in der Bedeutung gegenüber dem Selbstmord in früheren Jahren zurück. Allerdings werden gerade solche Konflikte im nachhinein verschleiert, so daß hierüber die Aussage schwer fällt. Böcker (1973 a, b) und Feuerlein (1977) sehen Partnerkonflikte bei den Motiven an 1.Stelle, gefolgt von Schwierigkeiten mit Kindern und Angehörigen. Dagegen nehmen nach den Untersuchungen von Kraas et al. (1971) familiäre Kontakte ab, die Bedeutung somatischer Krankheiten und insbesondere die hypochondrische Angst vor diesen Krankheiten (Hedri, 1967) zu. Lediglich Decke (1975) bezeichnet Scheidungskonflikte und sexuelle Probleme als eines der Hauptmotive zum Alterssuizid. Von allen Autoren wird die Einsamkeit als Hauptbelastung alter suizidaler Menschen angesehen; so ist z. B. 1 Jahr nach der Verwitwung die Selbstmordrate 2,5mal so hoch wie 4 Jahre danach (MacMahon u. Pugh, 1965).

Auch Bungard (1977) weist bei seiner Untersuchung der Suizidgedanken älterer Menschen darauf hin, daß diese v. a. als Reaktion auf versagte oder verlorengegangene Intimität der Sozialbeziehungen auftauchen, ungeachtet der objektiven Häufigkeit sozialer Kontakte. Er kritisiert in diesem Zusammenhang auch die sozialgerontologische Forschung bezüglich ihrer rein quantitativen Messung von Sozialkontakthäufigkeiten, die keine Aussagen über die subjektiv empfundenen Einsamkeitsgefühle und über die Freiwilligkeit des Rückzugs zulassen.

Damit gewinnen neben der Kumulation äußerer Ereignisse und Einflüsse ihre individuelle innerpsychische Besetzung und ihre Verarbeitung entscheidende Bedeutung. Neben dem subjektiven Erleben in der aktuellen Situation kommt der biographischen Entwicklung weitere Wichtigkeit zu. Alle Rekonstruktionsanalysen von Suizidversuchen und durchgeführten Suiziden weisen auf die Häufigkeit langjährig gestörter und schwieriger Entwicklung im Lebenszyklus hin, ebenso wie auf eine mehr oder weniger lang gestörte Beziehungsphase vor dem Suizidversuch.

Allerdings befassen sich nur wenige Autoren mit dem Einfluß der biographischen Entwicklung. Müller (1967) sieht einerseits einen Großteil der Suizide und Suizidversuche im Alter „als Flucht vor alterstypischen Konfliktsituationen" an und weist gleichzeitig darauf hin, daß sie „oft nicht einzeln aus dem aktuellen Konflikt und Notsituation heraus zu verstehen sind". So fanden Batchelor u. Napier (1953) bei 65% eine familiäre Belastung mit psychischen Störungen. Auch Gardener et al. (1964) stellten bei 22 von 180 Suizidfällen im Alter vorbestehende neurotische Fehlhaltungen und Persönlichkeitsstörungen fest. Payne (1975) weist auf das häufige Versagen der elterlichen Fürsorge hin und Feuerlein (1977) betont aufgrund einer Untersuchung, daß 50% der älteren Selbstmordpatienten aus „broken homes" kommen sowie 17% aus Familien mit Selbstmorden in der Familiengeschichte.

Schon Gruhle (1939), später auch Busse (1959) u. Müller (1967) vermuteten, daß der Suizid im Alter oft nur den Endpunkt einer vielleicht lebenslangen Gefährdungs- und Konfliktsituation darstellt, die durch die zusätzlichen Altersbelastungen schließlich zu einer radikalen „Lösung" führt.

Suizid im Alter ist daher nicht nur (wie häufig von Jüngeren vermutet) eine Art Bilanzziehung, d.h. eine Handlung aus relativ „rationaler" Einsicht, daß das Leben nichts mehr wert sei, sondern ebenso eine Affekthandlung mit komplexer Begründung in der Psychodynamik wie bei Jüngeren (Feuerlein, 1977). Stengel (1961) weist aufgrund von katamnestischen Untersuchungen nach, daß der Suizidversuch oft nicht nur selbstzerstörerischen, sondern auch an die Umgebung gerichteten Aggressions- und zugleich Appellcharakter hat. Müller (1967) betont, daß eine vorher gleichgültige oder gar feindselige Umwelt durch dieses „Agieren" drastisch auf eine schwere Spannungs- und Notsituation aufmerksam gemacht wird, Schuldgefühl und Hilfsbereitschaft werden geweckt, und sehr häufig gerät eine vorher unerträgliche, aber scheinbar unabänderliche Situation nach einem Selbstmordversuch plötzlich in Bewegung. Maßnahmen werden ergriffen, ein vorher verlassener Kranker findet z. B. Aufnahme und Pflege im Spital, eine rettende Heimeinweisung wird endlich verwirklicht, belastende äußere Begebenheiten, wie z. B. tagelanges Alleinsein, werden behoben, menschliche Beziehungen vertiefen sich wieder oder aber werden, wenn sie so gespannt waren, nunmehr völlig abgebrochen. Zu fragen ist allerdings, von welcher Dauer die Wirkung dieses Aspekts ist. Wieder schreibt Stengel (1961), daß eine derartige, meist mit einem Gewinn menschlicher Zuwendung und Wärme verbundene Klärung einer schweren Konflikt- und Belastungssituation durch selbstmörderische Handlungen oft unbewußt gesucht wird. Andere Autoren, insbesondere Beauvoir (1972) und Miller (1979), weisen auf die Gefährdung aufgrund der narzißtischen Kränkung durch das Erleben und das unabänderliche Fortschreiten der Alternssituation hin. Venzlaff (1980) versucht, den psychodynamischen Hintergrund der Selbstmordhandlung auf 2 psychodynamische Grundkonstellationen zurückzuführen: nämlich einerseits die Frustration der individuellen Wert- und Prestigeproblematik und andererseits der Zusammenbruch tragender mitmenschlicher Beziehungen. Besondere Aufmerksamkeit widmet er der Einengung der bestehenden Möglichkeiten ohne weitere Aufgaben und Entwicklungschancen, der Konfrontation mit der Veränderung des Selbstbilds von der eigenen Körperlichkeit mit zunehmender Entfremdung von derselben bei Angst vor weiterer Abhängigkeit. Er betont dabei die besondere Gefährdung der alternden Frau. Die einengende Eigensorge führt zur Mobilisierung von Angst, Hypochondrie, Mißtrauen, Resignation und schließlich Depression und damit zu einer zunehmenden Suizidgefährdung.

Wolff (1970) verglich in einer Längsschnittuntersuchung 2 Gruppen von je 100 älteren hospitalisierten männlichen Kriegsveteranen im Durchschnittsalter von 64 Jahren, die einerseits unter Depressionen ohne Suizidgedanken und frühere Suizidversuche (A) litten, mit einer weiteren Gruppe mit Suizidgedanken und/ oder früheren Suizidversuchen (B) bezüglich ihrer Psychodynamik.

Die als psychoneurotisch oder psychosomatisch diagnostizierte Gruppe A (d.h. ohne Suizidgedanken oder Suizidversuche) wird von ihrer Persönlichkeitsstruktur als passiv-abhängig, in 85% gefühlsmäßig unreif und mit starken

Wunscherfüllungstendenzen bezüglich ihrer „oralen Bedürfnisse" (speziell von Annahme und Zuwendung) beschrieben. In dieser Gruppe bestand eine Häufung von Verlusten und Veränderungen, speziell im Bereich der körperlichen Gesundheit an sozialem Status und Prestige, an Partnern, Verwandten, Freunden und an Unabhängigkeit.

Dagegen wird die Gruppe B (d. h. mit Suizidtendenzen und/oder mit einem früheren Suizidversuch) von der Persönlichkeitsstruktur als zwanghaft charakterisiert bei früherer Neigung zu harter Arbeit, Ehrgeiz und Perfektion. Dabei wirkte sie insgesamt rigide und inflexibel bei großen Anpassungsschwierigkeiten an neue Umstände und eine veränderte Umgebung. Die Gruppenmitglieder reagierten mit großer Angst auf alle Aspekte des Alterns, speziell mit Furcht vor dem Sterben, vor dem Tod und allen Veränderungen ihres Selbstbilds. Unter dem Druck eines strengen Über-Ichs zeigten sich versteckte Gefühle von Vorwürfen, Ärger und Feindseligkeit sowohl gegen die Beziehungspersonen ihrer Umwelt als auch gegen sich selbst. In dem Zeitraum der Beobachtung nahm die Kontrolle ihrer aggressiven Impulse deutlich ab, ohne daß die Möglichkeit einer Umsetzung in Aktivitäten oder eines Ausagierens bestand, wobei sie mit deutlichen Schuldgefühlen reagierten (8% von ihnen brachten sich später um).

Zusammenhang mit klinischen Krankheitsbildern

Die Auseinandersetzung, ob Selbstmord letztlich Ausdruck eines krankhaften Prozesses ist oder nicht, gewinnt angesichts der Häufung von Selbstmordrisikofaktoren und suizidalen Neigungen im Alter bei unterschwellig positiver Einstellung vieler gegenüber dem Selbstmord von älteren und alten Menschen noch an Bedeutung. Wenn Faktoren, wie Vereinsamung, somatische Beschwerden und zunehmende Einschränkungen oder sog. unheilbare Krankheiten und soziale Einflüsse, wie Isolation, Armut, sozialer Abstieg usw. zusammentreffen, kann man nicht nur nach krankhaften Prozessen als Ursache suchen. Dennoch darf diese Fragestellung nicht ausgeklammert werden. Auch hierbei fällt wiederum auf, daß sich viele Autoren gerade um die Frage nach dem Krankheitsprozeß und nicht so sehr um die Prophylaxe und die therapeutische Hilfestellung bemühen.

Gardener et al. (1964) weisen auf folgende Diagnosegruppen bei erfolgtem Altersselbstmord hin: 17% Alkoholiker, 31% Schizophrene, 20% affektive Psychosen, 4% Neurosen und 8% organische Psychosyndrome.

Insgesamt sind die in der Literatur wiedergegebenen Zahlenangaben widersprüchlich. In Feuerleins Untersuchung (1977) handelt es sich bei 50% der Alterssuizidpatienten um Depressive (sowohl um neurotisch als auch um psychotisch Depressive, bei Frauen insbesondere um manisch-depressive Psychosen). Bereits Batchelor (1955) weist darauf hin, daß 80% der Patienten mit einem Selbstmordversuch im Alter an Depressionen leiden. Für Payne (1975) sind Depressionen und Suizid 2 getrennte Krankheitsformen, die sich allerdings besonders im Alter eng miteinander verbunden darstellen. Für Grüneberg (1977) ist die Psychose ein führender Belastungsfaktor. O'Neal et al. (1956) und Shulman (1978) weisen darauf hin, daß über 85% der Selbstmordpatienten an einer Psychose leiden.

Ebenso schwanken die Zahlen über das Vorhandensein eines organischen Psychosyndroms. Sie reichen von 5,8% (Böcker, 1973 a, b) bis zu 26% (O'Neal et al., 1956).

Müller (im Druck) kommt aufgrund seiner umfassenden katamnestischen Untersuchung durch Beobachtung der 2. Lebenshälfte ehemals psychisch gestörter Patienten zu folgenden Schlußfolgerungen:

„Insgesamt ist die Suizidhäufigkeit bei ehemaligen psychisch gestörten Kranken deutlich erhöht gegenüber der Gesamtbevölkerung. Bei fast allen psychischen Störungen ist die Häufigkeit des Suizids bei Männern höher als bei Frauen. Immerhin können wir festhalten, daß dieser Unterschied zwischen den Geschlechtern bei unseren älteren ehemaligen Patienten weniger ausgesprochen ist als in der Durchschnittsbevölkerung.

Ohne daß große Unterschiede zwischen den Geschlechtern festzustellen wären, kann festgehalten werden, daß die höchste Suizidrate (11% für Männer und 10% für Frauen) bei ehemals depressiven oder manisch-depressiven Patienten zu finden ist. An zweiter Stelle kommt mit 7,3% für die Männer und 5,4% für die Frauen der Alkoholismus. An dritter Stelle finden wir mit 6,8% für die Männer und 5,4% für die Frauen die Patientengruppe der abnormen psychischen Reaktionen, Entwicklungen, Neurosen und Psychopathien. Demgegenüber finden wir im Vergleich zur Gesamtbevölkerung eine relativ schwach erhöhte Suizidrate bei den Psychosen auf hirnorganischer Grundlage, bei den Schizophrenen, bei den Oligophrenen. Innerhalb der Gruppe der ehemalig psychoorganischen Psychosen finden wir eine relative Häufigkeit unter den Männern mit Hirntrauma oder progressiver Paralyse."

Psychotherapeutische Erfahrungen und Ansätze

Dargestellte Behandlungsansätze und -empfehlungen

Nur eine geringe Anzahl von Publikationen befaßt sich explizit mit der psycho- oder soziotherapeutischen Hilfestellung oder der Prophylaxe bei Alterssuizidalität oder durchgeführtem Suizidversuch im Alter.

Nach Pohlmeier (1978) handelt es sich bei den in den sonstigen Publikationen mitgeteilten Behandlungsbeispielen auch meist um jüngere Patienten oder höchstens um Patienten im mittleren Lebensalter.

Schmidt (1977) berichtet über eine 82jährige Patientin einer internistisch/geriatrischen Rehabilitationsstation, die einen Selbstmordversuch während ihrer stationären Behandlung verübte. Während die Patientin bei der Rehabilitation ihrer körperlichen Beeinträchtigung gut mitarbeitete, wurde sie plötzlich mit einem familiären Problem konfrontiert: Der einzige Sohn reagierte auf die Konflikte in seiner Ehe, die durch die Aufnahme der Mutter ins Krankenhaus und die u. U. drohende Langzeitpflege entstanden waren, so stark mit funktionellen körperlichen Beschwerden, daß das Team sich entschloß, die Patientin in ein Altenheim zu entlassen. Diese Enttäuschung führte zu verändertem, passivem Verhalten und zunehmender Resignation der Patientin. Gleichzeitig bestanden auf der Station institutionell bedingte Probleme, die zu Spannungen im Team führten. Nach dem Suizidversuch wurde dem Team deutlich, daß die Patientin die Gleichzeitigkeit von familiären Konflikten, ihren Ängsten vor der Entlassung ins Altenheim und den evtl. unfreundlicheren Verhaltensweisen von seiten des Pflegepersonals aufgrund eigener Schwierigkeiten nicht ausreichend verarbeiten konnte. Daher wird neben der Behandlung in der therapeutischen Gemeinschaft die regelmäßige Einbeziehung der entscheidenden Beziehungspersonen des älteren Patienten vorgeschlagen.

Payne (1975) betont die Wichtigkeit der persönlichen Beziehungen älterer Patienten mit Suizidversuchen zu ihren Therapeuten. Das Suizidrisiko sei am größten bei Trennungssituationen vom Therapeuten, z.B. am Wochenende oder während seiner Ferien und im Falle einer stationären Therapie bei der bevorstehenden Entlassung aufgrund der eingetretenen Besserung. Daher wird empfohlen, sich von vornherein um sozio-therapeutische Maßnahmen zu bemühen und keine Hospitalisierung zu erwägen. Als Psychotherapie der Wahl werden supportive Gespräche und persönliche Kontinuität angesehen.

Feuerlein (1977) betont die Notwendigkeit der Behandlung der Alterskrankheiten, die zum Suizid führen können, insbesondere der depressiven Psychosen, aber auch der körperlichen Erkrankungen. Daneben werden Familiengespräche befürwortet, um den Kontakt zu den Kindern zu verbessern, da Familienkonflikte häufig eine Ursache von Selbstmordhandlungen darstellen.

Cramond (1970) berichtet im Rahmen von psychotherapeutischen Maßnahmen mit sterbenden Krebspatienten über eine 60jährige Frau, die einen Selbstmordversuch unternahm, um nicht in eine durch Lügen bestimmte Situation mit ihrer vorher als sehr positiv erlebten Familie zu kommen. Er bezog die gesamte Familie dann in die Therapie mit ein und konnte dadurch eine aufrichtige und aufgeklärte Trauerarbeit und ein annehmendes Klima bis zum Tode der Patientin erreichen.

Alle anderen Aussagen zur Behandlung und Prophylaxe von Suizidversuchen und Suizid im Alter betreffen z.B. die Veränderung der Wohnformen zur Vorbeugung gegen das Hauptmotiv – die Einsamkeit – (Decker, 1975), die Erfassung der Suizidgefährdeten durch Ernstnehmen der Suiziddrohung, die kontinuierliche sozialarbeiterische und psychiatrische Betreuung nach einem Suizidversuch (Batchelor, 1955; Haggerty, 1973). Wiendieck (1973) empfiehlt spezielle Suizidberatungsstellen und Krisenzentren für Ältere.

Wolff (1970) gibt aufgrund seiner Längsschnittuntersuchung (s. S. 159 f.) spezifische Empfehlungen für die Behandlung der altersdepressiven Patienten mit suizidalen Neigungen und/oder früheren Suizidversuchen. Neben der Anwendung einer Elektroschockbehandlung und/oder der Anwendung von Antidepressiva, soll die therapeutische Arbeit auf die Verminderung der aggressiven Impulse, die Wiederherstellung der Selbstkontrolle und die Sublimierung der Aggressivität in konstruktive Aktivitäten ausgerichtet sein. Einzel- und Gruppentherapie sind dabei von Wert für die Verbalisierung der aggressiven Impulse. Gleichzeitig erscheint ihm eine Milieutherapie (sportliche Aktivitäten, Beschäftigungs- und Arbeitstherapie) indiziert.

**Allgemeine und spezifische Interaktionsschwierigkeiten mit älteren
und alten suizidalen Patienten**

Jeder Kontakt eines jüngeren Therapeuten zu älteren oder alten Patienten bringt
spezifische Übertragungs- und Gegenübertragungsschwierigkeiten für beide
Seiten mit sich, die nachfolgend näher untersucht werden sollen:

Der jüngere – manchmal sog. sehr viel jüngere – Therapeut erlebt sich in der
Begegnung mit dem Älteren erneut als „Kind" oder „Jugendlicher", u. U. auch
als sein „Enkelkind". Dadurch werden Gefühle, Wünsche und Verhaltensweisen aus der eigenen Kindheit aufgrund diesbezüglicher Erfahrungen und/oder
Konflikten mit den entscheidenden Beziehungspersonen reaktiviert und mehr
oder weniger unbewußt auf diesen Älteren übertragen (u. a. Stern et al., 1953;
Hiatt, 1979; Radebold et al., 1973; Radebold 1981). Neben Vorwürfen, Enttäuschungen und Haßgefühlen stehen Ängste ebenso wie Erwartungen und Wünsche nach Zuneigung, Verwöhnung und Umsorgung.

Wie bekannt, sind diese unbefriedigend oder nicht vollständig gelösten, verdrängten und damit unbewußt gewordenen Phantasien, Gefühle und Wünsche
weitgehend zeitlos, d. h. sie wurden relativ wenig durch die Realität des Erwach-
senwerdens und Erwachsenseins korrigiert.

Über diese reaktivierte individuelle Übertragungsbeziehung hinaus konfrontiert der Kontakt zu Älteren den Jüngeren mit einer Reihe mit dem Altern und
dem Alter einhergehenden Veränderungen und Problemen. Dazu zählen Verluste von wichtigen Beziehungspersonen, Verluste von physischen und psychischen Fähigkeiten und der Verlust an Status, materieller Sicherheit und Versorgung bei möglicher zunehmender 2. Abhängigkeit. Das Chronischwerden der
Krankheiten, die bleibenden Einschränkungen und die Multimorbidität sind
unübersehbar.

Diese Veränderungen und Verluste können drohen, bevorstehen oder bereits
eingetreten sein (u. a. Levin, 1963; Radebold, 1979a).

Jetzt zur Hilfestellung aufgefordert, muß der jüngere Therapeut zum Erstkontakt bereit sein, sich innerlich mit den Schwierigkeiten des Älteren auseinander-
zusetzen und u. U. in eine therapeutische Beziehung eintreten. Dazu ist notwendig, sich einerseits dieser spezifischen Interaktionskonstellation zu stellen und
sie anzuerkennen und andererseits im Sinne der „filialen" Rolle (Blenker, 1964)
zumindest als älterer Geschwisterteil, wenn nicht als Elternteil, sachverständig
(u. U. auch bestimmt) zu helfen.

Umgekehrt ist bei dieser dyadischen Beziehung zu fragen, welche Schwierigkeiten auf seiten des älteren und alten Menschen bestehen. Er erlebt als
60–80jähriger jetzt den Jüngeren als sein eigenes „Kind" bzw. „Enkelkind",
gleichgültig, ob eigene Kinder in der Realität oder nur in der Phantasie vorhanden sind oder waren.

Dadurch befindet sich auch der Ältere in einer spezifischen Übertragungskonstellation, die mit Hilfe der klassischen Ödipussage verdeutlicht werden soll. Die
Eltern Lajos und Jokaste wollten ihren Sohn Ödipus aufgrund der Weissagung
des Orakels von Delphi, daß er seinen Vater erschlagen und seine Mutter heiraten würde, töten lassen. Nur die Zuneigung eines älteren Jägers bewahrte Ödipus
vor dem ihm zugedachten Tod, indem er ihn in der Wildnis aussetzte.

Diese Sage wird therapeutisch fast nur immer aus der Sicht der Kind-Eltern-Beziehung gesehen und interpretiert. Versucht man umgekehrt die Situation der Eltern zu verstehen, so erlebten sie sich durch die Weissagung des Orakels geängstigt, in ihrer Sicherheit durch den Jüngeren bedroht und in der Phantasie schon moralisch geächtet, entmachtet und umgebracht. Sie reagierten daraufhin gegenüber dem Jüngeren grausam.

Auch die Älteren erinnern sich an die eigenen Kindheitserfahrungen und wissen insbesondere von den Konflikten und Auseinandersetzungen mit den Eltern und den Älteren und der eigenen Ablösung und Trennung vom Elternhaus. Dazu treten die eigenen Erfahrungen als Elternteil im Umgang mit den Kindern, später am Arbeitsplatz mit den Jüngeren und noch später mit den Schwiegerkindern.

So wird verständlich, daß auch die älteren und alten Patienten gegenüber dem jüngeren Therapeuten ein weites Spektrum unterschiedlicher Verhaltensweisen und Gefühle empfinden bzw. unbewußt auf ihn übertragen. So fürchten die Älteren die Vorwürfe des Jüngeren, fühlen sich durch ihn enttäuscht und abgelehnt oder erwarten von diesem letzten „Kind" bzw. „Enkelkind" Zuneigung und Hilfestellung, teilweise im Sinne einer Wiedergutmachung. Dazu wird sich der Ältere aufgrund seines Idealbilds des „starken Erwachsenen" häufiger weigern, dem Jüngeren über Schwierigkeiten, Konflikte und Ängste, insbesondere über „Schwächen" zu berichten.

Erst später im therapeutischen Prozeß tritt neben diese spezifische Übertragungskonstellation die uns aus der analytischen Psychotherapie bekannte klassische Übertragungskonstellation. Nur sehr hilflose, abhängige und altersveränderte Patienten erwarten von Anfang an aufgrund ihrer Regression auch von dem Jüngeren eine allumfassende elterliche Hilfestellung (Radebold, 1979 a).

Bei annähernder Gleichaltrigkeit von Patient und Therapeut ergibt sich eher eine Übertragungskonstellation wie zwischen einem älteren und jüngeren Geschwisterteil. Gegenüber einem noch älteren Therapeuten besteht von Anfang an die klassische Übertragungskonstellation.

Diese spezielle Übertragungsproblematik erschwert in der Regel von vornherein den Erstkontakt und den Aufbau einer therapeutischen Beziehung zu einem älteren oder alten Patienten. Eine formalisierte und rationale Beziehung, eine resignierende Einstellung oder eine illusionäre und idealisierende Einschätzung bestimmen dann häufiger die weitere Beziehung. Therapeut und Patient können sich auch in einem unbewußten Bündnis treffen, in dem bestimmte Themen wie Sexualität, Verlust und Sterben ausgeklammert werden. Manchmal wird die Beziehung auch nach kurzer Zeit abgebrochen.

Der psychiatrisch und psychotherapeutisch Tätige begegnet Suizidneigungen älterer (etwa 55–69 Jahre) oder alter (ab 70 Jahren) Menschen häufiger im Erstinterview. Dabei reichen die Hinweise von resignativer Einstellung über Lebensüberdruß bis hin zu deutlich geäußerten Selbstmordabsichten. Über frühere Suizidversuche wird häufiger erst auf Nachfrage berichtet.

Wie häufig Familienangehörige aufgrund von Suizidabsichten oder Suizidversuchen ihrer Eltern und Verwandten diese zur Behandlung in die ärztliche bzw. nervenärztliche Praxis bringen, ist nicht bekannt.

Ebenso können während einer psychotherapeutischen Behandlung erneut oder erstmals ausgeprägte suizidale Gedanken und Absichten auftreten, während Suizidversuche offenbar sehr selten sind.

Außerdem wird der psychiatrisch Tätige häufiger von seiten einer Intensivstation konsiliarisch herangezogen, um aus fachlicher Sicht beurteilen zu lassen, ob nach einem überlebten Suizidversuch eine weitere Suizidgefährdung eines älteren oder alten Patienten besteht. Viel seltener wird um einen Therapievorschlag gebeten. Wie bekannt, ist dabei der Psychiater der letzte in der Reihe der Untersucher und Besucher. So verbleibt vor der Entlassung oder Verlegung zur in der Regel internistischen Weiterbehandlung kaum Zeit für den Aufbau einer Arbeitsbeziehung und zum Austausch mit den an der Behandlung beteiligten Ärzten, Schwestern und Sozialarbeitern, sowie für den Kontakt mit der Umwelt des älteren und alten Patienten.

Manchmal wird einer dieser Patienten – mehr oder weniger freiwillig – zur Weiterbehandlung auf eine psychiatrische, meist gerontopsychiatrische Abteilung verlegt.

Über diese dargestellte Beziehungsproblematik hinaus bringt der Erstkontakt mit suizidalen älteren und alten Patienten nach unseren Erfahrungen weitere gefühlsmäßige Schwierigkeiten mit sich:

Konfrontiert schon der Umgang mit älteren Menschen mit Verlusten, Sterben und Tod, so erlebt der Jüngere hier direkt zumindest den akuten Wunsch, möglichst bald tot zu sein, darüber hinaus die intensiven Bemühungen darum und nicht selten entsprechende Versuche, sich zu töten.

Dazu ist dieser Wunsch (s. S. 157) häufig durch eine lange, chronische oder unheilbare Krankheit, durch Isolierung oder Vereinsamung, durch Verluste an physischen und psychischen Fähigkeiten, durch materielle Schwierigkeiten u. a.. mitbedingt. Dazu treten Schmerz und Trauer über das vergangene Leben und die narzißtische Kränkung (Beauvoir, 1972; Miller, 1979) durch das Altern. So erlebt der Jüngere plötzlich eine Fülle, meist ein Übermaß, an Belastungen und Bedrohungen, die er bisher weit von sich gewiesen, geleugnet und verdrängt hat. Dazu kommen Gedanken an erfolgte oder u. U. noch bevorstehende oder jetzt drohende Verluste. Entscheidend ist, wie hat der Jüngere das Sterben seiner Älteren erlebt? Welche Vorstellungen und Erwartungen hat der Jüngere, wie sich die Älteren in ihrem Alter verhalten sollen, z. B. mit wieviel Eigendisziplin sie bestehende Probleme, Veränderungen und Verluste bewältigen sollen? Kann der Jüngere Trauer, Verzweiflung und Resignation bei dem Älteren ertragen und zulassen? Wird der Tod eines alten Menschen als „Einschlafen", „Erlösung" oder aus dem „Leben gerissen werden" angesehen? Welche Vorstellungen bzw. Ängste bestehen bei dem Jüngeren vor dem eigenen Altern, und wie würde er sich selbst in einer derartigen Situation seines Altseins verhalten? Mit welchen moralischen, ethischen und religiösen Maßstäben versteht oder verurteilt er den Älteren? Kann er die intensiven Wünsche nach Sterben und Tod akzeptieren?

Deutlicher formuliert: Die Vorstellungen, Phantasien, Wünsche und Ängste des Jüngeren entscheiden darüber, ob er suizidale Neigungen oder einen Selbstmordversuch eines Älteren mit innerer Resignation und einem Abbruch des Kontakts beantwortet, ob er seine Nichtzuständigkeit erklärt, ob er ihn aus Zustimmung gewähren läßt oder ob er eine psychotherapeutische Hilfestellung als seine Aufgabe ansieht.

Selbst wenn es nach Klärung dieser gefühlsmäßigen Schwierigkeiten zur Fortführung des Kontakts kommt, besteht der Eindruck, daß die Behandlung häufig in einer Diagnosestellung, dem Rückzug auf Empfehlungen für Aktivitäten anderer Mitarbeiter und der Verordnung von Psychopharmaka besteht. Zu Beginn einer entsprechenden Behandlung wird dann die Bearbeitung nichtsuizidaler Problematik als Behandlungsziel definiert oder die Bearbeitung dieser Anteile wird aufgeschoben, eingeschränkt und sogar verdrängt. Ähnliche Verhaltensweisen sind auch bei der Behandlung zu beobachten, wenn plötzlich keine suizidale Problematik aktiviert wird.

Auch diese Beobachtungen weisen darauf hin, welche affektiven Schwierigkeiten für den Jüngeren bestehen, sich wirklich in eine therapeutische Beziehung einzulassen und bewußt mit dem Älteren zusammen ihn in seinen suizidalen Gedanken und Tendenzen zu verstehen.

Erfahrungen in der therapeutischen Arbeit

Die nachfolgend berichteten Erfahrungen stammen aus meiner ambulanten psychotherapeutischen Arbeit mit neurotischen oder reaktiv erkrankten Patienten zwischen dem 50. und 80. Lebensjahr, welche seit 1964, zum größten Teil einzeln (analytische Psychotherapie), teilweise auch in einer Gruppe (analytische Gruppentherapie, Radebold, 1976) behandelt werden. Dazu treten mehrjährige Erfahrungen in der psychiatrischen Konsiliartätigkeit in einem großen Allgemeinkrankenhaus (1967–1969) und weitreichende Kenntnisse der therapeutisch orientierten Arbeit von Sozialarbeitern mit älteren/alten Klienten (1969–1981) aufgrund von Fortbildung, Anleitung und Supervision.

Von diesen Patienten erwähnten nur einige wenige frühere, z. T. in der jüngeren Erwachsenenzeit stattgefundene Suizidversuche spontan im Erstinterview. Bei einem knappen Drittel traten ausgeprägte Suizidneigungen während der psychotherapeutischen Behandlung auf. Insgesamt verübten 3 Patienten während der Behandlung einen Suizidversuch (davon 2 mit tödlichem Ausgang). Lediglich ein Patient war nach einem Suizidversuch zur stationären Weiterbehandlung verlegt worden.

Als generelle Aussage läßt sich festhalten, daß Interaktion und therapeutische Arbeit mit diesen älteren/alten Patienten also auch bei deutlicher suizidaler Neigung, qualitativ nicht anders ablaufen als mit diesen Patienten in jüngeren Lebensphasen.

Bestimmte Behandlungsschwierigkeiten müssen allerdings von vornherein berücksichtigt werden: In der analytischen Psychotherapie muß das Erstinterview gerade bei Patienten jenseits des 50. Lebensjahrs aufgrund ihrer langen biographischen Entwicklung und ihrer häufig umfangreichen Krankheitsgeschichte mehrere Gespräche umfassen (Radebold, 1979 b). Erst dadurch wird es möglich, Kenntnisse über die bisherige Entwicklung dieses älteren Menschen und seine spezifischen Konflikte zu erhalten, die Übertragungs- und Gegenübertragungskonstellation besser zu verstehen und seine Möglichkeiten zur Mitarbeit und seine Reaktion auf Zusammenfassung des Materials auf Konfrontationen und Deutungen kennenzulernen. Ebenso lassen sich dazu erst Fixierungsgrad,

Regressionsneigung und das Ausmaß des sekundären Krankheitsgewinns abschätzen. Während dieses Erstinterviews ist es unbedingt erforderlich, mögliche bestehende depressive Verstimmungszustände und vielleicht bestehende suizidale Gedanken und Neigungen anzusprechen, um dann weiter nach früheren Suizidversuchen zu fragen. Während ältere und alte Patienten häufiger schnell und offen über ihre suizidale Problematik und die bestehenden, damit zusammenhängenden Konflikte sprechen können, meinen sie, frühere Suizidversuche (in der Jugendzeit und im jüngeren/mittleren Erwachsenenalter) eher zu verneinen oder zumindest bagatellisieren zu müssen.

Aufgrund eigener Unsicherheit und Angst habe ich mehrere Jahre im Erstinterview vermieden, suizidale Gedanken anzusprechen oder sogar nach Suizidversuchen zu fragen. So wußte ich lediglich bei einer der beiden älteren Patientinnen, die sich im Verlauf einer Gruppenpsychotherapie umbrachten, von 2 von insgesamt 5 Suizidversuchen. Die früheren Suizidversuche der 2. Patientin waren mir überhaupt nicht bekannt.

Die direkte und selbstverständliche Ansprache möglicher suizidaler Gedanken während des Erstinterviews verringert die beidseitig bestehende Angst und weist gleichzeitig auf wichtige Konfliktbereiche hin:

Fall A. Eine 68jährige Pfarrersfrau sucht therapeutische Hilfe aufgrund zunehmender suizidaler Gedanken im Rahmen einer schweren depressiven Verstimmung, nachdem ihr der Augenarzt eine baldige Erblindung angekündigt hatte. Im Erstgespräch wurde bald deutlich, daß sie aufgrund der Blindheit in vollständige Abhängigkeit von dem lebenslang attackierten und abgelehnten Ehemann geraten würde, gegen den sie bisher ihre Selbständigkeit erfolgreich behauptet hatte. Das bestehende langjährige Ehearrangement, welches aufgrund zweier in der Anfangszeit der Ehe erfolgter Suizidversuche „ertrotzt" worden war, hatte unter ständiger Aufrechterhaltung der Schuldgefühle des Ehemanns zu einer erheblichen Verwöhnung mit ausgeprägtem sekundären Krankheitsgewinn aufgrund der vielfältigen neurotischen Symptomatik geführt.

Eine Behandlung wurde nicht begonnen, da sich die Patientin einerseits durch die angesprochene Problematik so beunruhigt erlebte, daß sie das 3. Gespräch absagte und der Therapeut andererseits keine Möglichkeiten zur Veränderung aufgrund der angekündigten organischen Krankheit und der bestehenden jahrzehntelangen neurotischen Krankheitsgeschichte sah. Eine Paartherapie wurde damals nicht erwogen.

Fall B. Eine 66jährige Arztfrau zeigte im Erstinterview zunächst das Bild einer ausgeprägten Altersdepression bei gleichzeitigen Klagen über den deutlich älteren Ehemann. Angesprochen auf diese Problematik konnte einerseits ein Stück einer langjährigen ödipalen Problematik verdeutlicht werden und andererseits war es ihr möglich, über ausgeprägte suizidale Tendenzen zu sprechen, die immer wieder im Zusammenhang mit den Auseinandersetzungen mit dem Ehemann auftraten (nicht angesprochen, informierte sie auch nicht über 2 frühere Suizidversuche). Aufgrund deutlicher Verselbständigungstendenzen erschien eine Behandlung aussichtsreich. Die Patientin arbeitete über 1½ Jahre in einer psychoanalytischen Gruppenpsychotherapie mit und brachte sich dann aufgrund einer zusätzlichen Symptomatik durch Tabletteneinnahme um (s. S. 170).

Fall C. Ein 78jähriger Volkswirt bemühte sich um eine therapeutische Behandlung, nachdem erstmals in seinem Leben eine zunehmende depressive Verstimmung mit deutlichen suizidalen Gedanken aufgetreten war. Im Erstgespräch wies er selbst einerseits auf die „Ohnmacht" und „Kränkung" über die nicht aufhaltbaren Altersveränderungen und auf seine langjährigen zunehmenden Miktionsbeschwerden aufgrund einer Prostatahypertrophie hin. Dazu bestand ein Alterstremor.

Angesprochen durch diese im 1. Gespräch so deutlich sichtbar werdende Problematik und den eigenen Wunsch nach Hilfestellung bei gleichzeitigem Interesse an der therapeutischen Arbeit mit einem 78jährigen Patienten erfolgte ein Therapieangebot.

Diese 3 kurzen Berichte über Erstinterviews weisen auf einige m. E. wichtige Aspekte hin:

Handelt es sich um langjährige, teilweise jahrzehntelange, chronifizierte neurotische Entwicklungen mit ausgeprägtem sekundärem Krankheitsgewinn, bei denen eine zusätzliche Belastung, Veränderung oder ein Verlust zu einer Dekompensation führt oder um erst vor kurzer Zeit oder im Abstand von vielen Jahren erneut aufgetretene reaktive Erkrankungen? Bestehen zumindest in der Phantasie des Patienten und des Therapeuten Lösungs- oder Veränderungsmöglichkeiten der Situation und sind eigene Bemühungen des Patienten bereits sichtbar? Wieweit fühlt sich der Therapeut durch die angebotene Problematik und die Person des Patienten beunruhigt, geängstigt oder umgekehrt interessiert, engagiert und um eine Hilfestellung bemüht?

Aufgrund der Erfahrungen mit den beiden Patientinnen, die sich im Verlauf zweier Gruppenpsychotherapien umbrachten, wurden frühere Suizidversuche mehrere Jahre von mir als Kontraindikation für eine mögliche psychotherapeutische Behandlung angesehen. Aufgrund weiterer Erfahrungen erscheinen mir andere Beurteilungskriterien, insbesondere Chronizität, Zusammenhang der heutigen mit den damaligen Konflikten, gegebene Veränderungsmöglichkeiten und nicht allzu ausgeprägter sekundärer Krankheitsgewinn bei bestehenden weiteren Beziehungspersonen wichtiger.

Ebenso wie mit anderen Patienten muß das Erstinterview mit einer klaren Verabredung über die zukünftige therapeutische Arbeit abschließen. Es muß die gemeinsame Vereinbarung über das bewußte und gezielte Angehen der der suizidalen Neigung zugrunde liegenden Konflikte beinhalten mit dem Ziel, daß dadurch der Patient die Chance erhält, sich besser kennenzulernen. Damit zielt die Behandlung weder auf das jetzige vollständige Verschwinden der suizidalen Thematik ab, noch auf eine Garantie für das Nichtwiederauftreten suizidaler Neigungen.

Wichtig erscheint mir der Hinweis, daß die ersten therapeutischen Erfahrungen mit Menschen jenseits des 50. Lebensjahrs nicht gerade durch einen Patienten mit einer ausgeprägten depressiven Symptomatik und diesbezüglichen suizidalen Neigungen oder gar durch eine Patientin mit einem Suizidversuch gewonnen werden sollten. Die Gefahr eines Abbruchs der Behandlung, einer Enttäuschung oder einer resignierenden Verweigerung scheint bei diesen schwierig zu behandelnden Patienten sehr groß.

Zusätzlich sollte für die 1. therapeutische Arbeit mit älteren und alten Patienten nach Möglichkeit eine Supervision oder zumindest ein Austausch mit einem anderen älteren erfahrenen Kollegen gegeben sein.

Ältere und alte suizidale Patienten erleben sich noch häufiger als andere Alterspatienten (und sind es auch!) mit einer Fülle von negativen Lebensveränderungen konfrontiert, z. B. mit Verlusten an wichtigen Beziehungspersonen, an physischen und psychischen Fähigkeiten und Funktionen bis hin zu Veränderungen und Einschränkungen in der sozialen Umwelt. Dazu sind sie häufiger einer Fremdbestimmung (z. B. Termin der Berentung bzw. Pensionierung, Wohnungsumsetzung usw.) ausgesetzt oder erfahren aufgrund ihrer zunehmenden Versorgungsbedürfnisse eine erneute 2. Abhängigkeit im Lebenszyklus. Damit stellt sich für den Therapeuten die Frage, ob er seine therapeutischen Bemühungen nur auf die Bearbeitung der damit zusammenhängenden innerpsychischen Konflikte ausrichten darf und diese Veränderungen nur durch ihre Besetzung, d. h. ihre innerpsychische subjektive Bedeutung wichtig werden.

Um der Realität der äußeren Welt und ihren Veränderungen ebenso wie der innerpsychischen Besetzung und der damit zusammenhängenden innerpsychischen Konflikte gerecht zu werden, bedarf es häufiger eines zweiseitigen therapeutischen Ansatzes, wobei der ältere und alte Patient in seiner Selbständigkeit gestützt und gefordert werden muß.

Fall D. Ein 72jähriger Schneidermeister wurde nach einem Suizidversuch mit Tabletten aufgrund seiner völligen Vereinsamung in die psychiatrische Abteilung verlegt. Er hatte schon immer als stiller Einzelgänger – auch in dem Betrieb, wo er angestellt war – gelebt und hatte sich nach seiner Berentung noch mehr abgekapselt. Die Ehefrau war vor kurzem plötzlich an einem Karzinom verstorben, das einzige Kind bereits in der Pubertät an einer Infektionskrankheit. Interessen und Aktivitäten waren kaum ausgeprägt und konnten auch nach der Berentung nicht reaktiviert werden. Als ein Wohnungswechsel im Rahmen eines Sanierungsprogramms drohte, kam es im Sinne einer negativen Lebensangst zum Suizidversuch.
Auf der Station bestand zunächst eine völlige Isolierung und auch eine entsprechende Ablehnung des sehr viel jüngeren Therapeuten. Erst aufgrund einer Sohn-Übertragung („wenn mein Sohn jetzt so alt wäre wie Sie, hätte ich schon Enkelkinder") entwickelte sich eine Beziehung, die die therapeutische Arbeit möglich machte. Eine nochmalige Bilanzziehung über sein bisheriges Leben führte zu einer in Teilaspekten befriedigenderen Sicht und konfrontierte den sonst gesunden Patienten mit lange verschütteten Interessen und Aktivitäten, von denen er einige in der Klinik wieder beginnen konnte. Nachdem es möglich war, ihm seine Wohnung zu erhalten, gelang es ihm trotz großer Ängste, einen Altenclub aufzusuchen und dort Mitglied zu werden. Dadurch konnte er auch langsam beginnen, neue Kontakte zu anderen verwitweten Männern zu knüpfen. Die zu diesem Prozeß parallel verlaufende therapeutische Arbeit (zunächst in der Klinik und später ambulant begleitend) erlaubte eine Bearbeitung der auftauchenden Ängste, Schwierigkeiten und Enttäuschungen. Die 2jährige Katamnese nach Beendigung der Behandlung zeigte eine unverändert stabile, befriedigende psychische Situation.

Auf eine ähnliche vereinzelte Erfahrung weist Haggerty (1973) hin, die als Sozialarbeiterin einen 70jährigen Mann nach 2 Suizidversuchen behandelt. Sie bemüht sich einerseits um eine Bearbeitung der familiären Konflikte einschließlich seiner Enttäuschungen über die Familie und sucht andererseits mit dem Patienten gemeinsam nach neuen Möglichkeiten und Aktivitäten.

Damit sind 3 wichtige Aspekte einer möglichen Behandlung benannt: Die Bearbeitung früherer Konflikte im Rahmen einer Bilanzziehung, die Berücksichtigung und Hilfestellung in der sich verändernden und schwieriger werdenden äußeren Welt und die Suche nach weiteren Lebensmöglichkeiten und Alternativen unter Berücksichtigung der eigenen Vorstellungen, Interessen und Aktivitäten des Patienten.

Werden die sich während der Behandlung zeigenden suizidalen Tendenzen, Gedanken, Stimmungen und Phantasien nicht sofort aufgegriffen, verdeutlicht und bearbeitet, so unterliegen sie offensichtlich einem baldigen gemeinsamen Verdrängungs- und Abwehrprozeß von Therapeut und Patient. Häufig merkt der Patient, und er kann es auch später ausdrücken, daß der Therapeut mit Ängsten und Abwehr reagiert, und zieht dann für sich die vorbewußte Schlußfolgerung, daß dieses Thema nicht angesprochen werden darf. Direkt angesprochen kann dies oft zu einem schnelleren Verschwinden der suizidalen Tendenzen führen:

Die bereits erwähnte 66jährige Arztfrau (Fall B) wies während der Gruppensitzungen häufiger in Andeutungen auf suizidale Tendenzen und manchmal auch auf ihre früheren – im Verlaufe der Gruppenpsychotherapie erstmals erwähnten – Selbstmordversuche hin. In diesen Situationen versuchte die Gruppe, aber auch der Behandler, sie immer wieder zu stützen, auf bisherige Fortschritte hinzuweisen und wehrten – im Rückblick gesehen – deutlich die Beunruhigung und die auftretenden Ängste ab. Auch eine sehr dramatische Szene wurde nur in ihren aggressiven Aspekten, nicht aber in der eigenen Gefährdung des Patienten gesehen: In einer Gruppensitzung zog sie plötzlich einen ungeladenen Revolver aus der Tasche, legte ihn vor der vor Schreck zu Schweigen erstarrten Gruppe auf den Tisch und sagte nach einer Zeit: „Ich wollte sehen, ob Sie alle Angst haben, aber ich habe auch Angst um mich".

Nach 1½ Jahren mußte sie sich wegen fortschreitender Paresen der Armmuskulatur aufgrund eines HWS-Syndroms einem erfolgreich verlaufenen neurochirurgischen Eingriff unterziehen. Alle beglückwünschten sie wieder zu ihrer Besserung, und keiner nahm bewußt ihre tiefgreifende Resignation und Enttäuschung über das Verhalten des Ehemanns, das Erleben neuer Veränderungen und ihre Angst vor dem Eingriff wahr. Kurze Zeit darauf brachte sie sich mit Tabletten um und wurde erst nach mehreren Tagen im Wald aufgefunden.

Anschließend war es der Gruppe noch längere Zeit kaum möglich, über den Verlust ihrer Mitpatientin und speziell über ihre immer wieder geäußerten Suizidneigungen zu sprechen. Erst allmählich wurde es den Mitpatienten zwischen 60 und 70 Jahren möglich, über eigene suizidale Gedanken und Vorstellungen zu sprechen und diese in die Gruppe einzubringen.

Fall E. Ein 62jähriger Akademiker mit einer Zwangsstruktur und multiplen psychosomatischen und funktionellen Beschwerden bei tiefgreifenden Kontaktstörungen hatte nochmals wegen dieser erneut auftretenden Beschwerden um psychotherapeutische Hilfe nachgesucht, nachdem er bereits vor 15 Jahren über einen langen Zeitraum hin erfolgreich behandelt worden war. Die bevorstehende Pensionierung hatte erneut Ängste bezüglich der Abhängigkeit von seinen Verwandten erweckt, die ihn stellvertretend für die Mutter aufgrund einer Erbregelung versorgten. Während einer Behandlungsstunde äußerte er plötzlich: „Wenn ich doch endlich im Sarg liegen würde, dann würden sie schließlich wissen, was sie an mir haben". Auf bestehende suizidale Gedanken angesprochen, konnte er erstmals über ausgeprägte und schwere, wenn auch durch seine Zwanghaftigkeit gebremste Selbstmordvorstellungen sprechen. Gleichzeitig wurde damit schlagartig die massive Aggressivität mit zahlreichen, nie geäußerten Vorwürfen gegenüber seinen Verwandten und später auch der Mutter, sichtbar, die weit bis in seine Jugendzeit und Kindheit zurückreichen. Nach längerer Bearbeitung dieser Problematik bei immer erneutem Ansprechen bestehender suizidaler Gedanken, klang die Suizidneigung ab und zeigte sich im Lauf der Behandlung und auch nach ihrem Abschluß mehrere Jahre (auch nach der erfolgten Pensionierung) nicht mehr.

Häufig scheinen sich auch der Patient bzw. die Gruppe und der Therapeut in einer vorbewußten Verabredung zu treffen, das Thema Sterben und Tod in der Behandlung auszusparen, insbesondere auch keinesfalls über alle Ängste, Phantasien, aber auch Wünsche nach einem baldigen Tod oder einer „Erlösung" zu sprechen. Auch hierbei wird der Selbstmord als eine der Möglichkeiten der Lebensbeendigung gedacht, insbesondere bei schweren Krankheiten, weitgehender Vereinsamung und einem „zu lange gelebten Leben". Oft traut man sich allerdings nicht, über diese Vorstellungen zu sprechen oder reagiert mit ausgeprägten Schuldgefühlen:

Fall F. In einer Gruppensitzung hatte eine 65jährige Hausfrau über die Heirat und den Wegzug ihrer einzigen Tochter berichtet, an die sie alle Bedürfnisse und Wünsche abgetreten hatte. Zum selben Zeitpunkt war der etwas ältere Ehemann pensioniert worden, der jetzt von ihr zu Hause gepflegt und versorgt werden wollte, anstatt wieder die führende Rolle in der Ehe zu übernehmen und ihr Anregungen, Aktivitäten und Führung zu geben. Nachdem sie das 1. Mal darüber resignierend gesprochen hatte, verfiel die ganze Gruppe in ein lähmendes, bedrängendes Schweigen. Auf die Deutung hin, daß dies eine Situation im Leben sei, wo man denken könne, es lohne sich nicht mehr zu leben, und es sei besser, mit dem Leben Schluß zu machen, änderte sich die Gruppensituation schlagartig. Die Patientin konnte zum 1. Mal über seit längerem bestehende, immer wieder abgewehrte Wünsche nach „Einschlafen" und später auch über ausgeprägte Suizidgedanken sprechen, ebenso wie die Gruppe. Derartige Gedanken wurden plötzlich nicht mehr als „unerlaubt" und „unmoralisch" erlebt, sondern als zum Alter gehörige Gedanken angesehen. In der Folgezeit war es der Gruppe möglich, über Sterbeerlebnisse mit Angehörigen und eigene Todesphantasien zu sprechen. Die Patientin selbst konnte sich erstmals der Auseinandersetzung mit ihrem Mann stellen.

Im Gegensatz zu einer psychotherapeutischen Behandlung von Jugendlichen und Erwachsenen im jüngeren und mittleren Lebensalter muß damit gerechnet werden, daß Erfolge bei dieser Altersgruppe häufiger nicht langfristig oder dauerhaft sind, daß die Einflüsse der Bedrohungen, Veränderungen und Verluste eine erneute therapeutische Hilfestellung bedingen und manchmal allein die Erhaltung der jetzigen Situation (d.h. ohne weitere Verschlechterung) als Erfolg anzusehen ist (Radebold, 1981).

In dieser Situation der dauernden Bedrohungen und Verluste mit dem Patienten bewußt weiterzuarbeiten in dem Sinne, einerseits diese immer wieder gezielt mit einzubeziehen und zu bearbeiten und andererseits immer wieder nach weiteren Lebensmöglichkeiten zu suchen, erfordert es von dem Patienten und seinem Therapeuten viel Bemühen und Stabilität. Beide müssen sich ihre Enttäuschungen, ihre Trauer und Resignation zugestehen und sich darauf einlassen, trotz krankheitsbedingter Unterbrechungen und trotz zunehmender Regression möglichst weiterzuarbeiten:

Fall G. Eine 79jährige Patientin erkrankte nach dem plötzlichen Tod des älteren Ehemannes an einer schweren Depression mit weitgehender Erstarrung, völliger Unfähigkeit affektiv zu trauern und ausgeprägten Suizidgedanken; gleichzeitig dekompensierte ihr Diabetes mellitus. Die 2maligen Krankenhausaufenthalte mit einer gezielten psychiatrischen Behandlung brachten keine grundlegende Verbesserung. Nach 10 Monaten wurde eine einstündige Psychotherapie auf Vorschlag der Tochter mit zunehmendem inneren Einverständnis der Patientin begonnen.

Während des 1. Halbjahrs (14 Behandlungsstunden) konnte die hochgradige Ambivalenz gegenüber dem älteren Ehemann mit massiven unbewußten Vorwürfen, daß er sie nach vielen Jahren einer sehr engen, beinah einer Mutter-Sohn-Beziehung, „plötzlich verlassen" hatte, soweit angesprochen werden, daß die Patientin allmählich trauern und z.B. erstmals das Grab ihres Mannes besuchen konnte. Insgesamt wurde sie aktiver und interessierter unter Zurücktreten der Suizidgedanken. Gleichzeitig konnte ein Stück der schwierigen Beziehung zu der einzigen Tochter deutlicher werden, die jetzt wieder in ihr Elternhaus zu ihrer Mutter gezogen war. In dieser Zeit erlitt die Patientin einen Armbruch, der nochmals einen stationären Aufenthalt erforderlich machte. Aufgrund einer Netzhautablösung mit nachbleibender Sehverschlechterung mußte eine 2. stationäre Behandlung erfolgen. Außerdem verstarben 4 enge Verwandte und Freunde.

Eine zerebrale Durchblutungsstörung mit einer Halbseitenlähmung, die sich erst allmählich zurückbildete, erforderte dann eine fast halbjährige geriatrische stationäre Rehabilitation mit Unterbrechung der Psychotherapie.

Bei der Fortsetzung der psychotherapeutischen Behandlung wirkte die Patientin wieder depressiv, inaktiv, resigniert bei weniger suizidalen Tendenzen. Die weitere kurze Behandlungsphase (8 h) zielte mehr auf die aktive Ansprache der weiteren Zukunftsmöglichkeiten und der ausgeprägten Konflikte mit der Tochter ab. Wieder kam es zu einer gewissen psychischen Stabilisierung unter Zurücktreten der Suizidgedanken.

Abschließend soll anhand einer kurzen Behandlungsdarstellung des bereits erwähnten 78jährigen Patienten (Fall C) deutlich gemacht werden, daß u.U. auch wenige Behandlungsstunden zu einer entscheidenden Besserung mit Verschwinden der augenblicklich suizidalen Tendenzen führen können:

Nach dem 2. Gespräch erfolgte erneut ein schon mehrfach durchgeführter urologischer Eingriff, der zu einer Verringerung der z. T. mechanisch bedingten Miktionsstörungen führte, aber gleichzeitig wöchentlich einen Wechsel des jetzt wieder notwendigen Dauerkatheters erforderlich machte. Dabei fühlte sich der Patient aber innerlich sicherer, da die ständige Angst vor einem Versagen der Blasenentleerung z. Z. entfiel. In insgesamt 11 Behandlungsstunden (in einem Zeitraum von 5 Monaten) konnten bestimmte Problembereiche angesprochen, verdeutlicht und auch ein Stück bearbeitet werden:

Die Kränkung durch sein jetziges Unvermögen, die ihm an seiner Blasenstörung, einer gewissen körperlichen Verlangsamung, seinem Alterstremor und den Schreibschwierigkeiten bewußt wurde, hatte nach einem langen erfolgreichen Leben, in einem mehrere Jahre sich hinziehenden Prozeß des Aufbegehrens und der Trauer schließlich zu der jetzigen Resignation geführt;

die beschämende zunehmende Abhängigkeit von der offenbar sehr behutsam und liebevoll vorgehenden Ehefrau;

die Aufgaben eines alten Menschen gegenüber seinen Kindern, Schwiegerkindern und Enkeln im Sinne der Weitergabe und des Vorlebens des Altwerdens;

die Entdeckung der jetzigen Interessen und Bedürfnisse in dieser neuen Situation;

die Begegnung mit einer durch Apoplexie sehr altersveränderten Verwandten (innerer Vergleich und Erleben der besseren eigenen Situation ohne allzu große Schuldgefühle).

Danach klang die depressive Verstimmung mit den deutlichen suizidalen Gedanken ab und der Patient entwickelte neue Planungen und Aktivitäten für das Sommerhalbjahr. Die Behandlung wurde zunächst mit der gemeinsamen Verabredung beendet, daß sie bei einer erneuten Verschlechterung fortgesetzt würde.

Abschließend soll von der bisher noch kaum wahrgenommenen Möglichkeit einer Familientherapie bei einer älteren Patientin berichtet werden.

Fall H.[1] Nachdem ihr Mann gestorben war, klammerte sich die über 60jährige Patientin stark an ihre Tochter, obwohl sie zeitlebens den Sohn bevorzugt hatte, der jedoch in einer anderen Stadt lebt und sich kaum um sie kümmert. Zunehmend lief sie zu jeder Tages- und Nachtzeit bei Tochter und Schwiegersohn ins Schlafzimmer, um z. B. morgens früh um 6 Uhr zu fragen, was sie mittags kochen sollte. Die Tochter war im Lauf der Zeit durch die ständige Fragerei („was soll ich jetzt tun?") so entnervt, daß sie sie anschrie, sie solle zum Teufel gehen. Daraufhin machte die Patientin einen Suizidversuch, indem sie sich an ihrer Schranktür aufhängte. Die Tür brach jedoch aus dem Rahmen.

Vom Stadtkrankenhaus wurde sie dann in das Psychiatrische Krankenhaus überwiesen, mit der Bemerkung einer Sozialarbeiterin, daß sie eine „ganz böse" Frau sei. Der Therapeut konnte jedoch – wahrscheinlich in der positiven Sohn-Übertragung – ein gutes therapeutisches Bündnis zu ihr herstellen und die Tochter, den Schwiegersohn und den auswärtigen Sohn zu familientherapeutischen Sitzungen motivieren. Nach tödlichen Beleidigungen zwischen Mutter und Tochter wurde es möglich, daß sie sich mit der Realität auseinandersetzten. Der Tochter gelang es endlich, sich zu lösen, indem sie auszog, die Patientin konnte sich daher auch der negativen Verklammerung entziehen. Der 18jährige Enkelsohn, der wiederum ganz gut mit ihr zurechtkam, blieb bei ihr wohnen.

Zum Verlauf nach dem Suizidversuch

Zusätzlich ist die Frage wichtig, ob im weiteren Verlauf ein erneuter Suizidversuch erfolgt, der u. U. diesmal zu einem Suizid führt. Müller (1967) weist (s. S. 159) auf den Appellcharakter des Suizidversuchs auch bei älteren und alten Menschen hin. Rekonstruktionsuntersuchungen von durchgeführten Suiziden belegen häufig, daß, zumindest für diese Gruppe, die durch den Appell erreichten Veränderungen nur relativ kurzfristig und nicht ausreichend sind und eben

---

1 Für die Überlassung dieses Behandlungsberichts danken wir dem durchführenden Psychotherapeuten, Herrn Dr J. Kipp, Leiter der psychiatrischen Abteilung des Ludwig-Noll-Krankenhauses in Kassel

später doch ein Suizid (teilweise aufgrund erneuter und endgültiger Verzweiflung und/oder Kränkung) erfolgt. Dies bestätigen auch andere Untersucher.

Wolff (1970) vergleicht im Rahmen einer Längsschnittstudie insgesamt 200 hospitalisierte ältere Männer mit der Diagnose Depression bezüglich ihrer Psychodynamik/Prognose und der notwendigen Behandlungsmethoden. Von der Gruppe der Alterspatienten mit einer Depression mit suizidalen Tendenzen und Versuchen (irgendwann im bisherigen Lebensablauf), die er als „psychotic depressive reaction" diagnostiziert, brachten sich 8% innerhalb der nächsten 2 Jahre um.

Wächtler (im Druck) berichtet über eine katamnestische Untersuchung von 48 Patienten (28 Frauen und 20 Männern) über 55 Jahre: Sie wurde 8,5 Monate nach dem Suizidversuch durchgeführt, um die erfolgte Hilfestellung möglichst kurz danach zu erfassen. Die 48 Patienten wurden diagnostisch zugeordnet als abnorme Erlebnisreaktion (26), endogene Psychosen (7), leichtes hirnorganisches Psychosyndrom (4), Persönlichkeitsstörungen (4), Alkoholmißbrauch (4), und Neurosen (3).

Die Untersuchung ergab, daß nach dem Zeitraum von 8,5 Monaten 3 Patienten (davon 2 an den Spätfolgen des Suizidversuchs) verstarben. 1 Patient versuchte einen Suizidversuch; über die Hälfte (23) hatten vorübergehend oder dauernd Suizidgedanken.

Gegenüber anderen Vergleichspopulationen bestand objektiv ein schlechterer Gesundheitszustand (15 Patienten sahen die Sorge um die körperliche Gesundheit als ihr Hauptproblem an), der aber zusätzliche hypochondrisch überbewertet wurde. Noch deutlicher wurde die subjektive Bewertung bei der Einschätzung sozialer Kontakte: 43% hatten relativ häufig und 24% häufig Sozialkontakte; 6 von den Patienten mit häufigen Sozialkontakten fühlten sich sozial vereinsamt. Die Untersuchung des Hilfesuchverhaltens zeigt, daß, abgesehen von 10 in stationäre psychiatrische Weiterbehandlung verlegte Patienten, 9 ambulant Nervenärzte aufsuchten. Mehr als die Hälfte der Patienten war stark an einer in Aussicht gestellten ambulanten Gruppentherapie interessiert.

Zu der weiterreichenden Frage, welche Veränderungen in der äußeren und innerpsychischen Situation einschließlich der bestehenden Beziehungen mit welchem Erfolg wirklich eintreten, scheinen keine Ergebnisse vorzuliegen.

Zusammenfassung

Offensichtlich aufgrund der lebenswichtigen Fragen, die sich jedem einzelnen stellen, wenn er sich mit der Suizidalität im höheren und hohen Lebensalter beschäftigt, wurde diese Problematik bisher vorwiegend aus kulturphilosophischer Sicht betrachtet.

Im bezug auf spezielle soziologische, psychologische und psychodynamische Aspekte hingegen werden meistens lediglich die theoretischen Konzepte und Untersuchungsergebnisse, die an Jugendlichen und Erwachsenen im jüngeren und mittleren Lebensalter gewonnen wurden, generell auf das höhere und hohe Lebensalter übertragen.

Die Literaturübersicht über die relativ wenigen Untersuchungen, die sich speziell mit der Suizidproblematik im Alter befassen, weist widersprüchliche und in der Mehrzahl nicht vergleichbare Aussagen auf, so z. B. bezüglich Untersuchungsdesign, Diagnosen, Altersgruppe usw. Darüber hinaus beschränken sich diese Untersuchungen weitgehend auf eine Beschreibung, diagnostische Zuordnung, Untersuchung der bewußten und gewußten Motive und auf die statistische Analyse der soziodemographischen Daten. Darüber hinaus stammen sie aus einem Zeitraum von etwa 1955 bis jetzt. Weiterhin ist zu kritisieren, daß sich diese Untersuchungen lediglich auf den akuten Suizidversuch und erfolgreichen Suizid beziehen und den schleichenden Suizidversuch und Suizid kaum berücksichtigen, der vermutlich gerade im höheren und hohen Lebensalter aufgrund langfristiger autodestruktiver Tendenzen und Verhaltensweisen im Sinne von Suizidäquivalenten häufig zu sein scheint.

Systematische Bemühungen, die oben erwähnte Übertragung von Untersuchungsergebnissen von Erwachsenen im jüngeren und mittleren Lebensalter und den daraus entwickelten theoretischen Konzepten auf den Altersbereich zu überprüfen und für diesen weiterzuentwickeln, liegen bisher kaum vor. Noch weniger wurde versucht, neuere theoretische Ansätze zu übertragen, wie z. B. das aus psychoanalytischer Sicht gerade für den Altersbereich sehr wichtige theoretische Konzept der narzißtischen Kränkung (Henseler, 1974), nachdem im Suizid u. a. die Suche nach dem harmonischen Primärzustand ausgedrückt wird.

Noch geringer sind die bisher vorliegenden Aussagen und Erfahrungsberichte zu einer psychotherapeutischen bzw. soziotherapeutischen Hilfestellung. Offenbar fühlen sich die Psychotherapeuten durch die 2 Merkmale dieser Patienten, das Alter und die Suizidalität, doppelt belastet, so daß sie eine Konfrontation mit dieser Problematik im Rahmen einer Psychotherapie oder anderen Hilfestellungen vermeiden.

Literatur

Batchelor IRC (1955) Management and prognosis of suicidal attempts in old age. Geriatrics 10:291–293
Batchelor IRC (1957) Suicide in old age. In: Shneidman ES, Farberow NL (eds) Clues to suicide. MacGraw-Hill, New York, pp 143–151
Batchelor IRC, Napier MB (1953) Attempted suicide in old age. Br Med J II:1186–1190
Beauvoir S de (1972) Das Alter. Rowohlt, Reinbek
Beckmann RO (1958) Need for research on suicide by older persons. Newsl Gerontol Soc 5:9
Bericht über die Lage der Psychiatrie in der Bundesrepublik Deutschland (1975) Zur psychiatrischen und psychotherapeutisch/psychosomatischen Versorgung der Bevölkerung. Drucksache 7/4200 des Deutschen Bundestages, Bonn
Blenker M (1964) Developmental considerations and the older client. In: Birren JE (ed) Relations of development and aging. Thomas, Springfield, pp 247–266
Böcker F (1973a) Selbstmordhandlung und Lebensalter. Klinikarzt 2:26–34
Böcker F (1973b) Suizidalität im höheren Lebensalter. In: Wieck HH, Böcker F, Lang E (Hrsg) Schlaf- und Verhaltensstörungen im Alter. Witzstrock, Baden-Baden, S 137–141
Böcker F (1973c) Suizide und Suizidversuche. Thieme, Stuttgart, S 42–50
Böcker F (1975) Suizidhandlungen alter Menschen. Münch Med Wochenschr 117:201–203

Bungard W (1977) Isolation, Einsamkeit und Selbstmordgedanken im Alter. Aktuel Gerontol 7:81–89

Busse EW (1959) Psychopathology. In: Birren JW (ed) Handbook of aging and the individual. University Chicago Press, Chicago, pp 364–399

Busse EW, Pfeiffer E (1969) Functional psychiatric disorders in late life. In: Busse EW, Pfeiffer E (eds) Behavior and adaption in late life, 2nd edn. Little Brown, Boston, pp 183–235

Cath SH (1965) Some dynamics of middle and later years: A study and restitution. In: Berezin MA, Cath SH (eds) Grief, loss and emotion. Disorders in the aging process. International University New York, pp 21–72

Ciompi L (1966) Psychogene Störungen im Alter. Z Psychother Med Psychol 16:201–211

Ciompi L (1970) Allgemeine Psychopathologie des Alters. In: Psychiatrie der Gegenwart, Bd II. Springer, Berlin Heidelberg New York, S 1015–1024

Cramond WA (1970) Psychotherapy of the dying patient. Br Med J III:389–393

Darbonne AR (1968) Suicide and age: A suicide note analysis. J Consult Clin Psychol 33:46–50

Decke D (1975) Dispensaire Betreuung suizid-gefährdeter Menschen der zweiten Lebenshälfte. Psychiatr Neurol Med Psychol (Leipz) 27:534–541

Feuerlein W (1977) Ursachen, Motivationen und Tendenzen von Selbstmordhandlungen im Alter. Aktuel Gerontol 7:67–74

Gardener EA, Bahn AK, Mack M (1964) Suicide and psychiatric care in the aging. Arch Gen Psychiatry 10:547–553

Grüneberg F (1977) Zur Phänomenologie suizidaler Handlungen im höheren Lebensalter. Aktuel Gerontol 7:91–100

Gruhle HW (1939) Der Einfluß des Alterns auf den Ablauf der seelischen Störungen. Z Altersforsch 1:209–216

Hagenbuchner K (1967) Der Selbstmord des alten Menschen. Wissenschaftliches Beiblatt zur Materia Medica Nordmark, 58

Haggerty J (1973) Suicidal behavior in an 70-year-old man: A case report. J Geriatr Psychiatry 6:43–51

Hedri A (1967) Selbstmord im höheren Alter. Schweiz Arch Neurol Psychiatr 100:179–202

Henseler H (1974) Narzißtische Krisen – Zur Psychodynamik des Selbstmords. Rowohlt, Reinbek

Hiatt H (1979) Dynamische Psychotherapie mit alternden Patienten. Wege zum Menschen 31:136–146

Jeffers FC, Verwoerdt A (1969) How the old face death. In: Busse EW, Pfeiffer E (eds) Behavior and adaption in late life, 2nd edn. Little Brown, Boston, pp 163–181

Kastenbaum R, Mishara BL (1971) Premature death and selfinjurious behavior in old age. Geriatrics 26:70–81

Kraas E, Schuster H-P, Baum P (1971) Suizidversuche durch Vergiftung bei alten Menschen. Med Klin 66:1653–1660

Kunz O (1972) Suizidversuche durch Vergiftungen bei alten Menschen. Aktuel Gerontol 2:697–699

Lenzer A (1961) Sociocultural influences on adjustment to aging. Geriatrics 16:631–640

Lettieri DJ (1973) Empirical prediction of suicidal risk among the aging. J Geriatr Psychiatry 6:7–42

Levin S (1963) Depression in the aged: A study of the salient external factors. Geriatrics 18:302–307

MacMahon B, Pugh TF (1965) Suicide in the widowed. Am J Epidemiol 81:23–31

Mehne P (1977) Ursachen und Häufigkeit von Suiziden und Suizidversuchen über 65jähriger Patienten in psychiatrischen Krankenhäusern. Aktuel Gerontol 7:105–108

Miller A (1979) Das Drama des begabten Kindes und die Suche nach dem wahren Selbst. Suhrkamp, Frankfurt

Miller M (1977) A psychological autopsy of a geriatric suicide. J Geriatr Psychiatry 10:229–242

Müller C (1967) Alterspsychiatrie. Thieme, Stuttgart

Müller C (im Druck) Psychische Erkrankungen, ihr Verlauf und ihre Beeinflussung durch das Alter. Huber, Bern

O'Neal P, Robins E, Schmidt EH (1956) A psychiatric study of attempted suicide in persons over sixty years of age. Arch Neurol 75:275–284

Payne EC (1975) Depression and suicide. In: Howells FG (ed) Modern perspectives in the psychiatry of old age. Penguin Books, Harmondsworth pp 290–312

Pieper W (1977) Selbstmord in Tübingen. Zur Epidemiologie im Kreis Tübingen. Werkstattschr Sozialpsychiatr 19:14–21

Pohlmeier H (1978) Selbstmord und Selbstmordverhütung. Urban & Schwarzenberg, München

Radebold H (1976) Psychoanalytische Gruppenpsychotherapie mit älteren und alten Patienten (II. Mitteilung über spezifische Aspekte). Z Gerontol 9:128–192

Radebold H (1979a) Psychosomatische Aspekte in der Geriatrie. In: Uexküll T v (Hrsg) Lehrbuch der psychosomatischen Medizin. Urban & Schwarzenberg, München

Radebold H (1979b) Möglichkeiten und Einschränkungen der Behandlungsverfahren in den Versorgungssystemen Psychotherapie/Psychosomatik und Soziale Therapie. Z Gerontol 12:135–149

Radebold H (1980) Die Altersdimension. Prax Psychother Psychosom 25:29–36

Radebold H (1981) Psychotherapeutische Möglichkeiten im höheren und hohen Lebensalter. In: Mester W, Tölle R, (Hrsg) Neurosen. Springer, Berlin Heidelberg New York, S 146–152

Radebold H, Bechtler H, Pina I (1973) Psychosoziale Arbeit mit älteren Menschen. Lambertus, Freiburg (1981)

Ringel E (Hrsg) (1969) Selbstmordverhütung. Huber, Bern Stuttgart Wien

Sainsbury P (1955) Suicide in London. Mandsky monographs No. 1. Chapman & Hall, London

Sainsbury P (1962) Suicide in later life. Gerontol Clin 4:161–170

Sainsbury P (1963) Social and epidemiological aspects of suicide with special reference to the aged. In: Williams RH, (ed) Process of aging, vol I. Atherton, New York, pp 153–175

Sainsbury P (1965) Der Altersselbstmord. In: Zwingmann C (Hrsg) Selbstvernichtung. Akad. Verlagsgesellschaft, Frankfurt, S 178–186

Schadewaldt H (1977) Historische Betrachtungen zum Alterssuizid. Aktuel Gerontol 7:59–66

Schmidt D (1977) Suizidalität bei Patienten einer geriatrischen Abteilung. Aktuel Gerontol 7:101–104

Shulman K (1978) Suicide and parasuicide in old age: A review. Age Ageing 7:201–209

Stengel E (1961) Selbstmord und Selbstmordversuch. In: Kisker KP, Meyer J-E, Müller C, Strömgren E (Hrsg) Psychiatrie der Gegenwart, Bd III. Springer, Berlin Göttingen Heidelberg, S 51–74

Stengel E (1965) The prevention of suicide in old age. Z Präv Med 10:474–481

Stern K, Gwendolyn M, Williams BA, Prados M (1953) Mechanism of transference and countertransference in psychotherapeutic and social work with the aged. J Gerontol 8:328–332

Tews H-P (1979) Soziologie des Alterns, 3. Aufl. Quelle & Meyer, Heidelberg

Venzlaff U (1980) Die Lebenssituation alter Menschen im Hinblick auf die Suizidgefährdung. Münch Med Wochenschr 122:271–276

Wächtler C (im Druck) Suizidversuche im höheren Lebensalter – Eine katamnestische Nachuntersuchung. Aktuel Gerontol 11

Wiendieck G (1970) Sozialpsychologische Determinanten des Alters-Suizids. Nervenarzt 41:220–223

Wiendieck G (1972) Zur appellativen Funktion des Suizid-Versuchs – Eine sozialpsychologische Studie – Dissertation, Universität Köln

Wiendieck G (1973) Zur psycho-sozialen Bedingtheit des Alterssuizids. Aktuel Gerontol 3:271–274

Wolff K (1970) The emotional rehabilitation of the geriatric patient. Thomas, Springfield

Wolff K (1971) The treatment of the depressed and suicidal geriatric patient. Geriatrics 26:65–69

Seelsorgerliche Probleme
im Dialog zwischen Suizidenten und Theologen

M. Weimer

Zugänge

Auf dem Wege zur Trauerarbeit

Heinz Kohut (1979) hat vorgeschlagen, die Psychoanalyse in 2 komplementäre Psychologien einzuteilen: die Psychologie des „Schuldigen" und die Psychologie des „Tragischen Menschen". Kohut schreibt (1979, S. 120): „Mir scheint, daß insgesamt gesehen das Wirken des Menschen als auf zwei Ziele gerichtet betrachtet werden sollte. Ich benenne diese, indem ich vom *Schuldigen Menschen* spreche, wenn die Ziele auf Triebbefriedigung gerichtet sind, und vom *Tragischen Menschen,* wenn die Ziele sich auf die Erfüllung des Selbst richten" (beide Hervorhebungen von mir). Ich halte diese Unterscheidung Kohuts für konstitutiv bei der Frage, welchen Zugang der Theologe zum Suizidenten finden kann.

Immerhin scheint dieser Zugang mit mancherlei Fallen gepflastert. Eine 1.: Theologie fand ihre Identität (von Augustin bis hin zur „Summa" des Thomas von Aquin, die noch das Lehrgebäude protestantischer Theologie prägte) im Verlauf desselben Prozesses, in dem sie Suizidalität in der Perspektive des „Schuldigen Menschen" zu deuten unternahm – und bestrafte (Alvarez, 1974). Im Suizidenten sah sie nicht nur den Sünder gegen das 5. Gebot, sondern dezidierter den, der in der Anmaßung gottgleichen Handelns wie der Schöpfer über das Geschöpf autokratisch über sein Leben verfügt. Zwar hat Alvarez (1974) nachgewiesen, daß diese Deutung mehr in hellenistisch-römischer, denn in biblisch-hebräischer Tradition wurzelt, indessen kann man ihre Spuren noch bis in jüngste theologische Entwürfe verfolgen, die bei aller gewonnenen Toleranz schließlich doch an der Deutung suizidalen Handelns in der Sprache des „Schuldigen Menschen" festhalten (Barth, 1951; Bonhoeffer, 1961). Speziell im interdisziplinären Dialog der Suizidforschung spürt man als Theologe den Wunsch, sich zunächst vom Schuldgefühl zu entlasten, das einem beim Betrachten des kirchlichen Umgangs mit Suizidenten und deren Angehörigen (besonders während der Blütezeit kirchlicher Machtentfaltung) überkommt. Der Aufgabe, ansatzweise zu verstehen und durchzuarbeiten, was geschah, wäre mit jener Entlastung freilich ein schlechter Dienst erwiesen. Ich glaube, der Lösung dieser Aufgabe näher zu kommen, indem ich den theologischen Beitrag zum Gespräch mit Suizidenten als *Trauerarbeit* verstehe. Trauerarbeit nicht nur in dem vordergründigen Sinn der Trauer über das, was die Kirche Suizidenten und deren Angehörigen antat, sondern mehr noch in einem tieferen Sinn: Im Suizidenten begegnet dem Theologen, wie ich zeigen möchte, immer auch ein Stück seiner eigenen Selbstwertproblematik – und möglicherweise die Gefahr, an dieser Stelle Einbrüche zu erleben. So scheint mir für den Theologen seine emotionale Resonanz auf den Suizidenten von besonderem Interesse, nicht nur, weil deren bewußte Wahrnehmung das seelsorgerliche Gespräch vertiefen kann, sondern auch, weil er davon ausgehen muß, daß er es im Dialog mit dem Suizidenten mit einem Stück seiner eigenen Selbstwertproblematik zu tun bekommen wird.

„Hilfswissenschaft" versus „szenisches Verstehen"

Suizidenten wurden einst an Kreuzwegen verscharrt, damit die Überlebenden sicher sein konnten, der Geist des Suizidenten würde, falls er der Erde entkomme, nicht ohne weiteres den Weg zurück ins Reich der Lebenden finden (Alvarez, 1974). Die verschiedenen Rückwege der Lebenden zum Suizidenten werden heute von einer Reihe von Sozial- und Humanwissenschaften beschritten, so daß man als Theologe zunächst in groben Umrissen den eigenen Zugangsweg kennzeichnen muß.

Gab es in der Auseinandersetzung zwischen Theologie und Psychoanalyse (Läpple u. Scharfenberg, 1977) theologischerseits den Versuch, Psychoanalyse als „Hilfswissenschaft" der Theologie in Anspruch zu nehmen, so kann man heute bisweilen den umgekehrten Eindruck haben, Theologie werde als Hilfswissenschaft der human- und sozialwissenschaftlichen Disziplinen insoweit toleriert, als man an sie die aller empirischen Forschung vorgängigen Wertfragen delegieren zu können meint. Deren Strittigkeit wird in der Suizidforschung schon deutlich an der Frage des rechten Sprachgebrauchs, ob man also von Selbstmord, Freitod oder – scheinbar wertneutral – vom Suizid sprechen solle. Theologie tut – so meine ich – gut daran, den solcher Delegation inhärenten Positivismus kritisch zu prüfen. Aber auch der pragmatische Verweis auf die Bedeutung kirchlicher Caritas in der gegenwärtigen Suizidentenbetreuung dispensiert nicht davon, den eigenen Zugangsweg kritisch zu prüfen. Immerhin verweist Möllers Untersuchung in diesem Buch (Möller, 1981) darauf, daß noch nicht ausgemacht ist, ob kirchliche Caritas den Kreuzweg auch erreiche, an dem noch heute der Suizident verscharrt ist.

Die methodische Position des vorliegenden Ansatzes möchte ich skizzieren, indem ich Argelanders Begriff des „szenischen Verstehens" (Argelander, 1970) aufgreife, der von Lorenzer im metapsychologischen Kontext ausgearbeitet worden ist (Lorenzer, 1973). Das Verständnis des seelsorgerlichen Gesprächs als „szenisches Arrangement" setzt beim Seelsorger die Fähigkeit zur „funktionellen Regression" voraus (Lorenzer, zitiert bei Argelander, 1970, Seite 60). Es geht darum, an der Erlebensweise des Ratsuchenden empathisch teilzuhaben und das eigene Verhalten, die eigenen Gefühle und Phantasien als Elemente der vom Ratsuchenden konstellierten Szene aufzunehmen.

Ich bewege mich also in einem Feld, in dem Theologie und Psychoanalyse, beides Methoden deutender Erlebnisverarbeitung, dialektisch aufeinander bezogen sind, ohne das hier im einzelnen explizieren zu können (cf. Müller-Pozzi, 1975). Das Verständnis des seelsorgerlichen Gesprächs als szenisches Arrangement hat nun einige Konsequenzen für den Dialog mit Suizidenten. Abgesehen davon, daß etwa 8 von 10 Suiziden vorher angekündigt werden, also in ein kommunikatives Netz verwickelt sind, erlebt jeder, der als Helfer tatsächlich an den Kreuzweg kommt, wie sich bei ihm selbst spontane intensive Reaktionen im Dialog mit Suizidenten einstellen. Um diese Reaktionen verstehend aufnehmen zu können, scheint es mir nötig, daß wir unsere Aufmerksamkeit als Seelsorger – neben dem auf objektivierbarer Wahrnehmung fußenden Sammeln statistischen Materials – stärker auf die Wahrnehmung der szenischen Arrangements richten, die sich zwischen dem Suizidenten und uns spontan konstellieren. Dem entspricht übrigens der anthropologische Grundsatz reformatorischer Theologie, wonach der Mensch beides sei, „simul iustus et peccator" (Luther), was der seelsorgerlichen Wahrnehmung die eindeutige (projektive) Trennung zwischen Subjekt und Objekt verbietet. Um noch einmal das Faktum der fast regelmäßigen vorherigen Suizidankündigung aufzugreifen: Folgt nicht daraus, daß – wie Winnicott (1974, S. 50) gesagt hat: „Es gibt den Säugling gar nicht" (nämlich ohne die Beachtung der mütterlichen Hälfte seines Selbst) – wir auch gegenüber dem Suizidenten sagen müssen: Es gibt ihn gar nicht, nämlich ohne die Wahrnehmung der szenischen Arrangements, die sich zwischen dem Helfer und ihm spontan konstellieren?

Ich halte es in bezug auf den seelsorgerlichen Dialog also für angemessener, von der *suizidalen Szene* zu sprechen (von welcher der Seelsorger ein Bestandteil ist), statt objektivierend von dem Suizidenten.

Die suizidale Szene – 3 Beispiele

„Versteinertes Herz"

Gabi (alle wesentlichen Persönlichkeitsdaten habe ich geändert), ein sehr hübsches junges Mädchen, gehörte zu meinen ersten Konfirmandenjahrgängen. Im Unterricht saß sie meistens schweigend mit weit entrücktem Blick da, so daß ich fast in jeder Stunde mehr oder minder nachdrücklich versuchte, sie hervorzulocken, was so gut wie nie gelang. Im Konfirmationsgottesdienst wollte die Gruppe ein Rollenspiel aufführen, in dem eine Art Antikonfirmation dargestellt werden sollte. Zu meiner großen Überraschung übernahm Gabi die Rolle der Konfirmandin und spielte sie mit einer solchen Bravour, daß in der Gemeinde noch Wochen danach davon die Rede war.

Ungefähr 2 Jahre nach ihrer Konfirmation rief sie mich verzweifelt weinend an. Ihr Freund habe sie verlassen, der sei ihr einziger Halt gewesen. Mit ihrer Mutter könne sie darüber nicht sprechen; nun sei ihr ganzes Leben sinnlos und sie quäle sich schon seit Tagen mit Suizidgedanken. Mir fiel am Telefon auf, daß sie ihren Vater mit keinem Wort erwähnte, ein Detail, das in den weiteren Gesprächen wichtig werden sollte. In diesen Gesprächen stellte sich nicht nur heraus, daß sie sich an mannigfache Einzelheiten aus dem Konfirmandenunterricht genau erinnerte und sie nun allerdings gegen meine Intention als Beweis dafür verwendete, wie sinnlos und leer das Leben sei (einer ihrer Sätze in diesem Zusammenhang lautete: „Das mit der Bergpredigt ist ja gut und schön, aber wie sinnlos das ist, merkt man doch, wenn man die Welt realistisch betrachtet"), sondern auch, daß sie an ihren vielfältigen kreativen Betätigungen, deretwegen sie von anderen und von mir offene Anerkennung erfuhr, absolut keine Freude empfinden konnte. Es ging ihr wie dem Peter Munk in Hauffs Märchen „Das kalte Herz" (Hauff o.J.), der mit seinem steinernen Herzen die Fähigkeit zu empfinden verloren hat. Dabei entwertete sie mit großer Treffsicherheit eben die Bereiche, die mir selbst viel bedeuten: den der Religion und den der Kreativität, und ich erlebte, wie ich mich innerlich immer mehr aus der sich schleichend ausbreitenden Atmosphäre von Leere und Sinnlosigkeit entfernte, mühsam meinen

Ärger über die scheinbar grenzenlose Apathie dieses Mädchen kontrollierend. Ich will die Gespräche nicht im einzelnen weiter verfolgen, sondern nur noch zweierlei nachtragen. Das eine: Wir erreichten eine Wende, als es mir gelang, unsere gemeinsamen Erlebnisse auf dem Hintergrund ihrer
Beziehung zu ihrem Vater zu verstehen, den sie in der Latenz sehr bewundert hatte, der sich dann aber
abrupt aus dem Familienleben zurückzog, sich monatelang im Ausland aufhielt und nur noch für ein
paar Tage im Jahr zu Hause hereinschaute. Die Wende war weniger an äußeren Fortschritten ablesbar, sondern vielmehr daran, daß sich die Atmosphäre unserer Gespräche änderte, in denen es nun
zeitweise so etwas wie gemeinsame Freude und überhaupt ein Stück mehr Lebendigkeit gab. Das andere: Jahre später schenkte mir Gabi, als ich die Gemeinde verließ, einen Stein, in den ein Bild gemei-
ßelt war. Auf dem Bild ist eine Tür zu sehen, die einen Spalt geöffnet ist. Hinter der Tür herrscht tiefes
Dunkel, aber vor ihr stehen 2 Stiefel. Daß die Tür nun geöffnet ist, habe ich als einen Ausdruck von
Hoffnung empfunden.

Ohne auf die vielschichtigen Details dieser Beratung einzugehen, will ich einen Punkt hervorheben, der mir typisch erscheint für das Verständnis suizidaler
Szenen: Als Pastor erlebe ich, wie im Dialog mit Suizidenten gerade diejenigen
Bereiche, die für meine eigene Identität viel bedeuten, entwertet werden können.
Möglicherweise wird der seelsorgerliche Dialog entscheidend dadurch geprägt,
ob es dem Pastor gelingt, diese Kränkung in die Beziehung zum Suizidenten zu
integrieren. Welche Gefahren hier allerdings lauern, zeigt das 2. Beispiel.

Der Talar am Nagel

Von einem Pfarrer aus der DDR wird berichtet (Mendt 1979), er habe nach dem Suizid einer jungen
Frau aus seiner Gemeinde nicht mehr seinen Beruf ausüben können. Am 1. Sonntag nach dem Suizid
jener Frau eröffnet der Kollege seiner Gemeinde im Gottesdienst: „Wie Sie schon in der Predigt gehört haben, hat das treue Glied unserer Gemeinde, Frau Isolde Wehnert (Namensnennung im Origi-
nal), sich am vergangenen Donnerstag das Leben genommen, mitten unter uns! Sie wurde mit ihrem
Leben nicht mehr fertig. Das faße, wer will, ich nicht!" Dann zog der Pastor im Gottesdienst demonstrativ seinen Talar aus, und der Bericht fährt fort: „Dann nahm er beides, Talar und weiße Binde,
wieder auf, mit der rechten Hand, hob es in die Höhe und sagte: ‚Deshalb ist das nun vorbei!' Wieder
runter, noch mal rauf – ich glaube, er hat es sogar ein bißchen geschüttelt, beim zweiten Mal, wie früher ein Lehrer einen ungehörigen Jungen am Genick. ‚Endgültig', sagte er, ‚so ein Pfarrer zu sein, das
ist für mich endgültig vorbei'" (Mendt, 1979, S. 11 f.).

Der Kollege behandelt sich selbst in symbolischer Weise so, wie man einst
Suizidenten bestrafte. Bei Alvarez kann man die Einzelheiten nachlesen, die von
der Enterbung der Angehörigen bis zu sadistischen Exzessen am Leichnam des
Suizidenten reichten (Alvarez, 1974). Mendts Bericht über die berufliche Frag-
mentierung des Kollegen, der später unglücklich auf einer LPG arbeitet, wirft die
Frage auf, was mit der Destruktivität geschieht, die kirchlicherseits früher am
Suizidenten bzw. an dessen Angehörigen ausagiert wurde. Der Bericht liest sich
wie eine Illustration zu Freuds Formulierung über den Unterschied zwischen
Trauer und Melancholie: „Man könnte am Melancholiker beinahe den gegen-
teiligen Zug einer aufdringlichen Mitteilsamkeit hervorheben, die an der eigenen
Bloßstellung eine Befriedigung findet" (Freud, 1975, S. 201). Offenbar enthält jedenfalls die suizidale Szene Elemente starker Destruktivität, die sich sowohl gegen den Suizidenten wie auch gegen den Seelsorger wenden kann. Ein anderer
literarischer Text bringt uns dem Verständnis dieser Destruktivität schon etwas
näher.

„Nur weg von hier"

„Ich befahl, mein Pferd aus dem Stall zu holen. Der Diener verstand mich nicht. Ich ging selbst in den Stall, sattelte mein Pferd und bestieg es. In der Ferne hörte ich eine Trompete blasen, ich fragte ihn, was das bedeute. Er wußte nichts und hatte nichts gehört. Beim Tore hielt er mich auf und fragte: ‚Wohin reitest du, Herr?‘ ‚Ich weiß es nicht‘, sagte ich, ‚nur weg von hier, nur weg von hier. Immerfort weg von hier, nur so kann ich mein Ziel erreichen.‘ ‚Du kennst also dein Ziel?‘ fragte er. ‚Ja‘, antwortete ich, ‚ich sagte es doch: ‚Weg-von-hier‘, das ist mein Ziel.‘ ‚Du hast keinen Eßvorrat mit‘, sagte er. ‚Ich brauche keinen‘, sagte ich, ‚die Reise ist so lang, daß ich verhungern muß, wenn ich auf dem Weg nichts bekomme. Kein Eßvorrat kann mich retten. Es ist ja zum Glück eine wahrhaft ungeheure Reise‘" (Kafka, 1977, S. 321).

K. P. Jörns nimmt diesen Text als Beispiel für den suizidalen Wunsch, „ein anderer zu sein" (Jörns, 1979), und gewinnt so einen Verstehenszugang zum Suizidenten, der ihn gewisse Elemente psychoanalytischer Suizidtheorien aufnehmen läßt. Indessen entgeht Jörns, daß Kafka ein szenisches Arrangement beschreibt, das man allerdings als typisch für suizidale Szenen ansehen kann. In ihnen erlebt der Helfer Hilflosigkeit gegenüber dem suizidalen Impuls, so wie der Diener gegenüber dem Wunsch seines Herrn hilflos ist. Aber auch das, was der Diener bei aller Hilflosigkeit noch anbieten kann wie der Theologe das religiöse Symbol, wird nicht (mehr?) benötigt: „Kein Eßvorrat kann mich retten." In Hegels Dialektik von Herr und Knecht ist das „Tun des Einen das Tun des Anderen" (Stierlin, 1976), womit uns eine 1. Zusammenfassung möglich ist.

Als wesentliches Kennzeichen des Dialogs mit Suizidenten erscheint uns die Hilf- und Machtlosigkeit des Helfers dem suizidalen Impuls gegenüber. Wo der seelsorgerliche Dialog unter der Prävalenz einer (impliziten oder expliziten) Psychologie des „Schuldigen Menschen" stattfindet, wird der Seelsorger mit Gefühlen von Insuffizienz und Hilflosigkeit agieren müssen, sei es, daß er sich selbst dafür bestraft, wie wir es im 2. Beispiel sahen, sei es, daß er Hilflosigkeit und Insuffizienz an den Suizidenten delegiert, so zum „omnipotenten Objekt" (Loch, 1972) für ihn wird, das ihn – im schlimmsten Fall – in mehr oder minder sublimer Weise für die Demonstration von Hilflosigkeit und Insuffizienz bestraft. Nicht umsonst hatte die Psychologie des „Schuldigen Menschen" im theologischen Gewande mit der entsprechenden Bestrafung von Suizidenten ihre Blütezeit während der Ära höchster kirchlicher Machtentfaltung im Mittelalter.

Wo andererseits der seelsorgerliche Dialog mit Suizidenten unter der (impliziten oder expliziten) Psychologie des „Tragischen Menschen" stattfindet, erlebt man als Seelsorger Insuffizienz und Hilflosigkeit in beunruhigender Nähe zur eigenen Identität. Daß der kirchliche Umgang mit Suizidenten und deren Angehörigen heute einfühlsamer zu werden verspricht, mag damit zusammenhängen, daß die Kirche hinsichtlich ihres gesellschaftlichen Einflusses inzwischen deutlich mit ihren Schwächen und Grenzen konfrontiert ist und also die Psychologie des „Tragischen Menschen" ihrer Realität eher Ausdruck verleihen kann als diejenige des „Schuldigen Menschen". Freilich scheint mir der sinnvolle Umgang mit Insuffizienz und Hilflosigkeit davon abzuhängen, ob man ein Verständnis für die Entstehung dieser Gefühle im Pastorenberuf gewonnen hat.

Die Kehrseite der Ohnmacht

Wenn Suizidalität als spezifischer Ausdruck einer „narzißtischen Krise" (Henseler, 1974) verstanden werden kann, so sind damit offenbar Erlebnisse angesprochen, die für das Identitätsgefühl von Pastoren erhebliche Bedeutung haben. Verschiedene kirchensoziologische Untersuchungen (Matthes, 1969; Marhold et al., 1977; Spiegel, 1975) scheinen deutlich zu bestätigen, daß Pastoren genötigt sind, höchst heterogene und zuweilen konträre Selbstbilder zu integrieren. Vermuten z. B. in der Selbsteinschätzung ungefähr ⅔ aller befragten Pastoren der Münsteraner Studie, „daß das öffentliche Ansehen ihres Berufes sehr groß ist" (Marhold et al., 1977, Seite 184), so weist in der Fremdeinschätzung „der Pfarrerberuf die größte Streuung in der Wertschätzung auf; der Pfarrer erscheint sowohl auf dem 1. als auch auf dem letzten Platz der Prestigeskalen und besetzt außerdem nahezu alle dazwischenliegenden Positionen" (Matthes, 1969, S. 103). Die genannten Untersuchungen weisen auf eine hohe Rollenunsicherheit hin, die die divergierenden Anforderungen des parochialen Pfarramtes für den Stelleninhaber mit sich bringen. So sehr hier detailliertere Angaben darüber erforderlich wären, in welcher Weise sich die angedeutete soziologische Situation auf das Selbstwertgefühl von Pastoren auswirkt, möchte ich mich hier auf einen Punkt beschränken, der in traditionell lutherischer Definition als der Fokus pastoraler Berufsausübung begriffen wird, nämlich auf einen Aspekt des szenischen Arrangements des Gottesdiensts.

Wohl jeder Pastor kennt die peinigenden Träume, in denen er unvorbereitet auf der Kanzel vor versammelter Gemeinde steht, stotternd, ohne Predigtmanuskript oder gänzlich unfähig, auch nur ein Wort herauszubringen. Wenn ich nicht irre, lassen sich diese Träume gut denjenigen zuordnen, von denen Freud schreibt, „daß unsere Kunst (scil.: der Traumdeutung) sich gerade an diesem Material nicht recht bewährt. Bei der Deutung der typischen Träume versagen in der Regel die Einfälle des Träumers, die uns sonst zum Verständnis des Traums geleitet haben, oder sie werden unklar und unzureichend, so daß wir unsere Aufgabe mit ihrer Hilfe nicht lösen können" (Freud, 1972, S. 247). Bei den genannten typischen Pastorenträumen handelt es sich offensichtlich um Äquivalente der von Freud beschriebenen Exhibitionsträume, wobei Freud diejenigen, vor deren Augen sich die Exhibition ereignet, als „Fremde mit unbestimmt gelassenen Gesichtern" beschreibt. „Die Leute machen ... gleichgültige, ... feierlich steife Mienen" (Freud, 1972 S. 248), fürwahr eine gute Beobachtung einer sonntäglichen Gottesdienstgemeinde. Nun hat Freud im Rahmen seiner Theorie der Wunscherfüllung in diesen Traumbildern den Wunsch gefunden, die beschämende und strafende Reaktion der Erwachsenen auf den frühkindlichen Exhibitionismus zu verdecken; wir bewegen uns also hier ganz auf dem Gebiet einer Psychologie des „Schuldigen Menschen". Im Rahmen einer Psychologie des „Tragischen Menschen" erscheinen diese Träume eher als Versuch des Träumers, sein narzißtisches Gleichgewicht wieder herzustellen, als „narzißtischer Restitutionsversuch" (Grunert, 1977) des Träumers. Damit aber geben uns diese Träume einen Hinweis darauf, daß beim Fokus pastoraler Berufsausübung, im Gottesdienst, eher narzißtische als objektgerichtete Szenen wiederbelebt werden (Weimer, 1980).

Nun hat Henseler detailliert dargelegt, daß die suizidale Szene sich stets im Gefüge narzißtischer Objektbeziehungen ereignet. Mir scheinen in unserem Zusammenhang besonders folgende Sätze von eminenter Bedeutung: „Gefährlich werden sie (die narzißtischen Objektbeziehungen) erst dann, wenn sie nicht nur eine Möglichkeit sind, sondern *starre Bedingung* (Hervorhebung von mir, M. W.) einer zwischenmenschlichen Beziehung werden" (Henseler, 1974, S. 83), was offenkundig im gottesdienstlichen Arrangement wenigstens dann der Fall ist, wenn den Teilnehmern nicht mehr bewußt ist, daß sie sich in eine temporäre Regression begeben, aus der man – vergleichbar der Welt des Spiels (Erikson, 1978; Winnicott, 1973) – in die Welt objektgerichteter und zugleich narzißtischer Beziehungen wieder zurückkehren kann. Henseler fährt fort: „Das Gefährliche daran ist, daß an die Illusion nicht gerührt werden darf. Sollte sich im Laufe der Zeit zeigen, daß das Objekt die vermutete Eigenschaft gar nicht hat, versagt das Objekt also in seiner narzißtischen Funktion, so ist das für solche Menschen (gemeint sind Suizidenten) nicht nur ärgerlich, sondern katastrophal."

Mir scheint, in den typischen Pastorenträumen können wir erleben, wie Menschen in ihrer narzißtischen Funktion (Prediger und hörende Gemeinde) versagen, und zwar eben im Zentrum kirchlichen Geschehens, nämlich im Gottesdienst. Die Kehrseite von Insuffizienz und Hilflosigkeit bilden Phantasien von Allmacht und Größe, die an zentraler Stelle der pastoralen Berufsausübung symbolisch agiert werden. Wo sie als Anspruch an das eigene Selbst erlebt werden und nicht externalisiert werden können (etwa auf das Symbol „Gott"; davon nimmt Meerweins Analyse der Religion ihren Ausgang, Meerwein, 1971), da befinden wir uns in einer suizidalen Dynamik, wie sie Henseler beschrieben hat. Der Konflikt zwischen Allmacht und Ohnmacht, in der theologischen Version der Psychologie des „Schuldigen Menschen" als Anmaßung gottgleichen Handelns des Suizidenten gegenüber sich selbst gedeutet, reicht also tief in die berufliche Identität des Seelsorgers hinein. Wir hätten nun nach adaptiveren Formen des Umgangs mit diesem Konflikt als derjenigen der projektiven Bestrafung des Suizidenten zu suchen.

Telefonseelsorge – „ Soll ich meines Bruders Hüter sein?"

In der Arbeit der Telefonseelsorge finden wir einen Bereich, in dem die Kirche zweifelsohne am intensivsten in suizidale Szenen eintritt. Interessanterweise hat nun gerade diese Einrichtung ihren Anfang in einer narzißtischen Katastrophe genommen. Der Baptistenpfarrer Henry Warren gründete 1895 in New York die 1. Telefonseelsorge der Welt, nachdem er in einem Hotelzimmer eine sterbende Frau vorgefunden hatte. Die Frau hatte Suizid begangen und am Abend zuvor erfolglos nach einem Pfarrer verlangt. Entsprechend sah man in der telefonischen Beratung von Suizidalen zunächst die Hauptaufgabe der Telefonseelsorge (Harsch, 1974), und in einem etwas erweiterten Sinn kann man sicher sagen, Telefonseelsorge sei der institutionalisierte Versuch, mit den Gefühlen von Hilflosigkeit und Insuffizienz fertig zu werden, die der Suizident im Helfer auslöst. Mit anderen Worten: In der Arbeit der Telefonseelsorge begegnet uns ein Stück institutionalisierter Trauerarbeit, eine Voraussetzung, die mir für den einfühlsamen

Dialog mit Suizidenten konstitutiv erscheint. Nun werden in der Trauerarbeit stets – jenseits aller individuellen Prägungen – frühkindliche Trennungserlebnisse reaktiviert, die notwendiger Bestandteil derjenigen Entwicklung sind, die von der Symbiose mit der Mutter zur Loslösung und Individuation führt (Mahler et al., 1978). Betrachten wir einmal in dieser Perspektive das Setting der Telefonseelsorge, so fällt auf, daß sie eine Reihe derjenigen mütterlichen Funktionen auszufüllen scheint, die M. Mahler et al. (1978) anhand ihrer Beobachtungen aus der sog. Übungs-Subphase beschrieben haben. Man kann nicht nur ihrer Anwesenheit rund um die Uhr gewiß sein, man kann sie auch gleichsam zum „Auftanken" in Anspruch nehmen, ohne auf die Merkmale ihrer persönlichen Identität besonders Rücksicht nehmen zu müssen: Bekanntlich sind die meisten Telefonseelsorgestellen in der BRD aus dem Zeittakt am Telefon herausgenommen. So wundert es nicht, daß nach den Worten einer Anruferin Telefonseelsorge „wie ein Gebet" sei, „bei dem aber einer antwortet". Freilich: der so zugesprochenen Allmacht korrespondiert für die faktische Machtlosigkeit des Helfers dem Anrufer gegenüber: ihre Verbindung ist einzig durch den elektrischen Draht gesichert und kann vom Anrufer jederzeit abgebrochen werden (vgl. in diesem Zusammenhang den kleinen Patienten von Winnicott, 1973, S. 26–29, der, in einer prekären Mutterbeziehung aufgewachsen, alle möglichen Gegenstände durch einen Bindfaden miteinander verbinden wollte).

Nun belegen Mahlers Beobachtungen eindrucksvoll, daß die geglückte Individuation offenbar entscheidend dadurch geprägt wird, wie weit es Mutter und Kind gelingt, die unvermeidlichen destruktiven Impulse in ihren Dialog zu integrieren.

Entsprechend groß ist das Problem in der Arbeit der Telefonseelsorge. In ihrem Umgang mit den sog. Daueranrufern, Anrufern also, die vom Telefon suchtartigen Gebrauch machen und damit den Telefonseelsorger immer wieder seine faktische Machtlosigkeit fühlen lassen, wird die Auseinandersetzung mit den eigenen aggressiven Anteilen unvermeidlich. Nach meinem Eindruck ist die Verführung zum Agieren hier besonders stark: ob man die Aggression in internen Rollenspielen ausagiert, Witze über Daueranrufer reißt oder, sobald deren Stimme am Telefon erkennbar ist, den Hörer still beiseite legt: die Auseinandersetzung mit den abgrenzenden, versagenden Aspekten des Helfers wird spätestens hier jedenfalls unvermeidlich.

Mir scheint damit ein weiteres Problem im seelsorgerlichen Dialog mit Suizidenten angesprochen, das ich zunächst mit einem kritischen Blick auf K. P. Jörns' Buch *Nicht leben und nicht sterben können* (1979) etwas näher betrachten möchte.

Jörns befreit Suizidalität endlich auch theologisch von dem Stigma des zu Bestrafenden, indem er sie als „Suche nach dem Leben", als „Wunsch, ein anderer zu sein" aufnimmt. Dieser Wunsch basiere auf dem Erleben des totalen Verlusts sinnvoller Kommunikationsmöglichkeiten. Dabei versucht Jörns, über den Entwurf einer theologischen Anthropologie theologische Tradition mit sozial- und humanwissenschaftlichen Suizidtheorien zu verbinden. Als „anthropologisches Grunddatum" der Bibel benennt er: „Der Mensch ist des Menschen Hüter" (Jörns, 1979, S. 18). Im Schaffen antisuizidaler Lebensbedingungen gehe es für die Kirche darum, diesem Grunddatum zur Geltung zu verhelfen. Dabei rekurriert Jörns auf eine orale Sprache, wenn er als zentrale Aufgabe von Suizidverhütung angibt, „daß wir uns längerfristig um das ‚Erzeugen' und ‚Verteilen' jener „Lebensmittel" bemühen, die den primären Lebenshunger stillen, damit Menschen leben und sterben können" (s. 91).

Pastoralpsychologisch scheinen mir hier einige Fragen offen zu bleiben. Ich glaube, daß wir der prinzipiellen Bedeutungsvielfalt (biblischer) Symbole nicht gerecht werden, wenn wir sie auf der oralen Ebene als „Lebensmittel" deuten (Weimer, 1980). Wo religiöse Symbole zu Lebensmitteln werden, gerät man, so scheint mir, schnell in eine Variante der „Sucht-Spirale", von der Balint spricht (Balint, 1973, S. 31). Die Beratung Gabis war über lange Zeit von einer solchen Sinn-Sucht-Spirale bestimmt. Aber daneben scheint mir Jörns nicht ausreichend zu bedenken, daß das „anthropologische Grunddatum", wonach der Mensch des Menschen Hüter sei, immerhin aus einer biblischen Erzählung stammt, die vom katastrophalen Ausgang einer narzißtischen Objektbeziehung handelt: Kain erschlug seinen Bruder Abel, weil er es nicht ertragen konnte, daß Abels Opfer in Gottes Augen höhere Anerkennung fand als seines; die Erzählung von Kains Brudermord ist ein Paradigma „narzißtischer Wut" (Kohut, 1975). Im Diktum vom Menschen als des Menschen Hüter ist also vorausgesetzt, was erst noch begriffen werden müßte, nämlich, wie es möglich ist, „Ich-Dominanz" (Kohut, 1975) über die destruktiven Teile des Dialogs mit Suizidenten zu erlangen. Die Regression auf orale Beziehungsmuster scheint mir dieser Frage auszuweichen. Dabei muß man wohl bedenken, daß einer der bevorzugten Abwehrmechanismen der oralen Erlebensweise derjenige der Spaltung ist (Kernberg, 1978), der rigiden Aufteilung der Vorstellungen von sich selbst und von anderen in total gute und total böse Anteile. Im folgenden Abschnitt werden wir die Auswirkung von Spaltungsprozessen anhand der Judasfigur etwas näher betrachten. Wenn es stimmt, daß wir den Suizid mit Loch (1972) als einen Akt „schlechthinniger Befreiung von einem omnipotenten Objekt" (S.360) verstehen können, dann geht es im seelsorgerlichen Dialog wohl entscheidend darum, wie wir als Seelsorger *neben dem Suizidenten,* anstatt über ihm (wie im oralen Beziehungsmuster) stehen können (Loch beschreibt diesen Beziehungswandel eindrucksvoll an einer klinischen Vignette, S.362). Eine Voraussetzung dafür sehe ich darin, daß man als Seelsorger möglichst eingehend mit den narzißtischen Elementen seiner eigenen beruflichen Identität in Kontakt gekommen ist, wobei es gewiß zum Wesen des Narzißmus gehört, daß man dieser Voraussetzung stets nur annähernd genügen kann. Eine andere Voraussetzung sehe ich darin, diejenigen biblischen Symbole durchzuarbeiten, mit deren Hilfe die Kirche bisher Suizidalität interpretiert hat.

Der Suizid des Judas und der Tod Christi

Suizidale Szenen – jenseits des Schuldprinzips

Offenkundig konvergieren im Berufsbild des Pfarrers so viele Elemente, die man psychoanalytisch als Ich-Ideal-Aspekte bezeichnen kann, da man sich an Henselers Beschreibung des Ich-Ideals bei Suizidenten erinnert fühlt: „Viele Suizi-

denten räumen ein, daß die Ansprüche an sich selber eigentlich überhöht sind.
Keinem anderen Menschen würden sie es übelnehmen, wenn er vor ihnen versagt. Es heißt dann aber: Bei mir ist das etwas ganz anderes" (Henseler, 1974,
S. 86; cf. Reimer, 1981). Mir scheint diese strukturelle Ähnlichkeit mit suizidalem Erleben einer der Faktoren zu sein, die zwar einerseits beim Theologen die
spontane Einfühlung in den Suizidenten fördern mögen, ja, die bisweilen sogar
zu dem Impuls führen mögen, den Suizidenten vor einer ihn bestrafenden Umwelt schützen zu wollen (Eulenberger, 1976), die aber andererseits das Durchar-
beiten derjenigen Problematik erschweren dürfte, die zum Suizidimpuls führte.
Es mag auch damit zusammenhängen, daß die kirchliche Suizidentenbetreuung
zweifelsohne ihre Stärken bisher in der kurzfristigen Krisenintervention hat (Telefonseelsorge), es aber einstweilen an Konzepten mangelt, die die Voraussetzungen zu einer längerfristigen Suizidentenbetreuung benennen.

Mir scheint aber noch ein weiterer Faktor zum gegenwärtigen Bild kirchlicher
Seelsorge an Suizidenten beizutragen. Je mehr (vermutlich infolge des Wandels
der gesellschaftlichen Stellung der Kirche) die theologische Version der Psychologie des „Schuldigen Menschen" obsolet wurde, desto stärker schwand offenbar auch die Möglichkeit einer symbolischen Interpretation suizidaler Dynamik.
Wenn man etwa theologischerseits der psychoanalytischen Interpretation folgt,
daß es dem Suizidenten nicht darum gehe, sich selbst in einem eigenmächtigen
Akt dem Tod zu übergeben, sondern darum, neues Leben zu suchen (Jörns 1979),
dann verfängt eben die symbolische Interpretation des Suizids im Rahmen des
5. Gebots nicht mehr. Die Auskunft, die Kirche verurteile nicht den Suizidenten,
wohl aber den Suizid (Jentsch et al., 1975, S. 525), scheint mir unter seelsorgerlichen Gesichtspunkten eher eine Ausflucht vor der Erkenntnis zu sein, daß wir
theologischerseits gegenüber Suizidenten eine Sprache finden müssen, die jenseits des Schuldprinzips und jenseits einer Psychologie des „Schuldigen Menschen" angesiedelt ist. Die Suche nach einer solchen Sprache wird wohl ihren
Anfang bei der Kritik der überkommenen Deutungsmuster nehmen müssen.

Judas – der „analisierte" Christus

Auf den ersten Blick scheinen die biblischen Autoren den Suizid des Judas er-
staunlich beiläufig zu behandeln. Das hat freilich keineswegs verhindert, daß die
Judasfigur bald mit ganz ähnlichen Affekten besetzt wurde, wie dies in der Kirche unter der Prävalenz einer Psychologie des „Schuldigen Menschen" gegenüber Suizidenten der Fall war. Schon im Neuen Testament selbst kann man
beobachten, wie der Suizid des Judas analsadistisch ausgemalt wird. Im Gegensatz zum älteren Bericht des Matthäus (Paulus erwähnt die Judasfigur überhaupt
nicht) stürzt nach Apostelgeschichte 1,8 Judas, nachdem er sich erhängt hatte,
wieder ab „und ist mitten entzweigeborsten und all sein Eingeweide ausgeschüttet". Später werden auch in der protestantischen Theologie Judas immer wieder
typisch anale Züge zugeschrieben. Aus der unübersehbaren Fülle an Beispielen
zitiere ich 2: In einer Predigt vergleicht Oetinger Judas mit „melancholischen
Leuten", die „erdfarbig" seien. Sie hätten „ein drohend Gesicht mit sogenannten
Glasaugen, einem Zeichen eines falschen, betrügerischen Menschen. Solche

Leute sind sparsam, argwöhnisch – auch ihrer Freunde heimliche Feinde" (Lüthi, 1955, S. 56). So wie der Suizid nach den Konzilen von Orleans (533), Braga (562) und Toledo (693) als ein nicht wieder gut zu machendes Übel festgeschrieben wurde, heißt es später in der protestantischen Theologie: „Judas ist der einzige Mensch, von dem wir mit Sicherheit sagen können, daß er ewig verdammt ist" (Lüthi, 1955, S. 109).

Die Phantasie der Dichter wurde durch die Judasgestalt immer wieder angeregt (Klopstock und Goethe, zit. bei Lüthi, 1955 und in neuerer Zeit Jens, 1975), und so verwundert es nicht, daß auch die Psychoanalyse an dieser Gestalt nicht vorübergehen konnte. Es überstiege den Rahmen dieser Arbeit, sich den differenzierten Analysen Reiks (1975) und Tacharows (1972) ausführlicher zuzuwenden; beider Analysen nehmen ihren Ausgangspunkt an der seltsamen doppelten Bindung des Christen an Jesus und Judas, eine Bindung, die Reik zufolge nur verständlich ist auf der Grundlage narzißtischer Objektbeziehungen (Reik, 1975, S. 113). 50 Jahre nach Reiks Arbeiten hat die Psychoanalyse einiges mehr über narzißtische Objektbeziehungen in Erfahrung gebracht. In unserem Zusammenhang interessiert mich besonders Grunbergers (1976) Analyse der verwickelten Beziehungen zwischen dem narzißtischen und dem objektgerichteten Sektor der Psyche. Im suizidalen Erleben sieht Grunberger einen ähnlichen Besetzungsentzug wirksam, wie ihn Ringel (1974) als präsuizidales Syndrom mehr phänomenologisch beschrieben hat. Grunberger geht davon aus, daß dieser Besetzungsentzug nur „ein aktiver Prozeß" (Grunberger, 1976, S. 284) sein kann, so daß der davon Betroffene sinngemäß sagen kann: „Ich kann an mir nur noch das Schmutzige, Schlechte, Beschämende und Schuldhafte sehen. Ich habe nur noch meine Fehler im Kopf, kann nichts Gutes mehr an mir finden. Ich habe Ekel, mich anzusehen." In der Tat entspricht dieses Bild ziemlich genau demjenigen, das theologischerseits immer wieder von Judas gezeichnet wurde. Nach Grunberger „analisiert" der Suizident sich selbst, das heißt: behandelt sich selbst wie Kot, den man wegwerfen will. Wenn wir aber die Doppelbindung des Christen an Jesus und Judas eine narzißtische Objektbeziehung unter der Prävalenz der Spaltung nennen können, wie es schon Reik vorschlug, dann hätten wir in Judas so etwas wie den „analisierten" Christus vor uns.

Um zusammenzufassen: Wir sehen bereits in der Traditionsbildung des Neuen Testaments dieselben Spaltungsmechanismen wirksam, die wir für die Hauptgefahr im seelsorgerlichen Dialog mit Suizidenten halten. Beide, Judas wie der Suizident, eignen sich gut als Projektionsfiguren für eigene abgelehnte Selbstanteile, wie wir am Beispiel der beruflichen Identitätsprobleme von Pastoren sahen. Könnte es also nicht sein, daß die kirchliche Verurteilung des Suizidenten (denn auch die des Suizids läuft faktisch auf die Verurteilung desjenigen Menschen heraus, der diese Möglichkeit des Umgangs mit Konflikten gewählt hat) weit tiefere Ursachen hat, als die einer bloß unzureichenden Ethik (so Jörns, 1979, S. 116ff.), so daß ihr mit besseren ethischen Argumenten keineswegs beizukommen ist?

Mich hat sehr beeindruckt, daß in einer Bibelstunde die vorwiegend älteren Teilnehmer auf die Frage, welche biblische Gestalt ihnen zum Suizidproblem einfalle, spontan auf Judas verwiesen. Sollte die effektive Verbindung von Suizident und Judas nicht doch tiefer wurzeln, als manch aufgeklärtes theologisches Argument vermuten läßt?

Das aber hieße, daß wir auch theologisch Judas und Christus in einer engeren Beziehung zueinander sehen müßten. Mir scheint die kirchliche Verurteilung des Suizidenten viel zu tun zu haben mit aggressiver Trauer um den Tod Christi, oder – in analytischer Sprache – um den Verlust des existentiell wichtigen Selbstobjektes, ein Verlust, der den Trauernden der schockierenden Erfahrung eigener Machtlosigkeit aussetzt. Manches Passionslied spiegelt in seiner emotionalen Atmosphäre diese Erfahrung wider: „Ach mein Herr Jesu, ich hab dies verschuldet, was du erduldet." Melanie Klein beschreibt dgl. unter dem Stichwort „depressive Position" des Kleinkinds (Klein, 1972). Das Erleben dieser „Position" scheint mir unvermeidlich für den, der sich auf suizidale Szenen einläßt.

„Mein Gott, mein Gott, warum hast du mich verlassen?"

Möglicherweise gibt es kaum andere Felder im seelsorgerlichen Dialog, die den Theologen so nachhaltig mit zentralen Aspekten seiner eigenen beruflichen Identität konfrontieren, wie suizidale Szenen. In diesen Szenen steht der Fokus pastoraler Berufsausübung, der um den Allmachts-Ohnmachts-Konflikt kreist, zur Debatte. Es ist darum kein Zufall, daß unsere Suche nach symbolischen Bearbeitungen dieses Konflikts uns unvermittelt in das Zentrum des theologischen Lehrgebäudes, nämlich zur Christologie, geführt hat. Die Psychologie des „Tragischen Menschen" erfordert hier neue Konzeptualisierungen, die das Ideal eines allmächtigen und apathischen Gottes ersetzen durch das Symbol eines leidensfähigen, den Menschen zugewandten Gottes, der in der Passion Christi seine eigene Ohnmacht erleidet (Moltmann, 1976 u. Sölle, 1976, cf. auch Heimbrock, 1977). Offenbar hat die frühe Kirche in der Christologie den Versuch unternommen, narzißtische Katastrophen, wie sie Henseler (1974) als potentiell suizidauslösend beschreibt, symbolisch zu bearbeiten. Die ältesten Kreuzigungsberichte enthalten den Ruf Jesu: „Mein Gott, mein Gott, warum hast du mich verlassen?", ein Psalmzitat, das wohl seiner Anstößigkeit wegen der lukanischen Redaktion bereits zum Opfer fiel. Wie Moltmann (1976) gezeigt hat, berührt aber die Tatsache, daß dieses Zitat an zentraler Stelle den ältesten Kreuzigungsberichten eingefügt wurde, entscheidende Fragen der Christologie – und damit, wie mir scheint, des seelsorgerlichen Dialogs mit Suizidenten. Dieser Dialog hat auf der Seite des Seelsorgers zur Voraussetzung, die Gefühle von Insuffizienz und Hilflosigkeit ertragen zu können (sie also nicht agieren zu müssen), was mir nur denkbar erscheint, wenn die Kehrseite der Ohnmacht im Berufsbild des Pastors ins Bewußtsein gerückt ist. Einen strukturell ähnlichen Vorgang beschreibt Moltmann in der Christologie. Der Tod Jesu bedeutet für ihn die „Erfahrung der Gottverlassenheit" (Moltmann, 1976, S. 141); am Kreuz Jesu steht „die Gottheit seines Gottes und Vaters auf dem Spiel (S. 144). Das heißt: Moltmann beschreibt im Medium der Kreuzestheologie das Schicksal einer narzißtischen Objektbeziehung mit katastrophalem Ausgang. „Sieht man es so, dann liegt am Kreuz nicht nur Jesus selbst in Agonie, sondern auch der, für den er lebte und sprach, nämlich der Vater" (S. 144). Offenbar besteht nur so die Chance, den Prozeß der Trauer um den Tod Christi überhaupt zu beginnen. Schließlich: So

wie das Neue Testament als das „literarische Dokument eines Trauerprozesses"
(Kühnholz, 1975) beschrieben wurde, erscheint mir ein theologischer Zugang
zum Suizidenten nur vorstellbar unter dem Aspekt von Trauerarbeit. Wer im Tod
Jesu die Erfahrung der Gottverlassenheit wiederfinden kann, der braucht diese
Erfahrung nicht mehr an die Judasfigur und deren Äquivalente zu delegieren.
Wer die Sehnsucht, sich an ein omnipotentes Objekt zu binden, um mit ihm eins
zu werden, im eigenen Erleben wiederfinden kann, der mag wohl ein Stück Freiheit zum Prozeß der Trauer gewinnen, der auf den Zugängen zum Kreuzweg, an
dem der Suizident noch verscharrt ist, mir unvermeidlich erscheint.

Auf dieser Grundlage möchte ich abschließend einige *Fragen an den Seelsorger* formulieren, deren Bearbeitung begleitend zum Erleben suizidaler Szenen
sich für mich als hilfreich erwiesen hat:
- Welcher Verlust erschiene mir katastrophal für mich selbst?
- Welche Bilder fallen mir ein, wenn ich mir eine Szene vollkommener Gebor-
  genheit vorzustellen versuche?
- Welche Hypothese habe ich mir gebildet, die den Suizid(-versuch) erklären
  soll?
- Wozu dient mir diese Hypothese in meiner Beziehung zum Suizidenten (des-
  sen Angehörigen)?
- Wem spreche ich Schuld zu am Schicksal des Suizidenten?
- Welche Wege gehe ich i. allg., um eine Beziehung neu zu gestalten, die für mich
  unbefriedigend geworden ist?
- In welchen Situationen bin ich hilflos und wie erlebe ich meine Hilflosigkeit?
- In welchen Situationen bin ich wütend und wie erlebe ich meine Wut?

Literatur

Alvarez A (1974) Der grausame Gott, 1. Aufl. Hoffmann & Campe, Hamburg
Argelander H (1970) Das Erstinterview in der Psychotherapie, 1. Aufl. Wiss. Buchgesellschaft,
  Darmstadt
Balint M (1973) Therapeutische Aspekte der Regression, 1. Aufl. Rowohlt, Reinbek
Barth K (1951) Die Kirchliche Dogmatik, 1. Aufl. Bd. III/4. Die Lehre von der Schöpfung. Evangeli-
  scher Verlag, Zürich
Bonhoeffer D (1961) Ethik (Hrsg. Bethge E), 5. Aufl. Kaiser, München
Erikson E (1978) Kinderspiel und politische Phantasie, 1. Aufl. Suhrkamp, Frankfurt
Eulenberger K (1976) „Richtet nicht". In: Nitschke H (Hrsg) Am Grabe. Mohn, Gütersloh,
  S. 132–134
Freud S (1972) Die Traumdeutung, 2. Aufl. Studienausgabe, Bd. II. Suhrkamp, Frankfurt
Freud S (1975) Trauer und Melancholie. In: Freud S (Hrsg) Psychologie des Unbewußten. Studien-
  ausgabe, Bd. III. Suhrkamp, Frankfurt, S. 193–212
Grunberger B (1976) Vom Narzißmus zum Objekt, 1. Aufl. Suhrkamp, Frankfurt
Grunert U (1977) Narzißtische Restitutionsversuche im Traum. Psyche 31:1057–1078
Harsch H (1974) Theorie und Praxis des beratenden Gesprächs, 2. Aufl. Kaiser, München
Hauff W (o.J.) Die schönsten Märchen (Hrsg. Henschel-Villaret W) Mohn, Gütersloh
Heimbrock H-G (1977) Phantasie und christlicher Glaube, 1. Aufl. Kaiser-Grünewald, München
  Mainz
Henseler H (1974) Narzißtische Krisen, 1. Aufl. Rowohlt, Reinbek
Jens W (1975) Der Fall Judas, 1. Aufl. Kreuz, Stuttgart

Jentsch W, Jetter H, Kießig M, Reller H (Hrsg) (1975) Evangelischer Erwachsenenkatechismus, 1. Aufl. Mohn, Gütersloh

Jörns K-P (1979) Nicht leben und nicht sterben können, 1. Aufl. Vandenhoeck & Ruprecht & Herder, Wien Freiburg Basel Göttingen

Kafka F (1977) Sämtliche Erzählungen (Hrsg. Raabe P) 13. Aufl. Fischer, Frankfurt

Kernberg OF (1978) Borderline-Störungen und pathologischer Narzißmus, 1. Aufl. Suhrkamp, Frankfurt

Klein M (1972) Das Seelenleben des Kleinkindes, 1. Aufl. Rowohlt, Reinbek

Kohut H (1975) Überlegungen zum Narzißmus und zur narzißtischen Wut. In: Kohut H (Hrsg) Die Zukunft der Psychoanalyse, Suhrkamp, Frankfurt S. 205–251

Kohut H (1979) Die Heilung des Selbst, 1. Aufl. Suhrkamp, Frankfurt

Kühnholz W (1975) Das Neue Testament – Dokument eines Trauerprozesses? WzM 27:S. 385–404

Läpple V, Scharfenberg J (Hrsg) (1977) Psychotherapie und Seelsorge, 1. Aufl. Wiss. Buchgesellschaft, Darmstadt

Loch W (1972) Mord- Selbstmord oder die Bildung des Selbstbewußtseins. In: Loch W (Hrsg) Zur Theorie, Technik und Therapie der Psychoanalyse, 1. Aufl. Fischer, Frankfurt, S. 355–363

Lorenzer A (1973) Sprachzerstörung und Rekonstruktion, 1. Aufl. Suhrkamp, Frankfurt

Lüthi K (1955) Judas Iskarioth, 1. Aufl. Zwingli, Zürich

Mahler M, Pine F, Bergmann A (1978) Die psychische Geburt des Menschen, 1. Aufl. Fischer, Frankfurt

Marhold W, Bußmann U, Eikelmann T, Fischer W, Löschcke E, Przybylski H, Schibilski M, Siemers H (1977) Religion als Beruf, 1. Aufl, Bd. I. Identität des Theologen. Kohlhammer, Stuttgart Berlin Köln Mainz

Matthes J (1960) Kirche und Gesellschaft, 1. Aufl, Bd. II. Einführung in die Religionssoziologie. Rowohlt, Reinbek

Meerwein F (1971) Neuere Überlegungen zur psychoanalytischen Religionspsychologie. In: Nase E, Scharfenberg J (Hrsg) Psychoanalyse und Religion, 1. Aufl. Wiss. Buchgesellschaft, Darmstadt, S. 343–369

Mendt D (1979) Umfrage wegen eines Pastors, 2. Aufl. Union, Berlin (DDR)

Möller HJ (1981) Die Rolle des niedergelassenen Arztes in der Betreuung suizidgefährdeter Patienten. In: Reimer C (Hrsg) Suizid-Ergebnisse und Therapie. Springer, Berlin Heidelberg New York

Moltmann J (1976) Der gekreuzigte Gott, 3. Aufl. Kaiser München

Müller-Pozzi H (1975) Psychologie des Glaubens, 1. Aufl. Kaiser & Grünewald, München Mainz

Reik T (1975) Der eigene und der fremde Gott, 1. Aufl. Suhrkamp, Frankfurt

Reimer C (1981) Interaktionsprobleme mit Suizidenten. In: Reimer C (Hrsg.) Suizid-Ergebnisse und Therapie. Springer, Berlin Heidelberg New York

Ringel E (1974) Selbstmordverhütung. WzM 26:S. 206–220

Sölle D (1976) Leiden, 3. Aufl. Kreuz, Stuttgart

Spiegel Y (1975) Pfarrer. In: Otto G (Hrsg) Praktisch-Theologisches Handbuch. Furche, Hamburg, S. 459–475

Stierlin H (1976) Das Tun des Einen ist das Tun des Anderen, 1. Aufl. Suhrkamp, Frankfurt

Tacharow S (1972) Judas, der geliebte Henker. In: Spiegel Y (Hrsg) Psychoanalytische Interpretationen biblischer Texte. Kaiser, München, S. 243–256

Weimer M (1980) Spaltung und Integration. WzM 32:S. 322–346

Winnicott DW (1973) Vom Spiel zur Kreativität, 1. Aufl. Klett, Stuttgart

Winnicott DW (1974) Reifungsprozesse und fördernde Umwelt, 1. Aufl. Kindler, München

Interaktionsprobleme mit Suizidenten

C. Reimer

Einleitung

Die Motivation, sich Interaktionsproblemen mit Suizidenten zuzuwenden, beruht einmal auf einem aktuellen Hintergrund: Während die Zahl der Suizide in den letzten 3 Jahrzehnten relativ konstant geblieben ist bzw. nur leicht anstieg, weist die Zahl der Suizidversuche eine deutlich steigende Tendenz auf (u. a. Böcker, 1973; Böhme et al., 1976; Henseler, 1974; Reimer et al., 1979; Welz et al., 1978). Stengel (1969) hat nach Auswertung internationaler Statistiken über das Verhältnis von Suizid : Suizidversuch als Minimalschätzung ein Verhältnis von 1 : 5, als Maximalschätzung von 1 : 15 angegeben. Allgemein wird davon auszugehen sein, daß das Verhältnis mindestens 1 : 10 beträgt.

In einer Großstadt wie Hamburg gab es z. B. 1977 649 Suizide. Ein Versuch, die Anzahl der Selbstmordversuche für dieses Jahr zu schätzen, würde dann nach den beschriebenen Schätzwerten eine Zahl von etwa 6500 Suizidversuchen ergeben. Natürlich ist eine exakte Angabe über die Anzahl von Selbstmordversuchen schwierig, da z. B. die Polizei viele Suizidenten in ihren Statistiken nicht erfassen kann und manche dieser Patienten auch nicht in Krankenhäusern behandelt werden, wo sie über die Archive identifiziert werden könnten.

Angesichts der Größe des Suizidproblems liegt es nahe, sich mit der therapeutischen Situation zu beschäftigen, die Suizidenten betrifft, speziell z. B. mit der Nachsorge nach Suizidversuchen usw.

Mit zunehmender Verbreitung der modernen Intensivmedizin bereitet die rein somatische Versorgung der meist durch Vergiftung geschädigten Suizidenten heute kaum noch ernsthafte Probleme. Die Todesrate klinisch behandelter Vergiftungsfälle ließ sich weitgehend senken und wird heute zwischen 1% und 2% angegeben (Ringel, 1969; Wolf, 1978). In der Regel bleiben die Patienten nicht länger als 3 Tage auf der mit der Entgiftung befaßten Station (Reimlinger, 1979).

Erheblich problematischer erscheint die Frage nach der psychiatrischen Betreuung der Suizidpatienten. Mit der somatischen Behandlung ist der Grundkonflikt, der zum Suizidversuch führte, ja noch nicht gelöst. Zwar wurde häufig berichtet, daß sich die meisten Suizidpatienten nach dem Aufwachen vom Suizidversuch bereits distanziert haben (Henseler, 1974; Linden, 1972).

Bappert (1965) meint sogar, im Suizidversuch selbst einen „Gewinn" für den Betroffenen zu finden, da sich „Eltern, Ehepartner oder Angehörige weit eher als vorher zu versöhnlicher Aussprache geneigt" fänden (S. 108). Ringel (1972) warnt aber eindringlich vor jeder Verharmlosung von suizidalen Handlungen

und stellt unter Hinweis auf die bekannt hohen Rückfallquoten fest, daß es sich
hier meist nur um eine vorübergehende Wandlung handelt. Deshalb fordern in
der Behandlung von Suizidpatienten tätige Psychiater (u. a. Böhme, 1977; Carstairs, 1968; Köhler, 1972; Reisner, 1972; Ringel, 1969) schon seit langem, daß
kein Patient nach einem Suizidversuch ohne exakte psychiatrische Diagnosestellung und ein entsprechendes Therapieangebot die Klinik verlassen darf. In letzter Zeit ist der Wert einer möglichst frühen, also schon in der Aufwachphase ein-
setzenden psychiatrischen Krisenintervention besonders hervorgehoben worden (Götze et al., 1979; Riebel, 1977).

Zur Problematik der Interaktion mit Suizidenten ist aber auch eine nähere
Beobachtung der Arzt-Suizident-Interaktion notwendig sowie der Versuch, Probleme dieser Interaktion einzuordnen. Klinische Beobachtungen und Erfahrungen haben gezeigt, daß zwischen Ärzten und Suizidenten oft sehr spannungsrei-
che Interaktionen ablaufen (vgl. u. a. Maltsberger u. Buie, 1974; Tabachnick,
1961). Auf deren psychodynamische Hintergründe soll hier nicht näher eingegangen werden (vergl. dazu Reimer im Druck a, b). Es soll aber darauf hingewiesen werden, daß Suizidalität offenbar für Ärzte bzw. Helfer selbst ein besonderes
Problem darstellt.

Nach den vorliegenden, überwiegend anglo-amerikanischen Arbeiten über
Suizidalität bei Ärzten scheint festzustehen, daß Ärzte besonders suizidgefährdet sind (vgl. u. a. Ansel u. McGee, 1971; Blachly et al., 1968; Craig u. Pitts, 1968;
De Sole et al., 1969; Rose u. Rosow, 1973; Ross, 1971, 1973, 1975; Vaillant et al.,
1966; Wellmann, 1974). Nach den Angaben aus dieser Literatur ist die Suizidrate
bei Ärzten bis zu 4mal höher als in anderen Berufsgruppen bzw. Altersgruppen
der Bevölkerung. Dabei gelten Ärztinnen als besonders gefährdet (u. a. Ross,
1973). Innerhalb der einzelnen Fachrichtungen haben – hier sind die Ergebnisse
der Literatur übereinstimmend – die Psychiater und dann die Anästhesisten das
höchste Suizidrisiko. Ärzte haben darüber hinaus auch eine erhöhte psychiatrische Morbidität, und zwar vor allem hinsichtlich depressiver und süchtiger Erkrankungen (beide Krankheiten spielen oft auch bei Suizidpatienten eine große
Rolle).

Ohne diese Befunde aus der Literatur jetzt näher interpretieren zu wollen, sei
doch darauf hingewiesen, daß bei solchen „Dispositionen" einer bestimmten
Berufsgruppe (Ärzte) nicht unverständlich erscheint, daß diese auch in den Umgang mit Patienten einfließen, die eine ähnliche Problematik/Erkrankung haben.

In dieser Arbeit soll an 2 unterschiedlichen Kollektiven der Frage der Interaktionsprobleme zwischen Ärzten und Suizidenten nachgegangen werden. Ein
Ziel dieses Versuchs sollte sein, Ärzten zu ermöglichen, der eigenen suizidalen
Seite ihres Selbst näher zu kommen, um damit besser umgehen und den Kontakt
zu Suizidenten etwas entspannen zu können.

Tabelle 1. Stichprobe, nach Fachrichtungen

Fachrichtung	♂	♀	Gesamt
Anästhesisten	7	9	16
Chirurgen	20	1	21
Internisten	17	4	21
Neurologen	15	8	23
Psychiater	12	7	19
Gesamt	71	29	100

Methodik

Die Umfrage unter Krankenhausärzten

An 200 Krankenhausärzte, die in ihrem Fachgebiet auch mit Suizidenten konfrontiert werden (Anästhesisten, Chirurgen, Internisten, Neurologen und Psychiater), wurde ein Fragebogen verschickt, mit dem folgende Bereiche erfaßt werden sollten: 1. Vermutete Selbstmordmotive; 2. Beurteilungen von Personen, die einen Selbstmordversuch gemacht haben, und 3. Vorstellungen über Hilfsmöglichkeiten für selbstmordgefährdete Menschen.

Jede Frage zu diesen 3 Bereichen wurde 2mal vorgegeben: einmal mit der Instruktion, sie für eine Person zu beantworten, die einen Selbstmordversuch gemacht hat (Fremdeinschätzung), und einmal mit der Anweisung, die Fragen für sich selbst in einer vergleichbaren suizidalen Situation zu beantworten (Selbsteinschätzung). Bei einem Teil der Item-Fragen waren Mehrfachnennungen möglich, bei anderen Fragen war zwischen „stimmt" und „stimmt nicht" zu unterscheiden.

Von den versandten Fragebögen wurden 100 ausgefüllt zurückgeschickt (50% Rücklaufquote; Tabelle 1). Die Stichprobe setzt sich zu etwa 70% aus männlichen und zu etwa 30% aus weiblichen Ärzten der untersuchten Fachrichtungen zusammen. Das Durchschnittsalter der Ärzte betrug 35,7 Jahre. Geschlechtsunterschiede wurden wegen der geringen Anzahl der Frauen in den einzelnen Fachgruppen nicht berechnet.

Die Auswertung der Krankengeschichten von Suizidpatienten

Zur genaueren Analyse der Versorgungssituation von Suizidpatienten wurde zunächst versucht, die Anzahl von Suizidpatienten in einem umgrenzten Zeitraum (1.7.–31.12.77) in Hamburger Krankenhäusern zu erfassen. Diese Art des Vorgehens bot sich an, da die Mehrzahl von Suizidpatienten klinisch behandelt und registriert wird (Parkin u. Stengel, 1965).

In Tabelle 2 ist die Zahl der Patienten aufgeführt, die nach Durchsicht aller Krankengeschichten dieses Zeitraums als Suizidpatienten identifiziert werden konnten.

Tabelle 2. Patienten mit Suizidversuchen in Hamburger Krankenhäusern (1. 7.–31. 12. 1977)

	Zahl der Patienten	in [%]
Männer	731	37,2
Frauen	1232	62,8
Gesamt	1963	100

Es wurden bei der Durchsicht der Krankengeschichtenarchive all die Krankenhäuser bzw. Krankenhausabteilungen berücksichtigt, die von Rettungswagen/Notarztwagen angefahren wurden und von daher für die Akutversorgung von Suizidpatienten in Frage kamen. Insgesamt wurden 86 entsprechende Abteilungen erfaßt, und zwar 25 medizinische, 24 chirurgische, 13 Anästhesie-, 11 neurologische, 3 neurochirurgische und 10 pädiatrische Abteilungen. Von diesen Abteilungen wurden ausgenommen:

– Abteilungen, von denen bekannt war, daß sie an der Versorgung von Suizidpatienten nicht teilnehmen (z. B. aufgrund bestimmter Spezialisierungen),
– Abteilungen, auf denen im Untersuchungszeitraum weniger als 5 Suizidpatienten behandelt worden waren,
– Psychiatrische Abteilungen, da diesen in Hamburg in der Regel nicht die Erstversorgung von Patienten nach einem Suizidversuch obliegt, und
– einige wenige Abteilungen, auf denen die Untersuchung ganz oder teilweise unmöglich war (z. B. durch eine ablehnende Haltung des Abteilungsdirektors).

Bei der Durchsicht der Krankenakten bzw. Verbandberichte wurden alle Diagnosen verfolgt, die für einen evtl. erfolgten Selbstmordversuch hätten sprechen können (die Auswertung der Unterlagen erfolgte mit Hilfe der Doktoranden Steffen Reimlinger und Klaus Stelter, denen an dieser Stelle gedankt sei). Die Fälle, die in die Erhebung aufgenommen wurden, wurden nach folgenden Kriterien ausgesucht:

1. Sie mußten, soweit erkennbar, der Definition eines Suizidversuchs entsprechen, wie Stengel (1969) sie formuliert hat: „Selbstmordversuch ist jede Handlung der Selbstschädigung, die mit der Absicht der Selbstvernichtung begangen wurde, so vage und zweifelhaft diese sein mag" (S. 70). In diesem Sinne wurden z. B. akute Intoxikationen bei chronisch medikamentenabhängigen Patienten nur dann mitgezählt, wenn aus den Unterlagen erkennbar war, daß ein Arzt eine suizidale Absicht vermutet hatte.
2. Der Selbstmordversuch mußte im Untersuchungszeitraum erfolgt sein.
3. Zur Vermeidung von Doppelzählungen wurden nur Suizidpatienten erfaßt, für die die jeweilige Krankenhausabteilung die Erstversorgung übernommen hatte.

Aus der Fülle der erfaßten Daten werden hier nur diejenigen Befunde dargestellt und diskutiert, die eine besonders therapeutische Relevanz haben bzw. direkt oder indirekt Aussagen zur psychiatrisch-/psychotherapeutischen Versorgungssituation von Suizidpatienten in Allgemeinkrankenhäusern erlauben. Gemeint sind z. B. die Dokumentation der Suizidanamnese, Besuche eines neurologisch-psychiatrischen Konsiliars, evtl. Nachsorgeempfehlungen dieses Konsiliars sowie Nachsorgeempfehlungen des behandelnden Krankenhausarztes (laut abschließendem Arztbrief).

Die EDV-Auswertung der Daten erfolgte mit dem SPSS-Programmsystem (Statistical Package for the Social Sciences).

Die Meinungsumfrage auf den Abteilungen

Unabhängig von der Auswertung der Krankenblätter für den Untersuchungszeitraum 2. Halbjahr 1977 wurde an die Abteilungen, die an der Versorgung von Suizidpatienten beteiligt sind, ein kurzer Fragebogen verschickt. Dieser sollte erfassen, wie die Versorgungslage der Suizidpatienten von den Ärzten der Abteilungen empfunden wird. In einem Anschreiben an den Abteilungsdirektor wurde darum gebeten, die Fragen möglichst gemeinsam mit allen Ärzten der Abteilung, z. B. im Rahmen einer Konferenz, zu beantworten. Der Inhalt der Fragen ist verkürzt in Tabelle 10 zusammengefaßt. Die Rücklaufquote der persönlich überbrachten Fragebögen (86) betrug 53,5% (46 Abteilungen hatten geantwortet). Es war allerdings im nachhinein nicht überprüfbar, ob die Antworten wirklich in einer gemeinsamen Ärztekonferenz abgestimmt worden waren oder z. B. lediglich die Meinung des Abteilungsdirektors widerspiegelten.

Ergebnisse

Die Umfrage unter Krankenhausärzten

Bei der Frage, was einen Menschen wohl veranlassen könnte, sich das Leben zu nehmen (Motive, Tabelle 3), entschieden sich die Krankenhausärzte vorrangig für Items, die den zwischenmenschlichen Kontakt betreffen, wie z. B. „unlösbarer Partnerkonflikt", „Einsamkeit/Kontaktprobleme" und „Gefühl der Sinnlosigkeit des Lebens". „Unheilbare Krankheit" wurde als Suizidmotiv am vierthäufigsten genannt.

Die gleiche Frage, auf einen eigenen möglichen Suizid bezogen, wurde von den Ärzten z. T. grundsätzlich anders beantwortet: als Suizidmotiv führte bei ihnen „unheilbare Krankheit", gefolgt von „Gefühl der Sinnlosigkeit des Lebens". Probleme im zwischenmenschlichen Bereich (wie z. B. Partnerprobleme) konnten sie sich bei sich selbst nicht als suizidmotivierend vorstellen, sehr wohl aber bei anderen (alle in Tabelle 3 aufgeführten Items sind unterschiedlich signifikant).

In Tabelle 4 sind die Antworthäufigkeiten einer Item-Frage zur Beurteilung von Suizidenten aufgeführt („Was würden Sie über einen Menschen denken, der versucht hat, sich das Leben zu nehmen?"). Bemerkenswert sind v. a. die Unterschiede der 3 letzten Items: So meinten die Ärzte, daß andere Menschen weit mehr als sie selbst das Recht hätten, sich das Leben zu nehmen, daß sie selbst im

Tabelle 3. Vermutete Selbstmordmotive (Mehrfachnennungen; Darstellung der wichtigsten signifikanten Ergebnisse, n = 100)

Item	Wird als Motiv bei Suizidenten gesehen	Wird als Motiv bei sich selbst gesehen	Signifikanz[a]
Unheilbare Krankheit	57	61	*
Trennung von einem geliebten Menschen	41	22	* *
Tod eines geliebten Menschen	31	16	* *
Unlösbarer Partnerkonflikt	62	23	* * *
Gefühl der Sinnlosigkeit des Lebens	86	56	* * *
Einsamkeit/Kontaktprobleme	80	34	* * *

[a] Signifikanz nach McNemar Chi-Quadrat-Test: $*p < .05$, $**p < .01$, $***p < .001$

Tabelle 4. Beurteilungen von Suizidenten (Darstellung der wichtigsten signifikanten Ergebnisse, n = 100)

Item	Beurteilungen von Suizidenten durch Ärzte	Vermutete Beurteilungen durch andere bei eigenem Suizidversuch	Signifikanz[a]
Er kann nicht sehen, wie schön das Leben ist	53	63	* *
Er ist krank	57	69	* *
Ich würde versuchen, ihn zu verstehen	96	74	* *
Ich würde ihm helfen	84	66	* *
Wer so etwas macht, sollte es dann auch „richtig" machen	8	18	* *
Es würde mich ans Sterben erinnern	45	58	* *
Jeder Mensch hat das Recht, sich das Leben zu nehmen	62	39	* * *
Wer so etwas macht, kann kein Verständnis erwarten	1	19	* * *
Es würde mir Angst machen	33	61	* * *

[a] Signifikanz nach McNemar Chi-Quadrat-Test: $*p < .05$, $**p < .01$, $***p < .001$

Tabelle 5. Vorstellungen über Hilfsmöglichkeiten für Suizidenten (Darstellung der wichtigsten signifikanten Ergebnisse; n = 100)

Item	Vorstellungen von Ärzten für Suizidenten	Vorstellungen von Ärzten über Hilfsmöglichkeiten bei eigenem Suizidversuch	Signifikanz[a]
Er sollte sich auf seine eigenen Fähigkeiten besinnen	71	76	*
Die Eltern sollten sich um ihn kümmern	59	43	*
Man sollte ihn auf keinen Fall sich selbst überlassen	97	79	*
Ein Geistlicher sollte zu ihm geschickt werden	35	18	* *
Der Hausarzt sollte sich um ihn kümmern	51	28	* * *
Man sollte ihm alle gefährlichen Gegenstände wegnehmen	58	39	* * *
Er sollte sofort in psychiatrische Behandlung	61	34	* * *
Er sollte sich selbst um Hilfe bemühen	38	58	* * *

[a] Signifikanz nach McNemar Chi-Quadrat-Test:* $p < .05$,** $p < .01$,*** $p < .001$

Fall eines eigenen Selbstmordversuchs viel weniger Verständnis zu erwarten hätten als sie selbst bereit sind zu zeigen, und daß ein eigener Suizidversuch anderen Menschen sehr viel mehr Angst machen würde als ihnen selbst, wenn sie einen anderen Menschen so handeln sehen würden. Ebenso meinten die Ärzte u.a., daß sie weniger Hilfe zu erwarten hätten als sie selbst anderen Suizidenten geben würden. Vielmehr würde man sie eher für krank halten als sie selbst das für den Suizidenten tun und auch eher meinen, sie hätten es dann doch lieber gleich „richtig" machen sollen.

Signifikante Unterschiede fanden sich auch bei der Frage nach den Vorstellungen über Hilfsmöglichkeiten für Suizidenten bzw. den diesbezüglichen Vorstellungen/Wünschen im Fall von eigener Suizidgefährdung (Tabelle 5). Besonders auffällig war – ähnlich wie schon bei den Motiven –, daß Hilfe durch andere, wie z.B. die Eltern, einen Geistlichen, den Hausarzt oder den Psychiater, von den Ärzten für sich selbst bei Suizidgefährdung sehr viel weniger akzeptiert wurde als sie dies für andere Suizidenten taten. Vielmehr meinten sie, daß sie sich mehr selbst zu helfen hätten, z.B. indem sie sich auf ihre eigenen Fähigkeiten zu besinnen hätten.

Tabelle 6. Konsiliarbesuche und Nachsorgeempfehlungen von Konsiliar und Krankenhausarzt (n = 1963)

	Zahl der Patienten	In % des Gesamtkollektivs
Konsiliarbesuch erfolgte bei	940	47,9
Darunter: Nachsorgeempfehlung vom Konsiliar gegeben bei	503	25,6
Empfehlung oder Einleitung einer Suizidnachsorge im abschließenden Arztbrief des behandelnden Krankenhausarztes bei	724	36,9

Die Auswertung der Krankengeschichten von Suizidpatienten

Aus Tabelle 6 ist ersichtlich, daß nur knapp die Hälfte der 1963 Suizidpatienten im Untersuchungszeitraum von einem psychiatrisch-neurologischen Konsiliar gesehen wurde. Von diesen Patienten bekamen gut die Hälfte eine Nachsorgeempfehlung vom Konsiliar, bezogen auf das Gesamtkollektiv waren es sogar nur ¼ aller Patienten (als Nachsorgeempfehlung des Konsiliars wurde eine auf dem Konsiliarschein vermerkte Empfehlung zur speziellen Suizidnachsorge gewertet. Die Nachsorgemöglichkeiten wurden in 7 Kategorien eingeordnet: Überweisung in eine psychiatrische Abteilung, Überweisung zum niedergelassenen Nervenarzt, Überweisung zur ambulanten Psychotherapie, Vermittlung an eine Selbsthilfeorganisation wie z.B. die Anonymen Alkoholiker, Entlassung zum Hausarzt mit spezieller Therapieempfehlung, Vermittlung an eine Beratungsstelle oder sonstige Empfehlung zur Suizidnachsorge. Dabei war auch die Registrierung mehrerer Empfehlungen gleichzeitig möglich).

Der behandelnde Krankenhausarzt hatte (laut Abschlußbericht) bei nur gut ⅓ der Patienten eine spezielle Nachsorgeempfehlung ausgesprochen oder eingeleitet (es galten dieselben Kategorien wie bei den Konsiliarempfehlungen; auch hier waren Mehrfachnennungen möglich. Zwischen nur empfohlenen oder bereits eingeleiteten Nachsorgemaßnahmen wurde bei der Datenerhebung nicht unterschieden. Letztere machten ohnehin den kleineren Teil aus. Meist blieb es laut Aufzeichnungen bei mehr oder eher weniger konkreten Empfehlungen wie z.B.: „Psychotherapie ist anzuraten").

Bezüglich der Suizidanamnese (Tabelle 7) fiel auf, daß bei 78% (1534) aller Patienten keine speziellen Angaben darüber zu finden waren, ob in der Anamnese bereits Suizidversuche vorlagen oder nicht. Nähere Angaben über Vorversuche fanden sich lediglich bei 22% der Patienten, wobei in 4,2% nur von „Rezidiv" die Rede war. Von den genauer anamnestizierten Patienten war es bei den meisten (ca. 90%) mindestens der 2. Selbstmordversuch in ihrem Leben. Selbstmordgedanken waren gar nicht erfaßt worden. Es fanden sich keine signifikanten Unterschiede zwischen den Geschlechtern.

Tabelle 8 zeigt die Häufigkeiten der Konsiliarbesuche und der Nachsorgeempfehlungen in Abhängigkeit von der Tatsache, ob es sich um den 1. Suizidversuch oder um ein Rezidiv handelte. Sofern nicht ausdrücklich frühere Suizid-

Tabelle 7. Dokumentation der Anzahl vorausgegangener Suizidversuche (Suizidanamnese)

Der registrierte Suizidversuch war der	Männer	Frauen	Gesamt
1. Versuch	15	32	47
2. Versuch	66	125	191
3. Versuch	28	42	70
4. Versuch	14	24	38
Ungenaue Angaben (z. B. „Rezidiv")	35	48	83
Keine Angaben (Suizidanamnese fehlt)	573	961	1534
Gesamt	731	1232	1963

Tabelle 8. Konsiliarbesuche und Nachsorge in Abhängigkeit von der Suizidanamnese

	Erster Suizidversuch	Rezidiv
Gesamtzahl der Patienten	1581	382
Konsiliarbesuch erfolgte bei	709 (44,8%)	231 (60,5%)
Nachsorgeempfehlung vom Konsiliar gegeben bei	355 (50,1%)	148 (64,1%)
Suizidnachsorge vom behandelnden Krankenhausarzt empfohlen und/oder eingeleitet bei	518 (32,8%)	206 (53,9%)

versuche in der Akte vermerkt waren, wurde davon ausgegangen, daß es sich um den 1. Selbstmordversuch handelte (es ist also nicht auszuschließen, daß unter „erster SMV" auch Fälle erfaßt sind, bei denen es sich in Wirklichkeit um ein Rezidiv handelte, was aber nicht dokumentiert war).

Aus der Tabelle geht hervor, daß Rezidivpatienten deutlich häufiger als Patienten mit 1. Selbstmordversuch sowohl Konsiliarbesuche wie auch Nachsorgeempfehlungen des Konsiliars und des behandelnden Krankenhausarztes erhielten. Die Unterschiede sind in allen 3 Zeilen signifikant ($p < 0,01$).

Bei der Untersuchung der Konsiliarbesuche und Nachsorgeempfehlungen in Abhängigkeit von der Suizidmethode (Tabelle 9) zeigte sich, daß Patienten mit sog. „harten" Methoden am seltensten Konsiliarbesuche und Nachsorgeempfehlungen bekommen hatten (unter „weiche" Methoden wurden generell Intoxikationen subsumiert. Mit „harten" Methoden waren Stich- und Schnittverletzungen – meist Pulsaderschnitte – sowie Erhängungsversuche, Sturz- und Schußverletzungen gemeint; Bochnik, 1962).

An 2. Stelle rangierten Patienten mit „weichen" Suizidmethoden. Patienten mit „kombinierten" Methoden (z. B. Tablettenintoxikation und Pulsaderschnitte) erhielten am häufigsten sowohl den Besuch eines Konsiliars wie auch Empfehlungen zur Nachsorge seitens des behandelnden Krankenhausarztes (aller-

Tabelle 9. Konsiliarbesuche und Nachsorge in Abhängigkeit von der Suizidmethode

	Suizidmethode		
	„weich"	„hart"	Kombination
Gesamtzahl der Patienten	1691	200	61
Konsiliarbesuch erfolgte bei	821 (48,6%)	77 (38,5%)	40 (65,6%)
Nachsorgeempfehlung vom Konsiliar gegeben bei	436 (53,1%)	35 (45,5%)	30 (75%)
Suizidnachsorge vom behandelnden Krankenhausarzt empfohlen und/oder eingeleitet bei	627 (37,1%)	52 (26%)	40 (65,6%)

Tabelle 10. Meinungsumfrage unter den Ärzten verschiedener Krankenhausabteilungen

	Mehrheitlich „ja"	Mehrheitlich „nein"	Uneinig/Keine Meinung
Mit der Betreuung von Suizidpatienten überfordert?	38	8	–
Mangel an Nachsorgemöglichkeiten empfunden?	38	4	4
Spezialambulanz(en) notwendig?	28	13	5
Spezielle Fortbildung über Suizidprobleme erwünscht?	20	26	–
Spezielle nicht-ärztliche Mitarbeiter zur Suizidenten-Betreuung erwünscht?	21	24	1

dings ist die Zahl der Patienten mit „kombinierten" Methoden auch relativ gering). Die Unterschiede zwischen den einzelnen Methodengruppen sind signifikant, für alle 3 Zeilen ist der p-Wert < 0,01.

Die Auswertung der Meinungsumfrage bei den mit der zumindest gelegentlichen Betreuung von Suizidpatienten befaßten Abteilungen erbrachte folgende Ergebnisse (Tabelle 10): Über 80% der Abteilungen bejahten die Frage, ob sie sich mit der Betreuung, speziell mit der psychischen Betreuung von Suizidpatienten überfordert fühlten. Ebenso viele Abteilungen beantworteten die Frage, ob sie einen Mangel an gezielter Nachsorge für diese Patienten empfänden, mit „Ja". Auf Konkretisierung angesprochen, nämlich ob die Notwendigkeit einer oder mehrerer Suizidambulanz(en) gesehen werde, antworteten nur noch ⅗ der Abteilungen mit „Ja".

Möglichkeiten der Fortbildung für die Ärzte der Abteilungen in Bezug auf die psychische Mitbetreuung von Suizidpatienten wurden von fast 60% der Abteilungen abgelehnt, und über 50% der Abteilungen wollten auch keine speziell ausgebildeten nichtärztlichen Mitarbeiter für die Suizidpatienten auf ihren Stationen haben.

Diskussion

Die Umfrage unter Krankenhausärzten

Die Ergebnisse der Fragebogenaktion unter 100 Krankenhausärzten verschiedener Fachrichtungen sind in vielerlei Hinsicht bemerkenswert. Am auffälligsten erscheint, daß bei den Suizidmotiven die „unheilbare Krankheit" vor allen anderen Motiven führte. Mehrere Faktoren mögen dafür verantwortlich sein: einmal ist es sicher das größere Wissen der Ärzte um Verlauf und Prognose unheilbarer Krankheiten. Das Erleben einer unheilbaren Krankheit konfrontiert u. a. aber auch mit Gefühlen von Ohnmacht/Hilflosigkeit/Abhängigkeit und Todesangst. Nach Schmidbauer (1977) ist der Helfer schon früh mit solchen Gefühlen konfrontiert worden und hat aus der Abwehr seiner frühen traumatischen Erfahrungen seine Berufsmotivation gebildet, die mit Vorstellungen von (relativer) Macht, Stärke und Unabhängigkeit verbunden ist. Bezüglich der Todesangst sind besonders die Befunde von Feifel (1969) interessant, der in einer empirischen Arbeit gefunden hatte, daß Ärzte gegenüber verschiedenen Kontrollgruppen ein höheres Ausmaß an Todesangst aufwiesen und auch angegeben hatten, daß sie zwischen dem 1. und 5. Lebensjahr bereits solche Ängste anläßlich bestimmter Ereignisse gehabt hätten (die Patienten der Kontrollgruppen erinnerten dagegen Todesängste erst aus der Latenzzeit).

Auffällig war ferner bei den Ärzten eine spürbare Strenge gegen sich selbst in hilflosen Situationen: der durch einen Selbstmordversuch hilflos gewordene Helfer mag sich kaum auf die Hilfe anderer verlassen. Er meint vorrangig, daß er sich in einer solchen Situation selbst zu helfen habe. Möglicherweise ist die Vorstellung offenbar werdender persönlicher Krisen und dadurch bedingter Hilflosigkeit für Ärzte/Helfer mit Scham- und Schuldgefühlen, vielleicht auch mit Verachtung gegen sich selbst, verbunden, die zu einer ängstlichen Abwehr von Hilfsangeboten Dritter führen.

Eine genauere Analyse der Gesamtdaten findet sich bei Reimer (im Druck a), und unter besonderer Berücksichtigung von Übertragungs- und Gegenübertragungsaspekten bei Reimer (im Druck b).

Die Auswertung der Krankengeschichten und der Meinungsumfrage auf den Abteilungen

1. Die Tatsache, daß nur knapp die Hälfte aller Suizidpatienten in den Krankenhäusern überhaupt einen Konsiliarbesuch erhalten hatte, muß bestürzen. Ebenso auch die desolate therapeutische Situation, gemessen an der geringen Zahl von eingeleiteten oder empfohlenen Nachsorgemaßnahmen. Beides zusammen verwundert vor allem auch auf dem bekannten Hintergrund, daß innerhalb von 10 Jahren nach dem 1. Suizidversuch etwa 10% aller Patienten Selbstmord begehen, wobei sich der größte Teil dieser Suizide während der ersten 1–2 Jahre nach dem registrierten Selbstmordversuch ereignet (vgl. u. a. Marten, im Druck). Ferner deuten mehrere Befunde daraufhin, daß die weitere Suizidge-

fährdung eines Menschen sogar im 1. halben Jahr nach seinem Selbstmordversuch am größten ist (z. B. Bancroft u. Marsack, 1977; Böhme et al., im Druck; Marten, im Druck).

50% des Hamburger Patientenkollektivs waren in Krankenhäusern versorgt worden, die mehr als 900 Betten aufwiesen, weitere 30% in Krankenhauskomplexen mit 600 bis 900 Betten. Die meisten dieser Kliniken hatten eine neurologische Abteilung und von daher auch einen neurologisch-psychiatrischen Konsiliardienst. Trotzdem ist zu über 50% der Suizidpatienten kein Konsiliar bestellt worden. Hier liegt die Vermutung nahe, daß die Stationsärzte in der Frage der Hinzuziehung eines Konsiliars eigene Maßstäbe anlegten, deren Kriterien z. T. nicht eruierbar sind. Allerdings scheinen viele Ärzte dazu zu neigen, nach der klinischen Schwere eines Selbstmordversuchs auf dessen sogenannte Ernsthaftigkeit zu schließen – ein gefährlicher Trugschluß, wenn man bedenkt, daß der Grad der objektiven, vitalen Lebensbedrohung durch einen Selbstmordversuch kein Maß für eine weitere Suizidgefährdung darstellt (u. a. Buglass u. Horton, 1974; Greer u. Lee, 1967; Greer u. Bagley, 1971; Kessel u. McCulloch, 1966; Pino et al., 1979).

Bei den Patienten, die einen Konsiliarbesuch erhalten hatten, handelte es sich regelhaft (wie den Konsiliarbögen zu entnehmen war) um ein einmaliges Gespräch mit einem meist nur neurologisch vorgebildeten Konsiliar. Ob in diesem Gespräch eine Krisenintervention stattfinden konnte, sei dahingestellt. Nach der Durchsicht der Konsiliarscheine sprach eigentlich fast alles dagegen. Meist fanden sich nur kurze Angaben zur psychiatrischen Vorgeschichte des Suizidpatienten und der Vermerk, ob er weiterhin suizidal sei oder nicht. Das heißt, daß sich der Konsiliarbesuch wohl überwiegend auf die Beurteilung der aktuellen Suizidalität beschränkte bzw. beschränken mußte. Die relative Oberflächlichkeit des Kontakts zwischen Konsiliar und Suizident mag sich auch damit belegen lassen, daß wiederum nur gut die Hälfte der Patienten vom Konsiliar eine irgendwie geartete Empfehlung im Sinne einer Suizidnachsorge erhalten hatte.

Sicher ist zu berücksichtigen, daß auch die Konsiliare vermutlich mit der Behandlung von Suizidenten aufgrund ihrer Vorbildung überfordert waren, zumal auch an großen Allgemeinkrankenhäusern einer Millionenstadt wie Hamburg immer noch psychiatrische Abteilungen fehlen. Entsprechend dürftig ist auch das ambulant durchzuführende Nachsorgeangebot, was – von kleineren Spezialambulanzen wie z. B. einer Suizidambulanz in der Psychiatrischen Klinik des Universitätskrankenhauses Eppendorf einmal abgesehen – weitgehend dann von den niedergelassenen Nervenärzten getragen werden muß, da es viele Psychotherapeuten bekannterweise ablehnen, Suizidenten in Psychotherapie zu nehmen.

Die Befürchtung scheint hier zu sein, daß diese Patienten unter der Behandlung wieder suizidal werden oder sich umbringen könnten, was für den Therapeuten eine „narzißtische Katastrophe" wäre, die er erst gar nicht aufkommen lassen möchte. Vielen Psychotherapeuten scheint nicht klar zu sein, daß man mit Suizidenten durchaus erfolgreich psychotherapeutisch arbeiten kann, vorausgesetzt, daß man sich mit der Bearbeitung einer narzißtischen Grundstörung nicht überfordert fühlt (zu Anleitungen zur Psychotherapie von Suizidenten s. u. a. Henseler, 1974, 1981; zu Problemen von Übertragung und Gegenübertragung in der Behandlung von Suizidpatienten Maltsberger u. Buie, 1974; Reimer, im Druck; Tabachnick, 1961).

2. Die allgemein bei Ärzten zu beobachtende Abwehr gegenüber Suizidpatienten macht sich auch in der oft fehlenden Suizidanamnese bemerkbar. Böhme et al. (im Druck) fanden z. B. von 29,5% fehlender Angaben bei 21,4% aller Patienten einen oder mehrere Selbstmordversuche in der Vorgeschichte. Die Erhebung der Suizidanamnese ist gerade deshalb so besonders wichtig, weil eine erhöhte Suizidgefährdung bei Patienten vorliegt, die einen, besonders aber mehrere Selbstmordversuche in der Vorgeschichte aufweisen (z. B. Bancroft u. Marsack, 1977; Garzotto et al., 1977; Morgan et al. 1976; Siani et al., 1979; WHO, 1968).

Wenn nur bei rund 20% des Hamburger Patientenkollektivs eine Suizidanamnese verzeichnet war, mag das auch an der emotionalen Einstellung des medizinischen Personals, hier speziell der Ärzte, zu Suizidpatienten liegen. Nach psychodynamischen Untersuchungen (z. B. Henseler, 1974; Reimer, im Druck, b; Schmidbauer, 1977; Tabachnick, 1961) erscheint das Verhältnis zwischen Ärzten, Pflegepersonal und Suizidpatienten spannungsgeladen und schwierig. Wenn man die psychodynamischen Befunde über die Grundproblematik von Suizidenten zusammenfassend kennzeichnet als Kombination aus narzißtischen- und Aggressionsproblemen (u. a. Freud, 1916; Henseler, 1974; Ringel, 1969), so könnte gerade, da entsprechende Probleme offenbar auch bei Angehörigen helfender Berufe zu finden sind, der Suizidpatient oft als „agent provocateur" (Reimer et al., 1979) empfunden und deshalb eher abgelehnt werden als Patienten, die den Helfer nicht mit diesen Problemen konfrontieren. Die projektive Abwehr des Helfers beschreibt Tabachnick (1961) als „Gegenübertragungskrise", „und zwar als Abwehr eigener aggressiv-sadistischer Regungen, die durch das Beispiel des Suizidanten, das als Verführung erlebt wird, stimuliert werden" (Henseler, 1974, S. 54).

Bei Beobachtung der Arzt-Suizident-Interaktion von Seiten des Suizidenten fiel in der Hamburger Stichprobe auf, daß etwa jeder 10. Patient die Klinik gegen ärztlichen Rat verließ. Vermutlich nehmen die Suizidenten die emotionalen Spannungen mit dem Personal wahr, fühlen sich dadurch weiter labilisiert und drängen dann subjektiv folgerichtig auf Entlassung. Insgesamt liegt die Vermutung nahe, daß sowohl Ärzte als auch Suizidpatienten, wenn auch möglicherweise aus unterschiedlichen Gründen, ihr Verhältnis zueinander als schwierig und unangenehm empfinden und daher beide dazu neigen, dieses Verhältnis auch schnell wieder zu beenden.

3. Dafür sprechen auch die Ergebnisse der Meinungsumfrage unter den Krankenhausabteilungen. Die Ärzte der Abteilungen fühlten sich nicht nur mehrheitlich mit der Betreuung von Suizidpatienten überfordert, sondern lehnten auch überwiegend Vorschläge ab, die auf Verbesserungen der Versorgung auf den akut versorgenden Stationen abzielten, sowie auch Vorschläge zur Fortbildung oder der Mitarbeit speziell ausgebildeter nichtärztlicher Mitarbeiter auf der Station, die die Krisenintervention für Suizidenten übernehmen könnten. Angesichts der Tatsache, daß eine Überforderung zugegeben wurde, zeigt sich hier eine bemerkenswerte Inkonsequenz, die auch dafür zu sprechen scheint, daß bei den Ärzten Ängste bestehen, sich näher auf die Problematik von Suizidpatienten einzulassen. Daß vielfach Rationalisierungen benutzt werden, um die mehr emo-

tionalen Einstellungen zu verschleiern, ist im klinischen Alltag hinreichend er-
fahrbar (Beispiel: der Suizidpatient nehme dem Infarktpatienten, der ja ernsthaft krank sei, das Bett weg – eine immer wieder zu hörende und oft sehr drang-
haft und wütend vorgebrachte Meinung, z. B. vom Personal von Intensiv-Statio-
nen).

4. Suizidpatienten haben offensichtlich erst dann die Chance, etwas genauer
mit ihrer psychischen Problematik angesehen zu werden, wenn entweder bekannt ist, daß es sich beim jetzigen Selbstmordversuch um ein Suizidrezidiv handelt, oder wenn sie eine Methode gewählt haben, die intensivere medizinische
Betreuung erfordert. Offenbar erhalten die Suizidenten das meiste Verständnis,
die sozusagen „dem Tod gerade noch von der Schippe gesprungen sind". Die
sollen es dann auch ernst gemeint haben. Die Auswertung der Krankengeschichten hatte ja einmal gezeigt, daß Patienten mit rezidivierendem Selbstmordversuch deutlich häufiger Konsiliarbesuche und Nachsorgeempfehlungen erhalten
hatten als Patienten mit 1. Selbstmordversuch. Von der Methodenwahl her gesehen, war ein ähnlicher Befund zu erheben bei Patienten, die „kombinierte" Methoden bei ihrem Selbstmordversuch angewandt hatten. Patienten mit „kombinierten" Methoden erschienen offenbar auch dem Konsiliar besonders gefährdet. Möglicherweise besteht hier auch ein größerer Druck für den Konsiliar, sich
hinsichtlich einer weiteren Suizidalität dieser Patienten abzusichern (Angst vor
falscher Einschätzung der Suizidalität).

Am wenigsten Nachsorgeempfehlungen hatten ja die Patienten mit „harten"
Methoden erhalten (überwiegend handelte es sich dabei um „wrist cutter"). Diese Patienten imponieren, was das Ausmaß ihrer Verletzung anbelangt, oft nicht
besonders, so daß u. U. falsche Schlüsse über die Tiefe des hinter dem Selbstmordversuch stehenden Konflikts gezogen werden (ich wurde als Konsiliar in
chirurgischen Ambulanzen oft schon, bevor ich den Patienten überhaupt gesehen hatte, mit Hinweisen empfangen wie: „der hat nur oberflächlich geschnip-
pelt, unserer Meinung nach kann der nach Hause" u. a. m.). Das Grundproblem
scheint hier zu sein, daß von der klinisch imponierenden Schwere eines Selbstmordversuchs auf dessen Ernsthaftigkeit geschlossen wird. Dabei besteht die
Gefahr, daß Patienten, deren Anlage ihres Selbstmordversuchs nicht einer bestimmten klinischen Schwere entspricht, moralisch bewertet bzw. entwertet und
nicht ernst genommen werden. Jeder wird sich leicht ausdenken können, wie
vielfältige emotionale Reaktionen sich an diesem Punkt entwickeln und dementsprechend beim Suizidpatienten abbilden können, der oft genug zunächst einmal erleben muß, daß nicht sein Konflikt, sondern die Schwere seines Selbstmordversuchs gesehen wird und daß er ausschließlich danach eingeschätzt und
behandelt wird.

Zusammenfassung

Die Daten der beiden vorgestellten Untersuchungen zeigen, daß Suizidalität
zwischen Ärzten und Patienten offenbar ein sehr brisantes Problem darstellt, das
Ärzte z. T. zu heftigen emotionalen Reaktionen gegenüber Suizidpatienten pro-

voziert. Die möglichen psychodynamischen Hintergründe wurden diskutiert. Dabei wurde auch an Hand der Literatur gezeigt, daß Suizidalität bei Angehörigen helfender Berufe, hier Ärzten, offensichtlich häufiger vorkommt als in anderen Berufsgruppen. Der Suizident kann in der Interaktion mit seinem behandelnden Arzt u. U. verdrängte und verleugnete, d. h. unbewußte, Suizidalität bei ihm anrühren und diesen dadurch zu Entwertungs- und Bestrafungsaktionen im Sinne von Gegenübertragungshaßreaktionen bringen. Darüber hinaus zeigte die Auswertung von 1963 Krankengeschichten von Suizidpatienten in Hamburger Krankenhäusern den desolaten Zustand der psychiatrisch-psychotherapeutischen Versorgung dieser Patientengruppe auf. Wenn man bedenkt, daß Suizidpatienten, wie beschrieben, nach ihrem Selbstmordversuch auch weiterhin erheblich suizidgefährdet bleiben, erscheint der Mangel an Nachsorgemöglichkeiten für sie eklatant. Würde ein vergleichbares Nachsorgedefizit z. B. für Krebs- oder Herzinfarktpatienten bestehen, wäre dieses sicher schneller im gesundheitspolitischen Bewußtsein. Es scheint, daß die Verdrängung des Themas „Suizidalität" sich auch an den Befunden dieser Untersuchung widerspiegelt und daß der Suizid heute ein ähnliches Tabu darstellt wie früher die Sexualität – zum Schaden der betroffenen Patienten.

Literatur

Ansel EL, McGee RK (1971) Attitudes towards suicide attempters. Bull Suicidol 8:22–28

Bancroft J, Marsack P (1977) The repetitiveness of self-poisoning and self-injury. Br J Psychiatry 131:394–399

Bappert W (1965) Die Zunahme der Suizidversuche und ihre seelischen Hintergründe. In: Zwingmann C (Hrsg) Selbstvernichtung. Akademische Verlagsgesellschaft, Frankfurt, S. 98–109

Blachly PH, Disher W, Roduner G (1968) Suicide by physicians. Bull Suicidol (ohne Bandangabe): 1–18

Bochnik HJ (1962) Verzweiflung. Eine multifaktorielle Studie ihrer Abwege in Suizidversuche, Alkoholismus und Versagenszustände. In: Festschrift für Prof. Bürger-Prinz. Enke, Stuttgart, S. 201–227

Böcker F (1973) Suizide und Suizidversuche in der Großstadt, dargestellt am Beispiel Köln. Thieme, Stuttgart

Böhme K (1977) Suizidentenbetreuung als poliklinische Aufgabe. Therapiewoche 27:3546–3548

Böhme K, Ahrens M, Dittbrenner M, Hirsekorn K, Willems W (1976) Selbstmordversuche in Lübeck 1947–1968 – Daten und Tendenzen. Fortschr Neurol Psychiatr 44:559–569

Böhme K, Schönfeld H, Weltzien J v (to be published) Life expectancy and causes of death after suicide attempt. Psychiatr Fenn

Buglass D, Horton J (1974) The repetition of parasuicide: a comparison of three cohorts. Br J Psychiatr 125:168–174

Carstairs GM (1968) Attempted suicide: A challenge for preventive action. In: Proc. 7th Congr. of Psychotherapy, Wiesbaden 1967. Part I: Psychotherapy – prevention and rehabilitation. Karger, Basel New York, p 52–59

Craig AG, Pitts FN (1968) Suicide by physicians. Dis Nerv Syst 29:763–772

De Sole DE, Singer P, Aronson S (1969) Suicide and role strain among physicians. Int J Soc Psychiatry 15:294–301

Feifel H (1969) Perception of death. Ann NY Acad Sci 164:669–677

Freud S (1916) Trauer und Melancholie. In: Freud S (Hrsg) Gesammelte Werke, Bd X. Imago, London, S. 427–446

Garzotto N, Buglass D, Holding TA, Kreitman N (1977) Aspects of suicide and parasuicide. Acta Psychiatry Scand 56:204–214

Götze P, Reimer C, Dahme B (1979) Zur Phänomenologie und Psychodynamik der Aufwachphase von Suizidpatienten. Psychiat Clin (Basel) 12:9–22

Greer S, Bagley C (1971) Effect of psychiatric intervention in attempted suicide: a controlled study. Br Med J I:310–312

Greer S, Lee HA (1967) Subsequent progress of potentially lethal attempted suicides. Acta Psychiatr Scand 43:361–371

Henseler H (1974) Narzißtische Krisen – Zur Psychodynamik des Selbstmords. Rowohlt, Reinbek

Henseler H, Reimer C (1981) (Hrsg) Selbstmordgefährdung – Zur Psychodynamik und Psychotherapie. Frommann – Holzboog, Stuttgart

Kessel N, McCulloch JW (1966) Repeated acts of selfpoisoning and self-injury. Proc R Soc Med 59:89–92

Köhler KH (1972) Ärztliche Behandlung beim Selbstmordversuch. Dtsch Med Wochenschr 97:5–7

Linden KJ (1972) Die Struktur der Selbstmordhandlung. Therapiewoche 22:2216–2222

Maltsberger JT, Buie DH (1974) Countertransference hate in the treatment of suicidal patients. Arch Gen Psychiatry 30:625–633

Marten RF (im Druck) Katamnestische Befunde zum weiteren Schicksal von Patienten nach Suizidversuchen. Nervenarzt

McNemar Q (1955) Psychological statistics. New York

Morgan HG, Barton J, Pottle S, Pocock H, Burns-Cox CJ (1976) Deliberate self-harm: a follow-up study of 279 patients. Br J Psychiatry 128:361–368

Parkin D, Stengel E (1965) Incidence of suicidal attempts in an urban community. Br Med J II:133–138

Pino R, Feuerlein W, Kockott G (1979) Sechs-Jahres-Katamnese an hundert Patienten mit Suizidversuchen durch Tabletteneinnahme. Arch Psychiatr Nervenkr 227:213–226

Reimer C (im Druck a) Einstellungen von Ärzten zum Suizid. In: Helmchen H, Linden M, Rüger U (Hrsg) Psychotherapie in der Psychiatrie. Springer, Berlin Heidelberg New York

Reimer C (im Druck b) Zur Problematik der Helfer-Suizidant-Beziehung: Empirische Befunde und ihre Deutung unter Übertragungs- und Gegenübertragungsaspekten. In: Henseler H, Reimer C (Hrsg) Selbstmordgefährdung – Zur Psychodynamik und Psychotherapie. Frommann-Holzboog, Stuttgart

Reimer C, Reimlinger S, Stelter K (1979) Zur Lage der Suizid-Patienten in Hamburg. Hamb Ärztebl 4:116–119

Reimlinger S (1979) Untersuchungen über Suizidpatienten in Hamburger Krankenhäusern. Med Dissertation, Universität Hamburg

Reisner H (1972) Über Einrichtung und Wert einer Beratungsstelle für Lebensmüde. Therapiewoche 22:2222–2228

Riebel U (1977) Was tun Sie im akuten Krisenfall? Ärztl Prax 29:3859–3861

Ringel E (Hrsg) (1969) Selbstmordverhütung. Huber, Bern Stuttgart Wien

Ringel E (1972) Möglichkeiten der ärztlichen Selbstmordprophylaxe. Therapiewoche 22:2199–2214

Rose KD, Rosow I (1973) Physicians who kill themselves. Arch Gen Psychiatry 29:800–805

Ross M (1971) Suicide among physicians. Psychiatr Med 2:189–198

Ross M (1973) Suicide among physicians. Dis Nerv Syst 34:145–150

Ross M (1975) Physicians who commit suicide: The deck is not stacked. Psychiatr Opin 12:26–30

Schmidbauer W (1977) Die hilflosen Helfer. Über die seelische Problematik der helfenden Berufe. Rowohlt, Reinbek

Siani R, Garzotto N, Zimmermann-Tansella C, Tansella M (1979) Predictive scales for parasuicide renetition- further results. Acta Psychiatr Scand 59:17–23

Stengel E (1969) Selbstmord und Selbstmordversuch. Fischer, Frankfurt

Tabachnick N (1961) Countertransference crisis in suicidal attempts. Arch Gen Psychiatry 4:572–578

Vaillant GE, Sobowale NC, McArthur C (1966) Some psychological vulnerabilities of physicians. N Engl J Med 287:745–748

Wellmann KF (1974) Über die Todesursachen bei US-amerikanischen Ärzten. Dtsch Med Wochenschr 99:1695

Welz R, Klug J, Häfner H, Rey ER (1978) Selbstmordversuche in Mannheim. Ein ökologischer Mehrebenenvergleich. In: Häfner H (Hrsg) Psychiatrische Epidemiologie. Springer, Berlin Heidelberg New York, S.81–98

Wolf R (1978) Akut-Therapie bei Intoxikationen. Suicidprophyl 5:107–111

World Health Organization (WHO) (1968) Prevention of suicide. Public Health Papers Nr 35, Genf

Behandlungsprobleme bei chronisch suizidalen Patienten

H. Henseler

Definition und Problemstellung

Suizidversuche, falls sie überlebt werden, bleiben in rund 75% der Fälle einmalige Ereignisse im Leben der Menschen, die sie unternehmen. Ca. 25% der Menschen aber, die einmal einen Suizidversuch gemacht haben und gerettet wurden, bleiben chronisch suizidal, das heißt, sie werden auch weiterhin von Suizidgedanken geplagt, geraten in suizidale Krisen und wiederholen Suizidversuche. Knapp die Hälfte von ihnen stirbt – wie die Statistiken ausweisen (Marten, im Druck) – im Laufe des Jahrzehnts nach dem 1. Selbstmordversuch tatsächlich durch Suizid.

Einmal abgesehen von seltenen Sonderformen des Suizids (ich denke an den Bilanzselbstmord, den rein demonstrativen Suizidversuch, den Opfertod, den rituellen Selbstmord, den politisch erpreßten oder politisch motivierten Selbstmord, die einer eigenen Beurteilung bedürfen) ist jedes Auftauchen von Suizidalität als Alarmzeichen zu verstehen. Chronische Suizidalität fordert aber besondere therapeutische Bemühungen heraus, weil es bei ihr um eine über Monate und Jahre gehende potentielle Lebensgefahr geht.

Die Literatur zur Suizidproblematik ist auffallend arm an therapeutischen Konzepten, die über sehr allgemein gehaltene Empfehlungen hinausgehen. Wenn überhaupt, werden Konzepte zur therapeutischen Intervention in akuten Krisen vorgelegt. Arbeiten, die sich dem Problem der Psychotherapie chronisch Suizidaler widmen, gibt es meines Wissens überhaupt nicht. Dieser Gruppe, genauer gesagt: den nicht psychotischen, zwar nicht unmittelbar gefährdeten, aber in dem oben beschriebenen Sinne chronisch suizidalen Menschen habe ich mein besonderes Interesse zugewandt, indem ich gerade bei solchen langdauernde psychotherapeutische Behandlungen versucht habe. In den letzten 10 Jahren habe ich ständig mindestens eine Therapie mit einem chronisch Suizidalen durchgeführt.

Ich möchte vorausschicken, daß ich nicht selten erfolglos blieb in dem Sinne, daß solche Patienten eine Psychotherapie verweigerten oder bald abbrachen. In einer Reihe von Fällen sind mir aber zufriedenstellende Behandlungen geglückt. Die Zahl dieser Fälle ist nicht so groß, daß ich eine statistische Auswertung bieten kann. Die Einblicke aber, die ich in die Psychodynamik und in die besonderen Behandlungsprobleme bei diesen Patienten gewonnen habe, scheinen mir lohnend für eine vorläufige Mitteilung.

Ein Beispiel

Zur Illustration soll der Beginn einer solchen Behandlung an den Anfang gestellt werden. Ich habe dieses Beispiel ausgewählt, da sich an ihm schon in den ersten Stunden Eigentümlichkeiten zeigen, die mir bei der Behandlung chronisch Suizidaler immer wieder begegneten.

Eine 29jährige Angestellte wurde von einem Freund zur Psychotherapie angemeldet. Die Frau leide seit Jahren an depressiven Verstimmungen, äußere häufig Suizidgedanken, habe schon 2 Suizidversuche unternommen. Sie greife in kritischen Situationen zu Alkohol und Tabletten, sei zeitweise nicht arbeitsfähig, klage über Schlafschwierigkeiten und Kontaktprobleme. Auf meine Frage, ob die Frau selber denn eine Therapie wünsche, zögerte der Anrufende, wollte aber versuchen, sie dazu zu bewegen. Einige Tage später rief die Patientin an und fragte nach einem Termin. Sie wirkte am Telefon kühl, fast gelangweilt, desinteressiert, versicherte aber, sie werde kommen.

Der Anfang des Gesprächs war schwierig. Die Patientin setzte sich gleichsam hoheitsvoll mir gegenüber, versank in ein Schweigen und wartete, daß ich etwas unternähme. Meine ersten Anregungen nahm sie zögernd, eher abweisend auf: Ja, sie wisse auch nicht, was mit ihr sei. Sicher, sie habe einen Suizidversuch unternommen, sogar zwei; sie wisse auch nicht, ob sie sich nicht doch umbringen werde. Ich vermied es, die Patientin zu drängen, zeigte ihr aber mein Interesse und bezüglich der Suizidversuche auch meine Besorgnis. Nach etwa einer halben Stunde gab sich die Patientin gleichsam einen Ruck und veränderte sich nun völlig: Sprudelnd, ja hektisch und mit immer neuen Details schilderte sie ihre Situation und ihr Leben. Sie vereinnahmte mich und meine Zeit derart, daß sie mich kaum zu Wort kommen ließ. Ich hatte Mühe, die Sitzung zu beenden.

Von dem, was die Patientin in mehreren Stunden berichtete, greife ich nur wenige, mir relevant erscheinende Fakten heraus: Die Mutter wurde als eine Frau geschildert, die nie Gefühle zeigen konnte. Die Patientin war überzeugt, daß sie von ihr nicht gewünscht war. Der Vater wurde als jemand dargestellt, der meist nicht da war. Als sie 20 Jahre alt war, starb er. Da erst fiel ihr auf, wie wenig sie von ihm wußte. Die 3 Brüder ($+5$, -8, -10) spielten in ihrem Bericht kaum eine Rolle.

Für die aktuelle Situation war ein Freund von großer Bedeutung. Die Patientin schilderte ihn als einen älteren, ruhigen, lebenserfahrenen Mann, der auch ihr Ruhe und Sicherheit einflößte. Sie kannte ihn seit 4 Jahren. In der ersten Zeit hatte sie ihn ständig brüskiert, indem sie ihn mit anderen Männern betrog. Seit 2 Jahren hatte sie sich entschieden, ihm treu zu sein. Nun empfand er ihre Anhänglichkeit als übertrieben und unnatürlich und zog sich von ihr zurück. Die Suizidversuche entstanden in Situationen, da sich die Patientin von ihm zurückgestoßen fühlte.

Was mir auffiel, war, daß sie von diesem Freund nur sehr wenige Fakten, wohl aber eine Fülle von Phantasien berichtete. Sie hatte einen gewissen Einblick in das, was sie mit diesem, wie auch mit früheren Freunden machte, wenn sie sagte, sie habe sich in ihrer Phantasie ihre Partner einfach so vorgestellt, wie sie gar nicht waren, wie sie sie aber haben wollte. Es sei ihr dann gelungen, diese dahin zu bringen, daß sie sich von ihnen geliebt fühlen konnte. Irgendwann scheiterten aber alle Beziehungen, weil sich die Partner ihren irrealen Erwartungen entzogen.

Als ihr Hauptproblem bezeichnete die Patientin schließlich quälende Zweifel an sich selber. Zwar habe sie ihre Ausbildung und ihren Beruf, und manchmal denke sie, sie sei eigentlich ganz toll; dann wieder fühle sie sich als totaler Versager, der am besten gleich aufgeben sollte. Sie sei innerlich ganz zerrissen. Sie brauche unbedingt jemanden, der sie wie eine Henne unter die Flügel nehme. Nur dann könne sie glauben, daß sie wer sei und daß jemand sie liebe.

Die Verhaltensweisen, Erwartungen und Befürchtungen, die sie gegenüber dem Freund hegte, übertrug die Patientin auf mich: Zunächst verhielt sie sich kühl, abweisend, brüskierend. Dann überschwemmte sie mich mit einer solchen Vertrauensseligkeit, daß eine Enttäuschung kaum ausbleiben konnte.

Diese entstand, ohne daß ich es früh genug erkannte, in der 4. Stunde. Die Patientin hatte sich zur Psychotherapie entschlossen, und wir besprachen Organisationsfragen. Am nächsten Tag bekam ich einen Anruf aus der Psychiatrischen Klinik, sie sei nach einem Suizidversuch eingeliefert worden. Es bestätigte sich später, was zu vermuten war: Mein zu sachlicher Umgang mit ihrem Therapiewunsch hatte ihr schon das Gefühl gegeben, zurückgewiesen zu werden.

Theoretische Reflexion

Was an diesem Beispiel deutlich werden sollte, ist eine hochgradige Verunsicherung der Patientin in der Einschätzung ihrer selbst und der Personen ihrer Umwelt, obwohl die Patientin in anderen Bereichen ihres Lebens, z. B. in der Berufsausbildung, sich ganz gut an der Realität orientieren konnte. In Beziehungen aber schwankte sie zwischen grandiosen Größenphantasien und vernichtenden Minderwertigkeitsideen und ging mit ihren Beziehungspersonen in der gleichen realitätsblinden Weise um: Einmal ließ sie sie hoheitsvoll abgleiten, ein andermal klammerte sie sich ängstlich an. Wer die Partner wirklich sind und was sie für sie empfinden, schien die Patientin nicht zu interessieren. Sie mußten nur so sein, wie sie es brauchte. Erwies sich dann, daß sie nicht so waren, trat eine Katastrophe ein: Aus der Zerrissenheit und Verzweiflung konnte sich die Patientin nur entweder in stolze Einsamkeit oder aber in den Alkoholrausch bzw. in den Suizidversuch retten, Zustände übrigens, die sie in ihrer Phantasie als sichere und angenehme Zufluchtsmöglichkeiten erlebte.

Was führt zu solchen Erlebens- und Verhaltensweisen? Will man sich nicht damit begnügen, diese Patienten als neurotisch depressive oder als ich-schwache Persönlichkeiten zu beschreiben, muß man die Frage stellen, welche Funktionen denn eine solche Verleugnung und idealisierende Umdeutung der Realität haben und welches Problem gelöst wird, wenn sie sich in den Rausch oder Suizid flüchten.

Die bekannteste Deutung ist die Annahme von Freud (1916) und Abraham (1924), solche Menschen hätten ein Problem mit der Aggression. Wut über Enttäuschungen könnten sie nicht gegen das enttäuschende Objekt richten, sie wendeten sie statt dessen gegen die eigene Person.

Diese sehr einleuchtende Deutung bestätigt sich leider in der Praxis nicht. Nach meinen Erfahrungen ändert das isolierte Ansprechen der Aggressionsproblematik nichts; häufig fühlen im Gegenteil Patienten sich unverstanden, gar getadelt und brechen evtl. die Therapie ab. Was an der Theorie von Freud und Abraham oft übersehen wird, ist der Umstand, daß die beschriebene Lösung des Aggressionskonflikts nur dann gewählt wird, wenn die Enttäuschung von einem als unverzichtbar erlebten Objekt ausgeht.

Freud und Abraham deuten, daß das wuterregende Objekt durch Regression auf eine der oralen Entwicklungsstufe zugehörende Phantasie rasch wieder einverleibt wird, um die Objektbeziehung zu retten. Im Wüten gegen die eigene Person wird das Objekt dennoch gestraft. Im Suizid als letzter Konsequenz dieses Vorgangs sterben Subjekt und Objekt einen gemeinsamen Tod.

Die Unverzichtbarkeit bestimmter Objekte für die eben beschriebene Patientin ist wohl unübersehbar. Auch ihre Neigung, in Enttäuschungssituationen in orale Erlebens- und Verhaltensweisen zu flüchten, liegt auf der Hand. Weshalb aber ist das Objekt so unverzichtbar? Die Patientin formuliert das deutlich: Sie möchte wie von einer Henne unter die Flügel genommen werden; nur dann kann sie sicher sein, daß sie wer ist und geliebt wird. Dieses totale Angenommen-, ja Einswerden mit dem Partner ist ihr so unverzichtbar, daß sie die wichtigen Personen ihrer Umgebung manipulieren und mit Phantasien besetzen muß, deren Irrealität sie manchmal selber erkennt.

Die Unverzichtbarkeit des Objekts beruht also auf dessen Funktion für ihr Selbstgefühl. Um ein narzißtisches Gleichgewicht, das heißt, ein sicheres Identitätsgefühl und ein ruhiges Selbstwertgefühl zu erhalten, braucht sie die Bestätigung durch ein äußeres Objekt. Und dieses äußere Objekt muß genauso sein, wie es ihre narzißtischen Bedürfnisse verlangen, es wird zum narzißtischen Objekt (Freud, 1914) gemacht. Anders ausgedrückt, ist diese Patientin – wie Menschen mit einer ähnlichen Problematik – angewiesen auf ein hohes Maß an Einssein mit einem narzißtischen Objekt. Jede Wahrnehmung von Anderssein wird wütend geleugnet und idealisierend uminterpretiert. Gelingt dies nicht, greifen diese Menschen zu einer noch regressiveren Phantasie von Einssein, nämlich der Verschmelzung mit einem nicht mehr enttäuschenden Phantasieobjekt. In dieser Verschmelzung wird nicht nur ein Objekt vor der Wut geschützt und so die Objektbeziehung erhalten, es wird zugleich das Selbstgefühl gerettet. Denn in der Umkehr der Wut über die passiv erlebte Enttäuschung in eine aktive Tat wird in einer illusorischen Weise das gefürchtete Versinken in einen Zustand von Ohnmacht und Verlassenheit durch aktive Vorwegnahme gemeistert.

Behandlungsprobleme

Daß eine narzißtische Problematik in sehr vielen zum Suizid neigenden Menschen schwelt und daß sie für die Psychodynamik der suizidalen Krise von maßgeblicher Bedeutung ist, glaube ich hinreichend belegt zu haben (Henseler, 1974). Es gibt nun viele Suizidanten, mit denen es möglich ist, in wenigen Gesprächen das hinter den bewußten Suizidmotiven liegende unbewußte narzißtische Grundproblem aufzudecken und so weit zu bearbeiten, daß die Suizidalität (jedenfalls vorläufig) aufgehoben ist und der Patient sich der Auseinandersetzung mit der Grundproblematik zuwendet (Henseler, 1980 a, b).

Bei diesen Kriseninterventionen lassen sich narzißtische Übertragungsvorgänge, nämlich die Idealisierung des Therapeuten und der Wunsch nach weitgehendem Einssein mit ihm bzw. die Angst, beschämt und abgewiesen zu werden, beobachten, doch lassen sich gerade an ihnen in gemeinsamer Arbeit mit dem Patienten die spezifisch narzißtischen Ängste und ihre Realitätsfremdheit aufweisen und bearbeiten.

Anders bei den chronisch suizidalen Patienten meiner Beobachtung. Die besondere Schwierigkeit der Behandlung bestand darin, daß diese Patienten sich sehr schwer taten, die therapeutische Ich-Spaltung vorzunehmen bzw. aufrecht zu erhalten, die darin besteht, sich zusammen mit dem Therapeuten gleichsam neben sich zu stellen und sich auf seine Probleme hin zu beobachten. Dieses Stück Distanz zu sich selber und die Identifikation mit nur einem Teilaspekt des Therapeuten (nämlich mit seiner Sicht- und Denkweise) scheint ihnen schon bedrohlich zu sein. Wie es die erwähnte Patientin eindrucksvoll beschrieb, wollen sie ein Höchstmaß an Einssein mit einem Objekt, das seinerseits ein Höchstmaß von Identifikationsmöglichkeit gewähren soll. Die Distanzierung von sich und das Anderssein des Therapeuten können sie nicht interessiert nutzen. Sie erleben sie als Bedrohung und Zurückweisung, sei es ihrer ganzen Person, sei es ihres narzißtisch verunsicherten Anteils.

Besonders kritisch ist die Anfangsphase der Behandlung. Im allgemeinen suchen solche Patienten eine Therapie, wenn sie wieder einmal von einem narzißtischen Objekt enttäuscht wurden. Vorläufig zurückgezogen in stolze Einsamkeit (etwa des Inhalts: sie seien sich selbst genug, sie brauchten keinen anderen, schon gar keinen Therapeuten, denn sie seien ja nicht krank) suchen sie doch dringend nach einem narzißtischen Ersatzobjekt. Der Therapeut, der im Sinne der psychoanalytischen Abstinenzregel bereit und in der Lage ist, die Situation vom Patienten strukturieren zu lassen, bietet sich als solches an. Die Angst vor neuer Enttäuschung läßt die Patienten jedoch zögern. Diese Phase der anfänglichen Skepsis kann viele Stunden dauern. Sie ist wegen der damit verbundenen Entwertung des Therapeuten schwer zu ertragen, ruft Ungeduld und Impulse wach, den Patienten hinauszuwerfen. Versteht man, daß der Patient gerade dies befürchtet und daß er versucht, den Therapeuten zum Rausschmiß zu provozieren, um dem gefürchteten Abgewiesenwerden selber aktiv zuvorzukommen, kann man die oft ätzende Aggression des Patienten besser ertragen und im Ansprechen dieses Sachverhalts ein erstes gemeinsames Verständnis erreichen.

Hat der Therapeut sozusagen die Probe bestanden, entwickelt sich oft stürmisch und mit großer Entlastung für den Patienten und den Therapeuten das Gegenteil: eine überschießende Anhänglichkeit und eine idealisierende Übertragung. Die Gefahr besteht jetzt darin, daß sich der Therapeut geschmeichelt fühlt und sich in Sicherheit wiegt. Ohne schon sensibel geworden zu sein für die spezielle narzißtische Problematik des Patienten, passieren ihm leicht unbemerkt Enttäuschungen des Patienten – so wie mir in der geschilderten 4. Sitzung. Seit Jahren bin ich deshalb dazu übergegangen, schon in der Sitzung, in der sich die idealisierende Übertragung entwickelt, darauf aufmerksam zu machen, daß mit Sicherheit Enttäuschungen durch mich auftauchen werden. Der Patient möge sie dann nicht verschweigen oder gar fortbleiben; denn gerade diese Enttäuschungen gelte es ja verstehen zu lernen.

Treten Enttäuschungen ein – und sie sind, wie gesagt, unvermeidbar – ziehen sich die Patienten rasch zurück. Im schlimmsten Fall ist ein neuer Selbstmordversuch oder gar ein Suizid die Folge. Nach meinen Erfahrungen geschieht dies aber selten. Die positiven Realerfahrungen mit dem Therapeuten und dessen stündlich wachsende Sensibilität lassen nicht mehr so schwere Enttäuschungen entstehen, daß die Patienten in Suizidhandlungen regredieren. Wohl aber bleibt lange der Rückzug auf Größenphantasien erhalten mit äußeren oder inneren Abbrüchen der therapeutischen Beziehung. Die Patienten lassen Stunden ausfallen ohne abzusagen, oder in den Stunden bricht der emotionale Kontakt ab: Die Patienten ziehen sich in leeres Gerede oder in eisiges Schweigen zurück.

Solche Enttäuschungsreaktionen verführen den Therapeuten leicht dazu, zu beschwichtigen oder Aufforderungen des Patienten nachzukommen, dessen Zweifel an den Gefühlen oder der Einstellung des Therapeuten durch Beteuerungen auszuräumen. Abgesehen von der Gefahr, lügen zu müssen, was die therapeutische Beziehung korrumpieren würde, nehmen die Patienten solche Beteuerungen, ebenso wie Lob, Ermutigung, Zuspruch und ähnliches, allenfalls sehr vorübergehend als Entlastung auf. Eventuell schon in derselben Sitzung tauchen die Zweifel wieder auf. Die Worte des Therapeuten werden dann als therapeutischer Trick abgetan.

Enttäuschungen stellen ja nicht nur eine Gefahr dar, sondern auch eine Chance. Sie dürfen nicht überspielt, sondern müssen als Manifestation der narzißtischen Problematik gesehen werden, die im Hier und Jetzt der therapeutischen Beziehung aufbricht und die unvergleichliche Chance bietet, sie hier und jetzt genau sehen und verstehen zu lernen. Die Entfaltung der spezifisch narzißtischen Problematik in der mitigierten Form der Übertragungsbeziehung gewährt zunächst dem Therapeuten, dann dem Patienten zunehmend Einblick in die Irrealität seiner Phantasien und ihre biographischen Ursprünge. Der Patient gewinnt nicht nur kognitiv Einsicht in diese Zusammenhänge, er erlebt sie auch emotional im Auf und Ab der therapeutischen Beziehung.

Mit zunehmender Einsicht und wachsendem Gespür für das, was er an Erinnerungen und Phantasien zu Unrecht in die Gegenwart und in die äußere Realität projiziert, stabilisiert sich das narzißtische Regulationssystem des Patienten und die Beziehung zum Therapeuten. D. h. zugleich, daß der Therapeut in seiner Bedeutung relativiert werden kann. Der Patient kommt jetzt in die Lage, eine therapeutische Ich-Spaltung vorzunehmen, zu sich selber und zum Therapeuten Distanz zu gewinnen und Neugier zu entwickeln auf sich selbst und das Anderssein des Therapeuten.

Eine Patientin mit 5 Suizidversuchen und zahllosen suizidalen Krisen in der Vorgeschichte und in der ersten Zeit der Therapie formulierte am Ende einer gut 2jährigen Behandlung (221 h): „Das Entscheidende ist wohl, daß ich begriffen habe, daß die Welt sich nicht um mich dreht und daß es nicht angeht, immer den eigenen Nabel anzuschauen . . . Ich käme gern weiter zu Ihnen, aber andererseits fühle ich mich freier ohne Sie . . . Ich habe mir endgültig klar gemacht, wo die Realität ist und wo infantile Träume. Und damit hat sich mir die Beziehung zu

Ihnen gelöst ... Natürlich denke ich noch gelegentlich an Selbstmord, aber das berührt mich nicht mehr ernsthaft ... Überhaupt bin ich viel zu neugierig auf das Leben, als daß ich es mir noch nehmen wollte."

Literatur

Abraham K (1924) Versuch einer Entwicklungsgeschichte der Libido. Internationaler Psychoanalytischer Verlag, Wien

Freud S (1914) Zur Einführung des Narzißmus. In: Freud S (Hrsg) Gesammelte Werke, Band X. Imago, London, S. 137–170

Freud S (1916) Trauer und Melancholie. In: Freud S (Hrsg) Gesammelte Werke, Band X. Imago, London, S. 427–476

Henseler H (1974) Narzißtische Krisen – Zur Psychodynamik des Selbstmords. Rowohlt, Reinbek

Henseler H (1980a) Die Psychodynamik des suizidalen Erlebens und Verhaltens. Nervenarzt 51:139–146

Henseler H (1980b) Vom bewußten zum unbewußten Konflikt des Suizidanten. Psycho 6:399–401; 440–441; 524–530

Marten RF (im Druck) Katamnestische Befunde zum weiteren Schicksal von Patienten nach Suizidversuchen. Nervenarzt

Sachverzeichnis

J. E. Meyer

Todesangst und das Todesbewußtsein der Gegenwart

2. korrigierte und ergänzte Auflage
1982. Ca. 130 Seiten
In Vorbereitung
ISBN 3-540-11295-2

Die moderne Welt scheint durch eine Entwicklung gekennzeichnet, welche die Endlichkeit des Menschen durch den Vorgang des Sterbens zu reduzieren sucht. Zeitgeschichtliche Phänomene, wie die Einstellung gegenüber den Katastrophen gewaltsamen Todes in unserem Jahrhundert oder die moderne Euthanasiebewegung, sind Beispiele dafür.

Diese Entwicklung ist unvereinbar mit den Erfahrungen der Psychiatrie, Psychosomatik und Psychotherapie von der Todesangst bei Neurosen, in den Krisen der zweiten Lebenshälfte, im Suizid und bei sterbenden Patienten.

Zwischen der – auch in der modernen Theologie deutlichen – Depotenzierung des Todes im öffentlichen Bewußtsein und der Todesangst des Einzelnen besteht eine Diskrepanz. Diesem Problem der Widersprüchlichkeit von persönlicher Erfahrung und kollektiver Einstellung gilt diese Untersuchung. Sie berücksichtigt dabei auch Erlebnisweisen aus Entfremdung, Erotik und Mystik, welche – unabhängig von Kultur und Zeit – als Grenzsituationen des Daseins für das Verhältnis des Menschen zum Tode bedeutsam sind.

Besteht das Dilemma des modernen Menschen in jener bisher kaum wahrgenommenen Kluft zwischen individueller Todesangst und einem Todesbewußtsein, welches den Tod als das Ende des Lebens nicht mehr wahrnimmt?

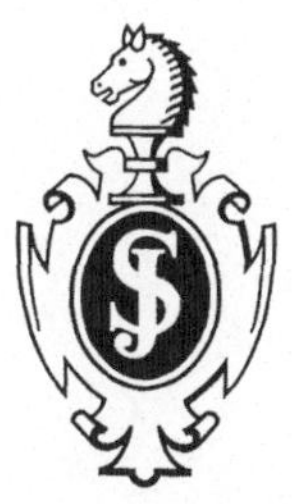

Springer-Verlag
Berlin
Heidelberg
New York